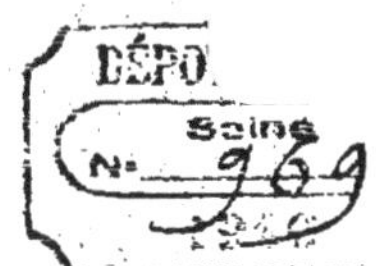

CALOT

ORTHOPÉDIE DE GUERRE

(et PHYSIOTHÉRAPIE)

APPAREILS - FRACTURES, etc.

263 Figures
et 2 Planches

MALOINE éditeur

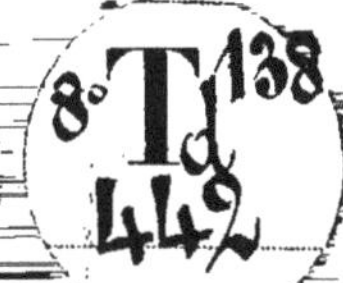

Orthopédie de Guerre

(et Physiothérapie)

PRINCIPAUX OUVRAGES DU MÊME AUTEUR

L'Orthopédie indispensable aux Praticiens. 1 vol. grand in 8° de 1125 pages et 1175 figures avec photographies en couleurs, 7ᵉ édition (MALOINE, éditeur, 25, r. de l'Ecole-de-Médecine). . . . . 28 fr. »

Traitement de la Coxalgie, 1 vol. in-12, 304 pages et 41 figures (MASSON, éditeur, 120, boulevard Saint-Germain) . . . . 5 fr. »

Le Dispensaire de Berck, ou Dispensaire Rothschild : Organisation. — Traitements. — Résultats. — *Essai sur l'assistance médicale et chirurgicale dans les villes et les campagnes*, en collaboration avec le Dʳ Henri de Rothschild. 1 vol. grand in-8° de 226 pages, avec figures (MASSON, éditeur.)

Les **Maladies qu'on soigne à Berck**. 1 vol. in-12 de 443 pages (MASSON, éditeur) . . . . 2 fr. 50

Technique du Traitement de la Coxalgie. 1 vol. grand in-8 de 234 pages et 178 figures (MASSON, éditeur). . . . . 7 fr. »

Technique du Traitement de la Luxation congénitale de la hanche 1 vol. grand in-8 de 293 pages avec 206 figures et 5 planches (MASSON, éditeur). 7 fr. »

Technique du Traitement des Tumeurs blanches. 1 vol. grand in 8 de 272 pages, avec 192 figures (MASSON, éditeur). . . . . 7 fr. »

Le **Traitement du Mal de Pott.** 1 vol. grand in 8 avec 120 figures (Octave DOIN, éditeur, 8, place de l'Odéon). . . . . 3 fr. »

Scoliose et Méthode d'Abbott, 1 vol. grand in-8° avec 130 figures (MALOINE, éditeur) . . . . 5 fr »

Berck et ses Méthodes de Traitement (1914), 1 vol. grand in-8° avec 100 figures (MALOINE, éditeur). . . . . 4 fr. »

Orthopédie de Guerre

(et Physiothérapie)

PRINCIPAUX OUVRAGES DU MÊME AUTEUR

L'Orthopédie indispensable aux Praticiens. 1 vol. grand in 8° de 1125 pages et 1175 figures avec photographies en couleurs, 7e édition (Maloine, éditeur, 25, r. de l'École-de-Médecine). . . . . 28 fr. »

Traitement de la Coxalgie, 1 vol. in-12, 304 pages et 41 figures (Masson, éditeur, 120, boulevard Saint-Germain) . . . . 5 fr. »

Le Dispensaire de Berck, ou Dispensaire Rothschild : Organisation. — Traitements. — Résultats. — *Essai sur l'assistance médicale et chirurgicale dans les villes et les campagnes*, en collaboration avec le Dr Henri de Rothschild. 1 vol. grand in-8° de 226 pages, avec figures (Masson, éditeur.)

Les **Maladies qu'on soigne à Berck**. 1 vol. in-12 de 443 pages (Masson, éditeur) . . . . 2 fr. 50

Technique du Traitement de la Coxalgie. 1 vol. grand in-8 de 234 pages et 178 figures (Masson, éditeur). . . . . 7 fr. »

Technique du Traitement de la Luxation congénitale de la hanche 1 vol. grand in-8 de 293 pages avec 206 figures et 5 planches (Masson, éditeur). 7 fr. »

Technique du Traitement des Tumeurs blanches. 1 vol. grand in 8 de 272 pages, avec 192 figures (Masson, éditeur). . . . . 7 fr. »

Le **Traitement du Mal de Pott**. 1 vol. grand in 8 avec 120 figures (Octave Doin, éditeur, 8, place de l'Odéon). . . . . 3 fr. »

Scoliose et Méthode d'Abbott, 1 vol. grand in-8° avec 130 figures (Maloine, éditeur) . . . . 5 fr »

Berck et ses Méthodes de Traitement (1914), 1 vol. grand in-8° avec 100 figures (Maloine, éditeur). . . . . 4 fr. »

Orthopédie de Guerre

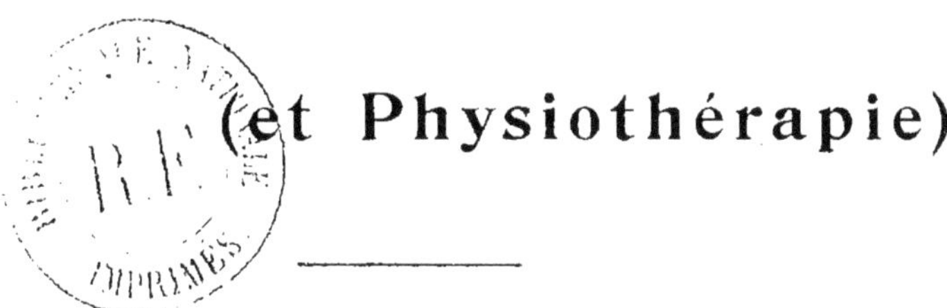

(et Physiothérapie)

I

APPAREILS - FRACTURES, etc.

avec 263 figures et 2 planches

PAR

F. CALOT

Chirurgien en chef des hôpitaux Rothschild, Cazin, de l'Oise, du Dispensaire
et de l'Institut orthopédique de Berck
Méd.-chef des hôpit. 22 (Rothschild) et 27bis, à Berck-Plage

PARIS
A. MALOINE, ÉDITEUR
25-27, RUE DE L'ÉCOLE-DE-MÉDECINE, 25-27

1916

ORTHOPÉDIE DE GUERRE

(ET PHYSIOTHÉRAPIE)

Son objectif et son domaine

Son objectif : sauver de la mort, oui, mais aussi **sauver d'une mutilation** et **d'une tare**; le premier objectif ne nous faisant jamais oublier le deuxième, d'autant que nous pouvons les concilier, non pas toujours, mais le plus souvent, à la condition de le vouloir bien, de le vouloir avec ardeur et persévérance.

Son domaine : il est immense, le plus vaste et le plus important qui soit. Jugez-en :

A ce domaine appartiennent les 2/3 des blessés qu'on apporte au poste de secours(1); tous ceux qui ont des blessures des os, des articulations, des muscles, des tendons, des nerfs, du rachis, c'est-à-dire de l'un des organes de l'**appareil locomoteur, dont les lésions** forment le **champ propre de l'orthopédie**.

A ce domaine encore appartiennent les 9/10 des **invalidités** ou **infirmités de guerre** qui sont des **déviations, raccourcissements, raideurs, ankyloses, paralysies, impotences**, l'orthopédie ayant pour objet, comme on sait, de redresser, corriger, réduire, maintenir, **masser, électriser, mobiliser, rééduquer, appareiller**, en un mot de prévenir, atténuer, ou guérir les tares physiques et fonctionnelles, par toutes les ressources connues de la chirurgie et de la **physiothérapie**.

Mais en dehors même des soldats blessés, combien de leurs camarades qui ressortissent à l'orthopédie? Par exemple, tous ceux qui, à la suite de fatigues ou d'une autre cause de déchéance organique, aussi bien qu'à la suite d'un traumatisme, « font » une localisation tuberculeuse dans le squelette ou les tissus mous (**ostéites, tumeurs blanches, coxalgies, maux de Pott, orchi-épididymites**).

Et encore tous les **pieds plats** et **pieds douloureux**, qui deviennent et restent des invalides inutilisables, à moins qu'ils ne soient traités par les **méthodes orthopédiques, seules capables** de les **guérir** et de les rendre au service actif.

Ce n'est pas tout. Il est encore un très gros chapitre de chirurgie de guerre, celui des **broiements** et **grands traumatismes** des membres, aboutissant aux **graves suppurations**, qui mettent en question le sacrifice ou la conservation du membre.

Or, parmi les chirurgiens, en est-il un qui ait l'habitude des vastes et longues suppurations plus que le chirurgien orthopédiste, dont le « métier » est de soigner les grandes tuberculoses et ostéomyélites avec suppurations profuses?

Cette habitude a fait de l'**orthopédiste le plus conservateur des chirurgiens**; s'il ne l'était pas « congénitalement », il l'est devenu sous la leçon des faits. L'expérience lui a enseigné qu'une longue patience permet de conserver des

---

(1) J'estime d'après les documents que j'ai pu recueillir, que, sur 20 blessés amenés au poste de secours, il en est 13 ou 14 qui ont des blessures des membres, dont moitié de fractures réparties à peu près également entre le membre supérieur et le membre inférieur.

membres qu'il était, à ses débuts, tenté de sacrifier, et que les chirurgiens « tout court » auraient sacrifié sûrement.

Aussi, tout naturellement, mis en présence des mêmes blessés, l'orthopédiste épuisera toutes les raisons de ne pas amputer, tandis que le chirurgien de chirurgie générale aura tendance à épuiser les raisons contraires. Et ils n'ont pas non plus, tous deux, pour apprécier la durée d'un traitement, la même unité de mesure. Pour l'orthopédiste habitué à des traitements de 1, 2, et 3 ans, et dont la première qualité doit être la patience, les 6 mois nécessaires pour sauver un membre paraissent un délai très court : pour le chirurgien habitué à liquider ses malades en une séance, et dont la première qualité est le *cito*, 6 mois de soins quotidiens, c'est bien long ! c'est trop long !

Oserai-je ajouter que **l'orthopédiste** non seulement **veut davantage**, mais encore **sait mieux conserver** : il ne fait que cela depuis 20, 25 et 30 ans ; il doit donc connaître plus à fond toutes les ressources des méthodes conservatrices.

Parmi ces ressources, il en est une particulièrement précieuse, et même que j'estime être **le meilleur des antiphlogistiques et analgésiques**, à savoir **l'immobilisation parfaite** de tout un membre (ainsi que de la ceinture pelvienne ou scapulaire voisine) par un **grand appareil plâtré** confortable et précis ; or **la science des appareils n'est-ce pas l'orthopédie ?**

Au total, la méthode orthopédique permet beaucoup mieux qu'aucune autre :

1° D'éviter, dans la mesure du possible, les amputations et les mutilations ;

2° d'empêcher ou de réduire au minimum les tares physiques et fonctionnelles.

D'où le devoir, pour tous ceux qui ont à soigner des blessés, de s'inspirer de ces méthodes orthopédiques et de les appliquer. Car Dieu merci (et c'est encore un de leurs avantages), elles peuvent être apprises par tous les chirurgiens et médecins de bonne volonté.

De même que nos soldats, dans les tranchées, se sont initiés à des méthodes qu'ils ne connaissaient point, et ont acquis des qualités de patience et de persévérance dont ils ne se croyaient pas capables, de même tous nos confrères peuvent, s'ils le veulent bien, apprendre « l'orthopédie de guerre », ou tout au moins ce qu'il en faut savoir.

Je voudrais les y aider comme je les ai déjà aidés, dans mon *Orthopédie indispensable*, à soigner les tuberculoses externes et les déviations congénitales ou acquises.

En un mot, je voudrais écrire ici ce qu'on pourrait appeler l'*Orthopédie indispensable de guerre*.

Bien entendu je négligerai, de parti pris, tout ce qui est superflu, ou trop connu car j'ai trop souci de ménager le temps si mesuré de mes confrères. Je ne mentionnerai donc que les situations cliniques les plus communes (ce que j'en dirai doit, il est vrai, permettre de se conduire dans les autres cas) et pour chacune de ces grandes situations j'indiquerai le traitement avec la manière de l'appliquer, ce traitement, je le répète, restant toujours pratique, c'est-à-dire à la fois efficace et applicable partout, par tous et pour tous.

Les figures sont du Dr Fouchou, mon aide depuis 16 ans, dont les lecteurs de l'*Orthopédie indispensable aux praticiens* connaissent les illustrations hors de pair.

NOTRE PROGRAMME

(*La table détaillée, véritable résumé du livre, se trouve à la fin*)

CHAPITRE PREMIER. — **Appareils de fractures. — Choix de l'appareil.** — Valeur comparée des gouttières, des attelles, de l'extension continue et des appareils plâtrés.

Supériorité de l'**appareil plâtré**. — Les divers modèles de plâtres. — Sur la valeur des plâtres à anses ? ? — Le modèle de plâtre à adopter pour le transport des fracturés et pour leur traitement à l'hôpital.

CHAPITRE II. — **Réponses** à toutes les **objections** faites **à l'emploi du plâtre,** et manière de se garder de tout incident sérieux en usant des appareils plâtrés, soit à l'avant, soit à l'arrière.

CHAPITRE III. — **Technique de la construction** d'un **plâtre.** — Le plâtre dans le cas de très larges plaies. — Moyen pratique d'associer au plâtre une extension continue, et efficacité de cette association pour assurer le résultat orthopédique.

CHAPITRE IV. — Sur la **réduction** des **divers facteurs** de **déplacement** des **fractures.**

CHAPITRE V. — Les **plâtres** du **membre supérieur** pour fractures du bras et fractures de la clavicule.

CHAPITRE VI. — **Sur la réduction** des fractures et sur la **possibilité pour tous** les praticiens de bonne volonté, d'**entreprendre** le **traitement** des fractures.

CHAPITRE VII. — **Valeur comparée** de la **radiographie** et de l'**examen clinique** (palpation et mensuration) **pour** le **traitement** des **fractures.**

CHAPITRE VIII. — Des **esquilles** et de leur traitement à la période primitive.

CHAPITRE IX. — Sur l'**abus** des **désossements** et des **amputations** à la **période primitive.** — La gangrène déclarée (gangrène ordinaire et gangrène gazeuse) seule indication de l'amputation primitive.

CHAPITRE X. — Le pentalogue ou les **5 commandements** du chirurgien **conservateur.** — Les **plaies** de fractures et leur traitement. — Le **drainage** des membres. — Les zones sûres et les zones dangereuses.

CHAPITRE XI. — **Fractures du fémur. — Pourquoi** et **comment associer** le **plâtre** et l'**extension** dans le traitement des fractures de cuisse.

Ce que vaut, pour les praticiens, l'appareil de Delbet (pour fractures de cuisse).

L'ouvrage comprend 2 fascicules. Le deuxième paraîtra incessamment.

CHAPITRE PREMIER

APPAREILS DE FRACTURES

3 aphorismes :

I. — Le pronostic et les suites de deux fractures de gravite égale varient suivant l'appareil employé : « Montre-moi tes appareils, je te dirai tes résultats. »

II. — Tous les médecins doivent savoir faire un plâtre ; c'est tout aussi nécessaire, et même plus souvent nécessaire, que de savoir arrêter une hémorragie.

III. — Tous les médecins apprendront vite à faire un plâtre, en se guidant sur la technique et les figures que nous donnerons ici.

CHOIX DE L'APPAREIL

Parmi les innombrables traitements ou appareils de fractures, quel est celui qu'il faut adopter ?

SOMMAIRE

L'appareil idéal est celui qui réalise une immobilisation *parfaite* et *permanente* du membre brisé, tout en permettant la surveillance de la plaie et les pansements. Valeur comparative des gouttières, des appareils d'extension et des plâtres. — Le raisonnement et l'expérience s'accordent à démontrer la supériorité du plâtre, s'il est bien fait. — Or il est facile à bien faire, avec un peu d'application. Tous les médecins, même ceux qui n'en ont jamais fait, peuvent arriver, dès le premier essai, à un résultat passable ; au deuxième ou troisième, à un résultat très honorable : au cinquième à un résultat très bon, et à partir de ce moment ils ne voudront plus d'aucun autre appareil ; ajoutons que l'appareil plâtré est aussi peu dangereux (et même moins) qu'aucun autre, si l'on prend quelques précautions que nous dirons. — Quel est le modèle de plâtre à choisir? Les plâtres à « anses » et à « ponts » sont très insuffisants, nous le montrerons, et à rejeter d'une manière générale ; nullement précis ni pratiques, très longs et difficiles à faire. — Au contraire, les modèles de plâtres que nous indiquerons et conseillerons sont incomparablement plus précis et plus parfaits, plus faciles à faire et plus vite faits. Avec un peu d'entraînement (ce qui est l'affaire de 8 jours) et avec 4 ou 5 infirmiers également entraînés, on arrive facilement à faire 50 plâtres par jour. — Le plâtre est donc le traitement à la fois le plus pratique et le meilleur, pour « l'avant » comme pour « l'arrière ». L'on pourrait presque dire que le plâtre suffit à tout et ne peut être remplacé par rien. — Il doit devenir le traitement de tous ; on devrait toujours l'appliquer dès l'arrivée du blessé à l'ambulance, ou au plus tard à l'hôpital d'évacuation, toujours avant l'embarquement ; car le plâtre doit devenir l'appareil régulier de transport ; bien mieux qu'aucun autre, il assure les blessés contre la douleur, contre l'hémorragie, contre le déplacement des fragments, tant à craindre pendant le transport, — sans présenter aucun danger moyennant quelques précautions que nous dirons. — A l'arrière, au plâtre, appareil définitif, nous associons l'extension continue par un dispositif très simple, et cette association nous assure les plus beaux résultats orthopédiques.

Les auteurs, au chapitre des fractures, nous disent : « Impossible d'indiquer tous les appareils, ils sont trop ! » Il faut faire une sélection. Cette sélection faite, savez-vous combien ils en décrivent : plus de 100 ! J'ai compté.

Or, c'était avant la guerre ; avec elle, nous vivons sous le régime des inventeurs. Il ne se passe presque pas de jour où l'on ne voie éclore un appareil nouveau ; on croirait une gageure ; chacun se pique d'apporter le sien, qui est évidemment le meilleur et même le seul bon.

Je me demande comment ceux qui n'en ont pas encore inventé (il en reste) peuvent se reconnaître dans ce chaos, et comment ils font leur choix !... et le motivent.

J'ai voulu le savoir, et dans ce but j'ai interrogé un très grand nombre de médecins de tous grades de « l'intérieur » et du « front ».

J'ai demandé ce qu'ils faisaient pour les fractures de cuisse. Si j'ai pris cet exemple, c'est parce que ces fractures, étant les plus difficiles à soigner, seront par là-même notre meilleur terrain d'épreuve, notre plus sûre pierre de touche pour juger de la valeur des divers appareils (1).

Voici donc les réponses des médecins :

Les uns sont pour les gouttières en fil de fer ou en zinc, ou en aluminium, parce que la gouttière est un appareil vite appliqué

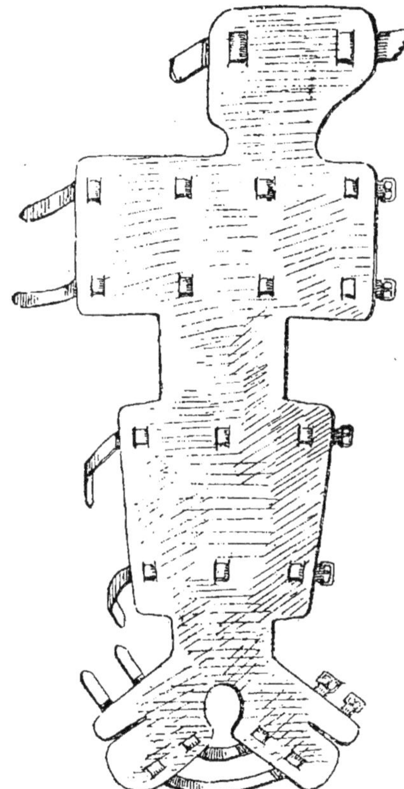

FIG. 1. — Gouttière de Delorme pour la contention des fractures compliquées de la cuisse et du genou (figure tirée du grand et bel ouvrage de Delorme sur la *Chirurgie de guerre*, tome second, page 148).

(1) Il est bien entendu que nous ne parlons pas ici des appareils sur le **champ de bataille** et au **poste de secours**, où l'on immobilise comme on peut, avec les moyens de fortune qu'on a sous la main : attelles improvisées avec des fusils, des fourreaux de baïonnette (le fourreau de sabre de cavalerie conviendrait mieux) branches d'arbres, piécettes de bois, toile métallique, store, etc.

Le mieux (et combien simple à réaliser !) serait d'avoir :

Pour le champ de bataille, des **attelles de bois** fabriquées d'avance et de

commode et propre, ou plutôt facile à tenir propre, puisqu'on l'enlève et le nettoie à chaque pansement (*fig. 1* et *2*);

Ceux-ci sont pour les attelles en bois, en toile métallique, en store;

Ceux-là pour l'extension, à la manière de Tillaux, ou d'Hennequin, ou autrement, parce que c'est ce qu'ils ont appris, ce qu'ils ont toujours fait pour les fractures « civiles » du temps de paix (*fig. 3* et *4*).

Un certain nombre font des appareils plâtrés (gouttières ou plâtres circulaires avec fenêtres). J'ai demandé aux autres pourquoi ils n'en faisaient pas. Les uns m'ont répondu : « Tout simplement parce que nous n'avons pas de plâtre; on ne nous donne que des attelles ou des gouttières. » D'autres : « Parce que l'appareil plâtré est long et difficile à faire. » Il en est un qui m'a répondu vivement : « Les plâtres, ah non ! merci ; c'est sale, cela

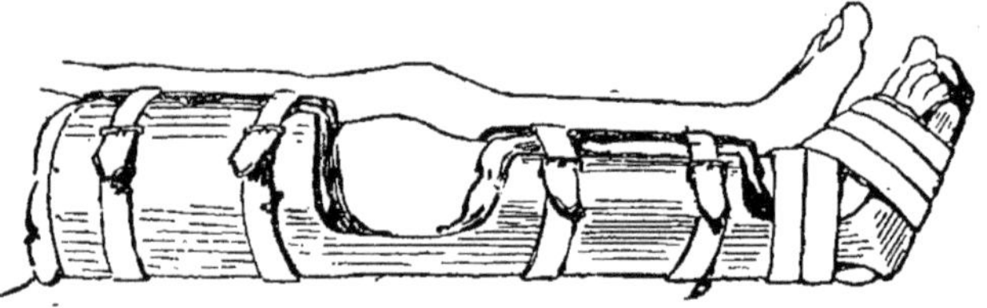

Fig. 2. — Où l'on voit en place la gouttière métallique à valves de Delorme pour les fractures des diaphyses et les lésions articulaires du membre inférieur.

Cette gouttière de Delorme est bien, parmi toutes les gouttières, la meilleure, mais je la voudrais percée de petits trous, moyennant quoi elle formera un revêtement **perméable** favorisant la bonne nutrition de la peau, et la « perspiration » cutanée, pour parler comme les physiologistes.

C'est un appareil très commode, certes, mais en beaucoup trop de cas, manifestement insuffisant.

Elle suffira dans les fractures où il n'y a aucune tendance au déplacement mais dans quel cas de fracture peut-on garantir que cette tendance n'existe à aucun degré ?

Par contre cette gouttière Delorme rendra des services dans tel autre cas, certaines lésions articulaires, par exemple, où l'immobilisation n'a pas besoin d'être absolue.

---

diverses longueurs. Il serait bien facile de placer un petit stock de ces attelles, à chaque petit voyage, sur les brancards qui font la navette du champ de bataille au poste de secours.

Pour le poste de secours, une quantité suffisante de **gouttières Delorme**, si commodes et pratiques et bonnes comme appareil provisoire jusqu'à l'arrivée à l'ambulance ou même à l'hôpital d'évacuation : où, après y avoir regardé (ce qu'on doit toujours faire), l'on se décidera pour tel ou tel appareil d'après les raisons que nous allons dire dans ce chapitre.

fait souffrir, donne des eschares, de la gangrène et de l'infection!... »

Comme vous voyez (et je n'ai cité que les principales réponses), c'est une véritable cacophonie.

En somme, les uns ont une opinion, les autres n'en ont pas; plusieurs nous ont dit n'avoir pas le droit d'en avoir; ils font l'appareil de leur chef, ou celui pour lequel ils sont outillés : dans telle ambulance ou tel hôpital, on l'est pour des gouttières ou des attelles; dans tel autre, pour l'extension ou pour le plâtre.

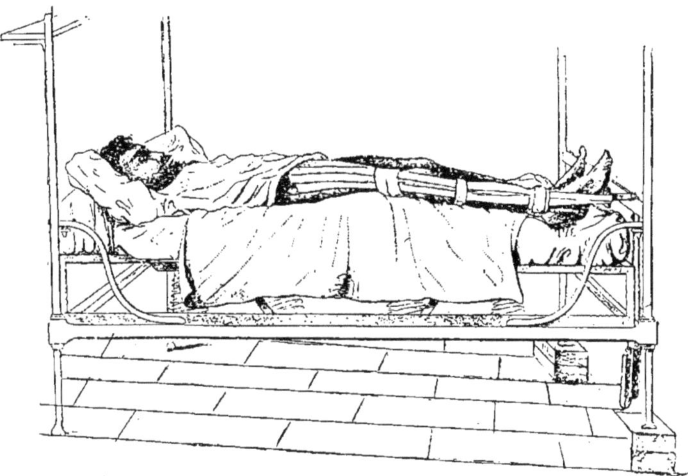

Fig. 3. — Appareil d'extension de Tillaux pour une fracture fermée de cuisse au tiers supérieur (poids ordinaire, 3 kilos). Appareil également insuffisant et qu'on ne peut pas du reste appliquer en cas de plaie béante, c'est-à-dire dans la plupart des fractures de guerre.

C'est un peu, ou beaucoup, affaire d'habitude ou de routine. Dans tel corps d'armée on applique tel système; dans le corps voisin, un système différent ou même contraire.

On ne sait plus auquel entendre.

Va-t-on s'en rapporter à la plus haute autorité? Malheureusement, tous ces divers traitements sont vantés ou décriés par des « chefs » (civils ou militaires) de notoriété et de situation égales.

Alors, comment prendre parti??

Un ami doué d'esprit critique nous dit : « Est-ce que ces traitements ne seraient pas tous bons ou tous mauvais, suivant le médecin qui les applique, ou suivant la variété de fracture qu'on doit traiter? » — Cette remarque a sa valeur.

Il est certain que pour les fractures sans déplacement, avec des plaies insignifiantes, on peut appliquer l'appareil que l'on voudra (1), les malades guériront (l'appareil dans ce cas n'ayant pas besoin de faire de bien, et n'ayant qu'à ne pas faire de mal), et que, dans les conditions inverses, fracture avec grand déplacement ou broiement des os et plaies très larges, le traitement, avec tous les appareils, sera difficile et pénible.

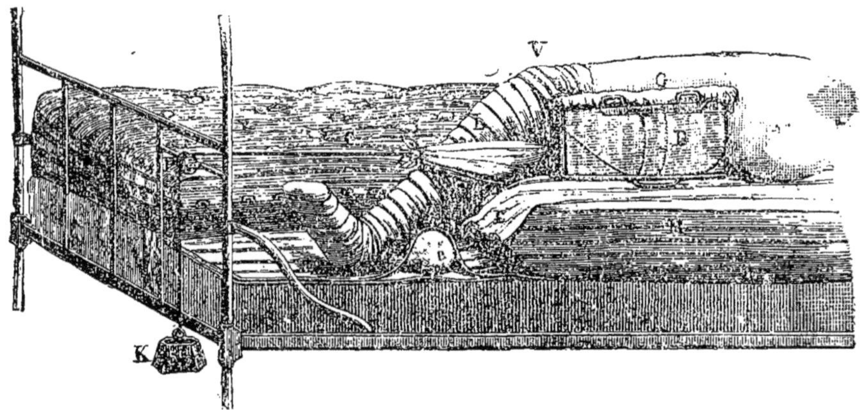

FIG. 4. — Appareil d'extension d'Hennequin pour fracture de cuisse (poids 5 kilogs) (tiré du livre de Chavasse). Même remarque que pour Tillaux : trop souvent et même presque toujours impossible à utiliser dans le cas des fractures de guerre, ouvertes et comminutives, tant que la suppuration est abondante.

Il est aussi de toute évidence que des médecins soigneux, ingénieux et propres, tireront du même appareil des résultats meilleurs qu'un médecin moins pourvu de ces qualités, et que la valeur des appareils dépend donc pour une grande part de celui qui les emploie.

Oui, tout cela est un peu vrai. Mais de là à conclure que tous les appareils se valent, il y a loin. Une pareille conclusion n'est point permise, comme nous allons le montrer.

Nous allons montrer que pour les mêmes cas, employé par des

(1) Et encore, non ! Le plâtre seul peut nous garantir contre un déplacement toujours « en puissance » (voir chap. XI).

médecins de valeur égale, tel traitement conduit au but plus sûrement que tel autre.

C'est toute la question. Pour y répondre, nous avons un critérium sûr. C'est de voir comment chaque appareil remplit les indications thérapeutiques un peu spéciales, comme on sait, des fractures de guerre ouvertes et comminutives. Nous allons comparer à ce point de vue les divers traitements.

En réalité, tous ces appareils innombrables peuvent se ramener

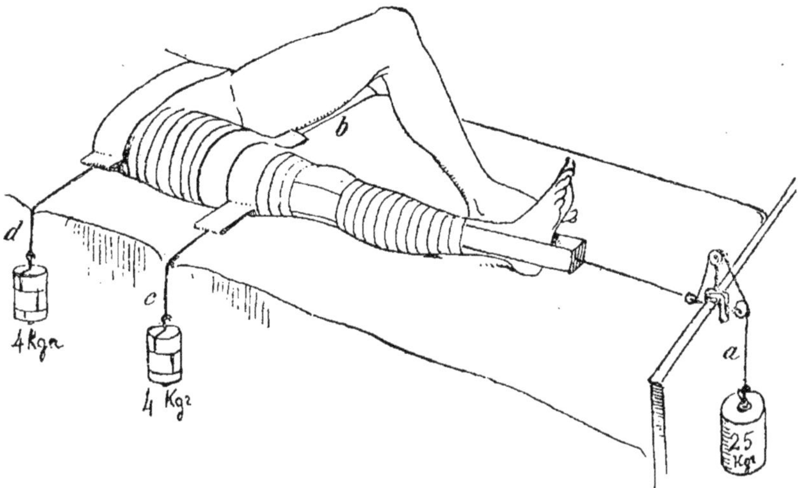

Fig. 5. — Appareil d'extension par les poids lourds pour fractures de la cuisse à la partie moyenne. Cet appareil n'est pas non plus applicable (de l'aveu de Bardenheuer lui-même), tant que la plaie ou les plaies ne sont pas taries ou presque taries. Or, nous verrons qu'appliqué à cette période tardive, il ne peut plus donner la correction dans la plupart des cas, sans compter qu'il ne vaut rien *évidemment*, comme appareil de transport(1).

(1) En confrontant cette figure et sa légende, tous ceux qui suivent la méthode d'Hennequin vont croire à une erreur ou à un lapsus, la légende disant que la fracture siège au tiers moyen de la cuisse et la figure montrant que l'extension s'applique à la partie du membre située au dessus du trait de fracture, comme à la partie située au-dessous. Et pourtant non, il n'y a là ni erreur ni lapsus. Car l'observation a montré aux chirurgiens les plus spécialisés dans le traitement des fractures que si l'**extension** était faite **sur toute la hauteur du membre**, quel que fût d'ailleurs le siège de la fracture (fût-ce à la jambe, fût-ce même aux malléoles) cette extension se trouvait avoir **beaucoup plus d'efficacité** que si elle était faite seulement au-dessous du trait de fracture (comme dans le système d'Hennequin); on avait ainsi agrandi beaucoup la surface d'appui pour l'application des bandes de l'extension et par là diminué les risques d'eschare et fait une meilleure immobilisation du membre, mais de plus et surtout l'on obtenait ainsi une réduction bien meilleure de la **fracture** car en appliquant l'extension au-dessus du trait de

aux 3 types suivants : la gouttière, l'extension continue et le plâtre (*fig. 7 à 14*).

Me sera-t-il permis de dire que je les connais bien tous, pour les avoir vu appliquer par les maîtres les plus autorisés en fait de fractures (dont j'ai été l'élève), Tillaux, Lucas-Championnière, Berger, Hennequin, pour ne citer que les grands morts; que, depuis un quart de siècle, j'ai éprouvé par moi-même, à Berck, tous les jours et même plusieurs fois par jour, la valeur respective du plâtre et de l'extension continue (1); et enfin que, depuis

---

fracture comme au-dessous, l'on agit non plus seulement sur la correction du fragment inférieur, mais aussi sur celle du fragment supérieur.

Voici comment s'expriment Grœtsner et Bardenheuer :

« Dans toutes les fractures, il faut appliquer la bande longitudinale *sur toute la longueur du membre*, c'est-à-dire souvent fort au-dessus du lieu de fracture. Cela paraît étrange. On croit communément que l'extension ne peut agir activement que sur la partie périphérique du membre ; on croit qu'il suffit que la force d'extension se propage du fragment périphérique par le périoste, les tendons, etc., au fragment central. Mais lorsque la connexion entre les deux fragments fracturés est abolie par déchirure du périoste, des muscles, etc., la traction longitudinale sur le fragment périphérique a peu d'influence sur la réduction du fragment central. Les bandes d'emplâtre doivent être collées au-dessus de la ligne de fracture, à la hauteur de l'insertion supérieure des muscles qui s'attachent par leur insertion inférieure au fragment périphérique de la fracture, ou au-dessous de celui-ci. Dans la fracture de la cuisse on ne peut évidemment pas aller plus haut que le bassin. Il s'agit précisément de vaincre la rétraction inflammatoire des muscles en question dans toute leur étendue. La peau transmet sa tension aux muscles et aux parties profondes.

CONCLUSION PRATIQUE

« L'appareil doit remonter bien au-dessus du point fracturé, pour avoir plus de puissance » (Chavasse).

Dans le cas d'une fracture de cuisse même au tiers inférieur, on fera l'extension à partir du bassin.

Et dans le cas d'une **fracture malléolaire** comme dans celui d'une fracture en bec de flûte de la jambe, **l'extension remontera jusqu'au milieu de la cuisse** (si non plus haut).

Il était nécessaire de nous bien expliquer sur ce point dès maintenant, mais nous aurons à y revenir pour dire notre manière d'associer l'extension continue à l'appareil plâtré.

Encore un mot :

Plus l'appui qu'on prend au-dessus du genou pour l'extension sera ferme et solide, plus on soulagera l'appui pris sur les malléoles et le pied. Et si même on arrivait à faire porter la totalité de l'extension sur les condyles du fémur, et le long de la cuisse et de la jambe, on déchargerait ainsi complètement les malléoles, le talon et le pied, et l'on supprimerait le danger d'eschare, car ces derniers points sont situés immédiatement sous la peau, tandis que les condyles du genou très bien matelassés par les masses charnues du triceps, sont au contraire à l'abri de ce danger.

(1) Extension par les « poids faibles » et aussi par les « poids lourds », puisque pour nos luxations congénitales, nous poussons l'extension continue jusqu'à 20 et 25 kilos (c'est-à-dire pour les luxations doubles, 40 et 50 kilos), extension continuée quelquefois pendant une durée de plusieurs mois.

le début de la guerre, j'ai pu voir, dans nos divers hôpitaux, les résultats donnés par la gouttière, l'extension et le plâtre, puisque j'y ai reçu un grand nombre de fractures de cuisse (1) auxquelles on avait déjà appliqué ailleurs ces divers appareils (2).

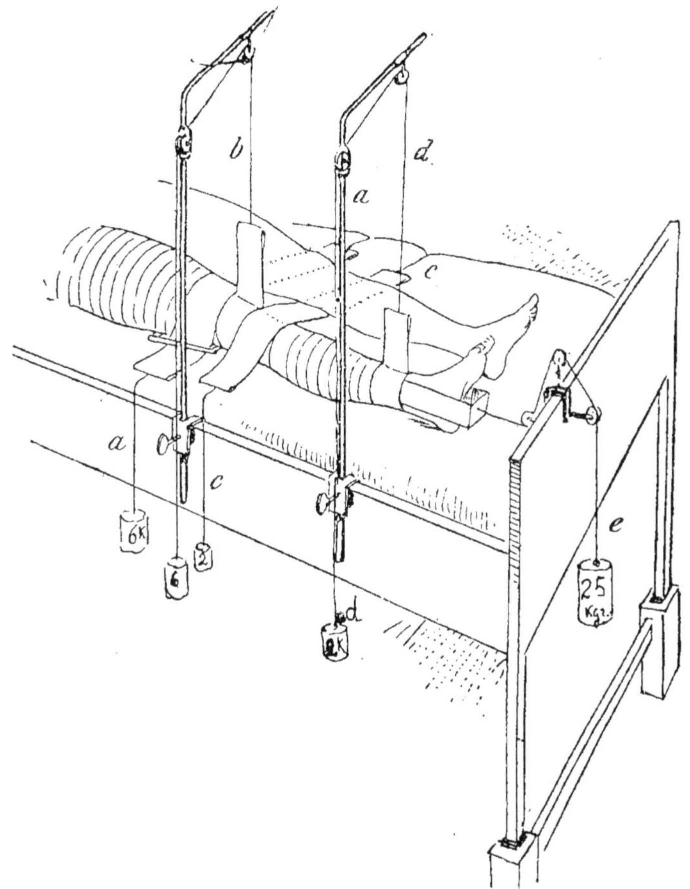

Fig. 6. — Autre dispositif du même appareil. Outre les objections déjà faites, on voit combien cet appareil est peu pratique, long et difficile à installer et à surveiller.

(1) Envoyées dans nos services par les médecins inspecteurs : Viry, Sieur, Dziewonski, et les médecins principaux : Hazard, Bonnet, Houillon et Morel que nous voulons remercier ici.

(2) Et même dans un cas de fracture de cuisse, où (pour des raisons particulières que nous dirons), l'extension continue avait été installée, nous avons pu porter

Et pourtant, malgré cette grande expérience personnelle des divers traitements, je ne me permettrai pas de vous imposer mon choix. Je veux que vous choisissiez vous-mêmes d'après la manière dont chaque appareil remplit les indications thérapeutiques, car c'est là le seul critérium acceptable.

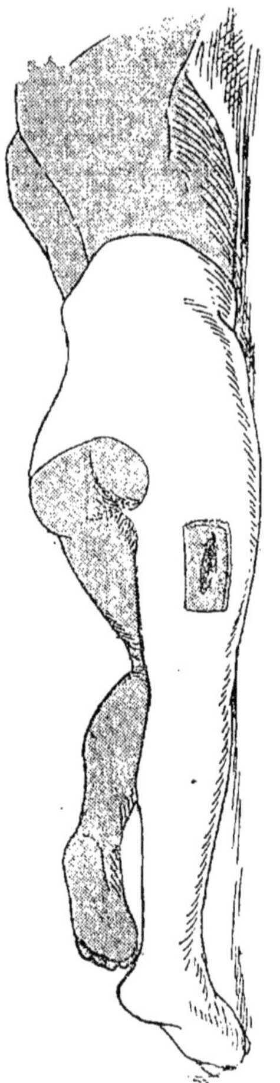

Fig. 7. — Bon modèle de plâtre que nous vous conseillons pour les fractures avec plaie, de grandeur moyenne. On s'est contenté de pratiquer 1 ou 2 ou 3 fenêtres de dimensions suffisantes pour les pansements et la surveillance. En somme, c'est un plâtre ordinaire, sans addition d'attelles de matériaux étrangers, parfaitement inutiles ici. Ce modèle d'appareil plâtré, en plâtre pur (tarlatane et plâtre) suffit 9 fois sur 10.

Indications thérapeutiques.

Il est deux indications principales, ou plutôt toutes les indications peuvent se ramener à deux :

1° Indication vitale : sauver la vie du blessé, mise en péril par l'existence de la plaie;

2° Indication orthopédique : le sauver d'une mutilation et d'une infirmité.

1° *Indication vitale :*

Dans les fractures de guerre, et surtout celles du fémur, le danger de mort est créé par la « comminution » de la fracture et surtout l'existence de la plaie avec toutes ses complications : fièvre, infection, danger d'hémorragie, souffrances souvent extrêmement vives au point d'altérer gravement l'état général du sujet.

Notre appareil devra donc supprimer toutes les douleurs du blessé et lui permettre de reposer et de dormir; il devra per-

celle-ci jusqu'à 35 kilos pendant 5 semaines et même jusqu'à 37 kilos 1/2 pendant plusieurs jours, chiffres qui n'avaient jamais été atteints, à notre connaissance, mais nous aurons l'occasion de revenir sur ces cas.

mettre la surveillance facile et répétée de la plaie et les pansements, parfois bi et triquotidiens, et le drainage complet : en un mot, tout ce qui est bon pour lutter contre la fièvre et l'infection.

Et le meilleur des antiphlogistiques, c'est d'assurer une immobilisation parfaite.

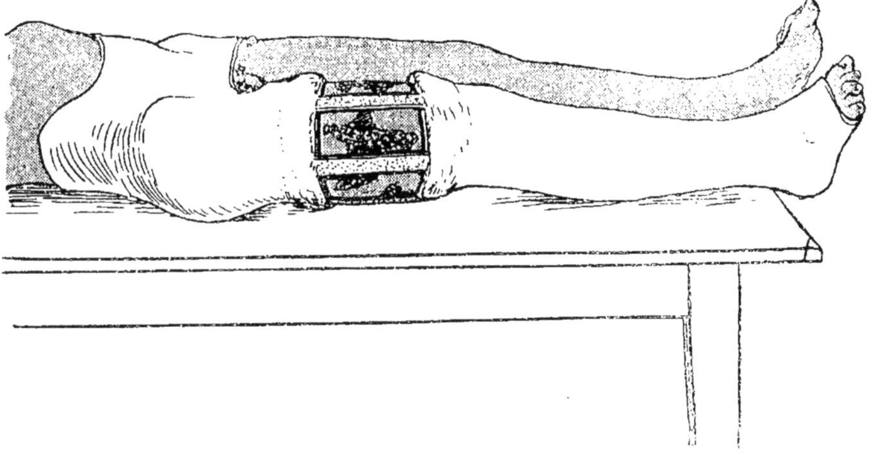

FIG. 8. — L'appareil que vous devez faire dans les rares cas (1 fois sur 10) où les appareils de plâtre ne suffisent pas, c'est-à-dire le cas où la plaie intéresse toute la périphérie du membre comme ici, ce qui est rarissime, et celui où après ouverture de fenêtres suffisantes, les pans de plâtre ne seraient pas assez solides ou bien seraient fatalement souillés par le pus malgré toutes les précautions prises. En ces cas on fait 2 fourreaux de plâtre jusqu'à 4, 5 centimètres au-dessus et au-dessous des plaies, puis on réunit les deux fourreaux avec les attelles de bois (imprégnées de teinture d'iode sur leurs 2 faces) Les extrémités des attelles de bois sont noyées dans un lit de plâtre et scellées aux 2 fourreaux au moyen de quelques tours de bande plâtrée.

2 remarques nécessaires à propos de cette figure :

1° C'est que lorsqu'on bâtit le plâtre, les plaies ne sont évidemment pas à nu mais déjà recouvertes par le pansement : nous avons ici montré les plaies, c'est pour la clarté de la démonstration ;

2° Les attelles devraient être plus longues qu'il n'est ici figuré ; elles doivent dépasser de 10 centimètres en haut et en bas la distance des fourreaux pour faciliter le scellement de ces attelles aux fourreaux.

Dimensions de ces attelles. Longueur : celle de la fenêtre + 10 centimètres en haut et en bas. — Largeur : 4 à 5 centimètres. — Epaisseur : un demi-centimètre. (Voir, fig. 12, la coupe de cet appareil).

2° *Indication orthopédique :*

Notre appareil, celui que nous adopterons, sera celui qui peut nous donner la guérison la plus belle, celui qui peut le mieux rendre au membre sa forme et sa fonction.

3° En réalité, notre appareil devra remplir encore une troisième condition (1), point du tout négligeable, qui est d'être un traitement pratique, c'est-à-dire applicable **partout, par tous** et **pour tous.**

Voyons donc ensemble, et sans l'ombre de parti pris, celui des trois traitements (gouttière, extension continue et plâtre) qui remplit le mieux ces multiples conditions.

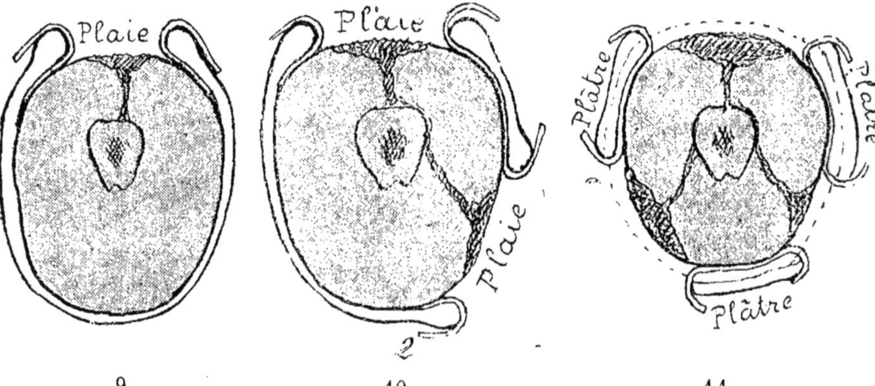

FIG. 9. — Les principales modalités cliniques :
Plaie unique de peu d'étendue; une simple fenêtre taillée dans le plâtre suffit à permettre le pansement. Le plâtre est garanti contre les souillures du pus par des lanières d'ouate non hydrophile enduites de vaseline, insinuées entre les bords de la plaie et les bords de la fenêtre plâtrée.

FIG. 10. — Deux plaies : Deux fenêtres séparées par un pont de plâtre; celui-ci est protégé, à sa partie profonde, par un tissu caoutchouté et une lanière d'ouate non hydrophile, qu'on renouvellera à chaque pansement.

FIG. 11. — Trois plaies : Trois fenêtres. En ce cas, les montants des fenêtres sont renforcés au moyen d'attelles plâtrées, pour leur donner plus de solidité.

1° POUR SUPPRIMER LA DOULEUR :

a) *La gouttière.* — Il est vrai que les malades en gouttière ne souffrent pas; mais cela n'est vrai que tant qu'ils ne bougent pas ou ne sont pas bougés. Or il faut qu'ils bougent ou soient bougés pour les garde-robes et pour les pansements. Et alors ils

(1) C'est à ce moment-là, à propos de cette 3e condition, que nous aurons à examiner toutes les objections faites à l'emploi du plâtre et surtout du plâtre circulaire, à savoir : qu'il blesse, qu'il expose à l'infection, qu'il expose à la gangrène — si le membre gonfle, — qu'il ne maintient plus, si le membre dégonfle, etc., qu'il est long et difficile à construire, autant d'objections et de reproches dont il nous sera facile de démontrer l'inanité.

souffrent et crient. Cela est indéniable, au point que Delorme dont la gouttière est pourtant bien la meilleure de toutes, a senti le besoin, pour supprimer autant que possible les douleurs occasionnées par les garde-robes, de constiper ses malades

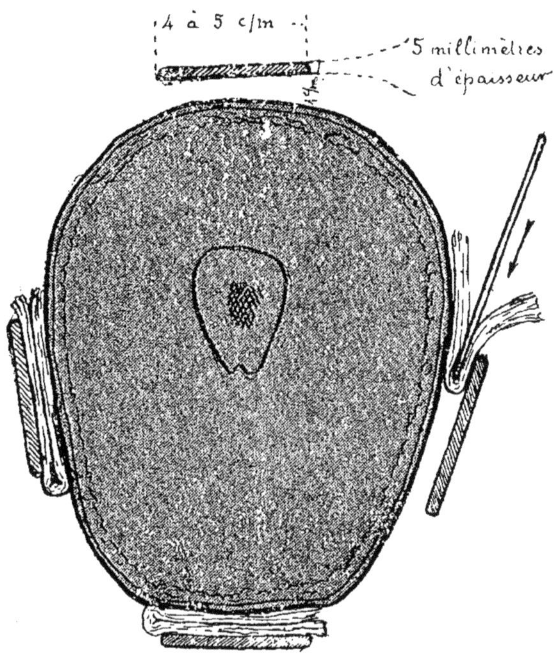

Fig. 12. — Coupe de l'appareil de la fig. 8. Comment la contention est réalisée au moyen des attelles de bois, en même temps que la possibilité des pansements complets. Les quatre attelles, de 4 à 5 centimètres de large et 5 millimètres d'épaisseur, sont disposées à 1 centimètre de la périphérie du membre : elles viennent se souder par leurs extrémités aux manchons de plâtre ; au moment du pansement, il est facile de pénétrer dans cet interstice de 1 centimètre pour nettoyer leur surface profonde par des badigeonnages de teinture d'iode, ainsi que les téguments du membre blessé. Des compresses de gaze stérilisée d'épaisseur convenable viennent ensuite combler le vide ; disposées aux 4 points cardinaux de la circonférence du membre, elles assurent une immobilisation aussi absolue qu'une paroi de plâtre continue. Evidemment ces attelles peuvent être en métal aussi bien qu'en bois, mais le bois, à poids égal, est plus indéformable que le fer, et le bois est aussi plus facile à se procurer partout — même « sur le front ».

pour huit à dix jours, puis de les purger, puis de les reconstiper encore, et ainsi de suite jusqu'au moment de la consolidation.

Mais je tiens à citer textuellement Delorme :

« Dans les fractures de cuisse, dit-il, nous *constipons* le blessé pendant huit à dix jours (extrait gommeux d'opium, laudanum), puis nous le faisons aller à la selle (lavement huileux), pour le

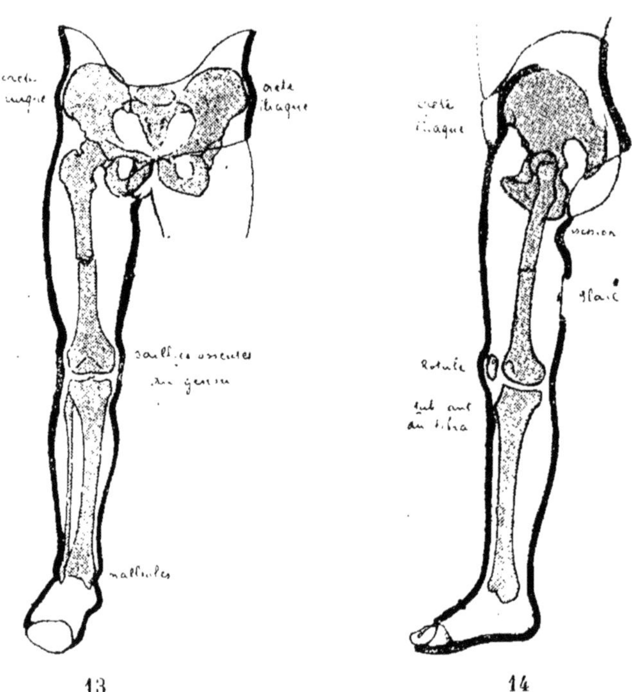

13 14

Fig. 13 et 14. — Bon modèle de plâtre pour maintenir la fracture de cuisse, si mal maintenue par les appareils à anses des figures 19 et 20.

Deux coupes d'un de nos modèles d'appareils plâtrés : Les saillies osseuses sont très exactement emboîtées : la fenêtre ménagée au niveau de la plaie n'enlève rien à la précision de l'appareil, le maintien des fragments est quasi absolu ; on peut le parfaire au moyen de compressions ouatées sur les extrémités osseuses qui tendraient à s'écarter ou à se dévier. — Ces compressions à l'aide de carrés d'ouate dont nous indiquerons en détail le mode d'application au chapitre de la réduction sont de tous points comparables à celles que nous faisons dans notre méthode de réduction progressive des gibbosités du mal de Pott.

reconstiper pendant le même temps. Après une nouvelle selle, nous le reconstipons au besoin une troisième fois.

Pendant la durée de la constipation qui dure le temps que met la fracture à se consolider en partie, nous le soumettons au *régime carné* presque exclusivement. »

Oserai-je faire remarquer à l'éminent maître que ce régime et cette constipation, ce n'est peut-être pas toujours l'idéal pour l'état général des malades et que, pour notre compte, nous cherchons au contraire à assurer constamment la liberté du ventre, chez ces grands blessés si exposés à l'infection.

Et puis, pour tous ces malades, quoi qu'on fasse, restera toujours l'heure si critique des pansements qu'il faut, en bien des cas, renouveler plusieurs fois par jour.

b) *L'extension continue.* — Son emploi appelle les mêmes réflexions que celui de la gouttière.

Bien faite, l'extension continue supprime les douleurs, c'est vrai, mais à la condition que le malade bouge très peu et ne soit pas bougé.

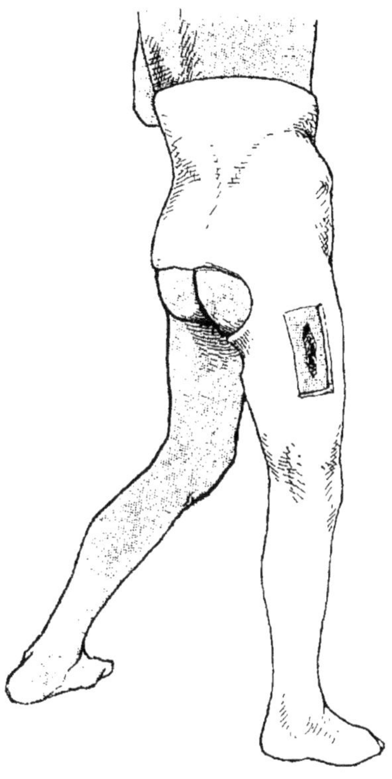

FIG. 15. — Le bon appareil pour les fractures du membre inférieur : modelage très exact des saillies osseuses empêchant tout déplacement des fragments : Fenêtre au niveau de la plaie. On peut faire aussi, par cette fenêtre, une compression des fragments avec des carrés d'ouate ou de feutre. Le malade est représenté debout, pour laisser voir le modelage de l'ischion. En réalité, avec cet appareil le blessé gardera la position couchée.

Mais encore ici, comment éviter les déplacements à l'heure des pansements et des garde-robes? A ces moments-là, comme les malades en gouttière, ceux qui sont à l'extension continue souffrent et crient, et hurlent quelquefois, comme nous en connaissons.

Sans compter que l'extension continue, installée avec le procédé ordinaire des bandes agglutinées, fait quelquefois souffrir par elle-même ; non pas.

c'est vrai, l'extension par les poids légers à la Tillaux ou à la Hennequin (3 à 6 kilos), mais l'extension par les poids lourds au-dessus de 10, 15, 20 et 25 kilos.

c) *L'appareil plâtré.* — Nous supposons un plâtre bien fait (1),

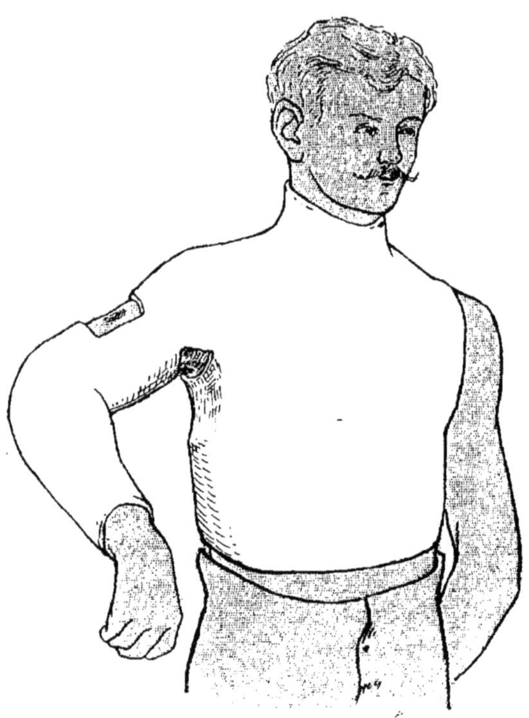

Fig. 16. — **Le bon** appareil pour fractures de l'humérus (ou de la clavicule) ; le creux axillaire est à découvert : donc, pas de compression à craindre ; dans cet appareil ainsi fait, la contention des fragments est quasi absolue. On peut la parfaire à l'aide de compression de carrés d'ouate ou de feutre introduits par la fenêtre.

comme nous avons supposé une extension bien faite et une gouttière bien appliquée : par exemple, un grand plâtre du modèle que voici (*fig. 15 et 16*).

(1) Les bons et les mauvais plâtres :

1° Les *bons plâtres* (*fig.* 7 à 16).

Modèles de plâtres **pratiques**, vite faits et répondant parfaitement à toutes les

Ce plâtre, s'il est bien modelé, réalise malgré ses fenêtres l'immobilisation complète du membre, immobilisation non seulement complète, mais vraiment continue, et c'est là justement ce

---

indications créées par la « comminution » de la fracture et par l'existence des plaies, quels que soient le siège et les dimensions de celles-ci.

Tantôt notre plâtre ne porte aucune attelle de matière étrangère, et c'est **dans plus des 9/10 des cas** (*fig.* 7, *10*, *15*, *16*); car dans plus des 3/4 des cas, étant donné les dimensions relativement peu étendues des plaies, il suffira pour bien surveiller et bien panser celles-ci, de fenêtrer le plâtre (bâti de la manière ordinaire), de le fenêtrer comme nous faisons pour nos grands plâtres de coxalgie et de mal de Pott, lorsque nous avons à pratiquer des compressions ou à panser des fistules, ou à surveiller un abcès et à le ponctionner.

Tantôt lorsque la plaie est de dimensions très considérables, mettons **dans 1/4 des cas**, nous ajouterons une ou plusieurs attelles de bois, attelles ordinaires plates (voir *fig.* 8, *11*) : 1° qui permettront tous les pansements, sans nuire à la contention et à l'immobilisation; et supprimeront toutes les douleurs, contrairement aux appareils à anses, lesquels, à ce point de vue, valent encore moins que les gouttières, et, de plus laissent les fragments osseux chevaucher en liberté dans tous les sens, alors que nos modèles de plâtres fenêtrés en assurent vraiment la contention; 2° se trouveront facilement partout, et seront vite appliquées, ne demandant pas une minute de plus, étant par conséquent éminemment pratiques.

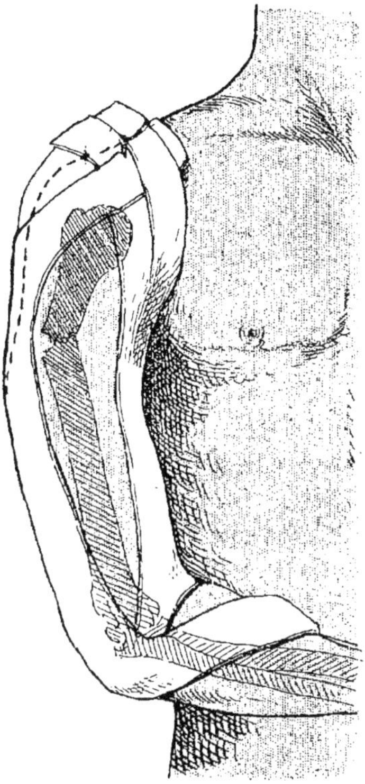

Fig. 17. — Type de mauvais appareil : c'est l'appareil classique des fractures de l'humérus, tout à fait insuffisant; il suffit de tendre un peu plus l'écharpe de suspension de l'avant-bras pour faire bâiller le haut du plâtre et provoquer des mouvements au niveau du foyer de la fracture ; la déviation est fatale.

2° Les *mauvais plâtres* :

a) Plâtres à *anses* et à ponts (*fig. 19 et 20*).

Ces plâtres à anses et à ponts sont à rejeter parce que très imparfaits, sans précision et point pratiques, beaucoup trop longs et trop difficiles à construire, (sans compter que ces attelles métalliques ne se trouvent pas partout); nous avons employé ces plâtres à anses il y a 25 ans, mais voilà déjà 20 ans que nous y avons renoncé. Nous en reparlerons du reste dans un chapitre spécial sur « la *valeur comparative des différents modèles de plâtres* (gouttières et attelles plâtrées, plâtres circulaires, etc.).

b) *Autres mauvais plâtres*, ceux représentés *fig. 17 et 18*.

qui fait la supériorité manifeste du plâtre sur la gouttière et sur l'extension continue pour supprimer les douleurs. Le plâtre a l'avantage inappréciable d'empêcher le blessé de souffrir, non pas seulement lorsqu'il est au repos, mais tout le temps, même lorsqu'il bouge ou est bougé à l'heure des garde-robes et des pansements, et même lorsqu'on veut le retourner sur le ventre pour explorer la face postérieure du membre par la fenêtre pratiquée à ce niveau.

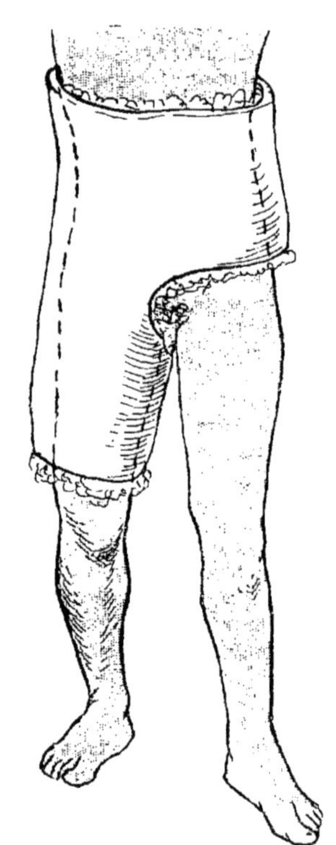

Fig. 18. — Type de mauvais appareil. Plâtre très insuffisant, trop court et trop large : le membre malade se comporte comme un battant de cloche.

A ce point de vue donc, pour supprimer la souffrance des blessés, aucun traitement ne peut être comparé au plâtre, à beaucoup près (1).

Interrogez tous les malades porteurs de grands plâtres dans les services où on les fait « convenablement ». Je vous ai cité la réflexion d'un confrère distingué qui m'avait dit : « Me servir du plâtre, jamais! il fait trop souffrir. » Un peu interloqué, je me suis borné à lui répondre : « Vous croyez cela? En bien, venez dans notre salle des fracturés de cuisses et des fractures des jambes; interrogez-les. Je vous laisse avec eux, vous serez très libre, puis vous viendrez m'en donner des nouvelles là-bas. dans la salle voisine ».

Et après avoir fini son enquête, poursuivie, si j'osais l'insinuer.

(1) Et cette indolence est tellement assurée par le plâtre, qu'elle persiste même dans ces appareils plâtrés de marche avec lesquels Delbet veut traiter ses malades; ce que je n'approuve pas d'ailleurs, car il joue inutilement avec la difficulté et s'expose par là gravement à compromettre le résultat orthopédique.

avec le désir de trouver des arguments à l'appui de sa thèse notre confrère est venu me rejoindre. — « Tiens, dit-il, c'est pourtant vrai, qu'ils ne souffrent pas; ils m'ont affirmé qu'ils se trouvaient très bien là-dedans. — Vous ont-ils dit qu'ils ne souf-

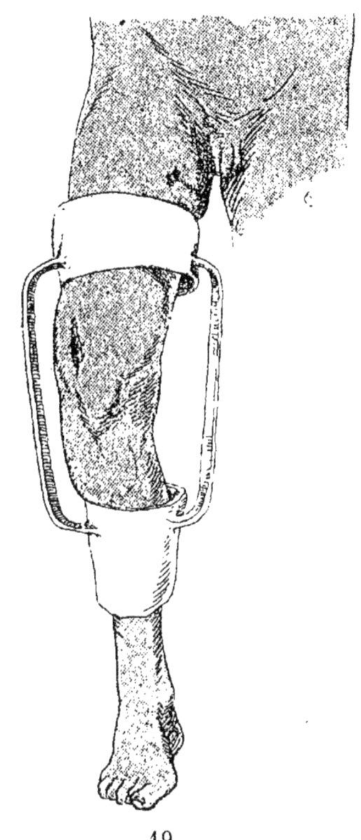

19

Fig. 19. — Mauvais modèle d'appareil plâtré (dessin fait d'après nature). Plâtre à anses que portait à l'arrivée un de nos blessés atteint de fracture comminutive des condyles du fémur avec plaie: on voit combien peu efficace est le maintien des fragments avec un appareil ainsi fait.

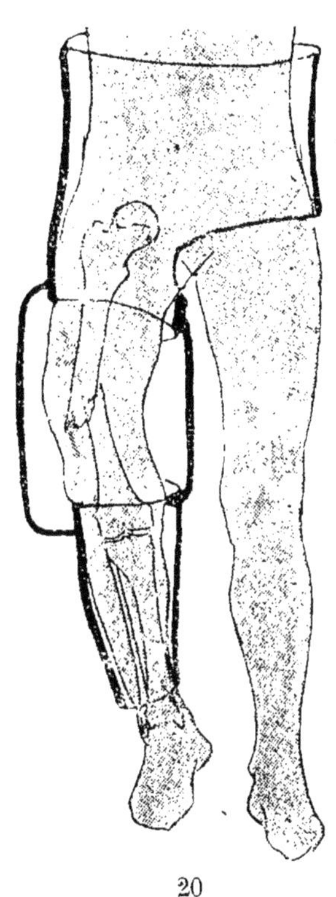

20

Fig. 20. — Mauvais modèle de plâtre dessiné d'après nature sur un de nos blessés à son arrivée. Coupe d'un apppreil à anses montrant le jeu énorme que peuvent prendre les leviers osseux dans un appareil aussi peu modelé. Or, dans ce cas il n'y avait qu'une plaie assez petite, de 7 centimètres de long sur 2 centimètres de large, à la partie postérieure du membre.

fraient pas plus à l'heure des selles et des pansements qu'aux heures de repos? — Oui, répond notre confrère, ils me l'ont dit, car je le leur ai demandé.

Eh bien, vous voilà édifié. — Oui, je l'avoue, me voici converti ».

Mais, dans tous les hôpitaux où l'on plâtre les malades sans maladresse, tout le monde sait cela, que le *plâtre est souverain contre les douleurs*.

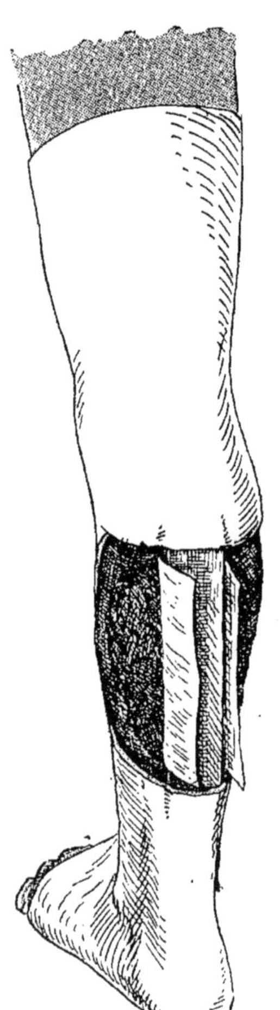

Dans nos hôpitaux, il n'est pas un de nos fracturés venu avec d'autres appareils qui, au bout de quelques jours, ayant constaté que ses camarades plâtrés ont cessé de souffrir à partir du jour de leur plâtrage, il n'en est pas un, dis-je, qui ne nous ait réclamé d'être plâtré à son tour.

Conclusion : **Le plâtre** est le meilleur des **analgésiques**.

Plus qu'aucun autre appareil, il assure le bien-être des malades qui, du jour où ils sont plâtrés, sont parfaitement heureux, reposent, dorment, mangent, jouent en paix et en parfaite sécurité, et attendent ainsi sans trop de

FIG. 21. — Bon modèle de plâtre, celui que nous vous conseillons pour les fractures de **jambe**. L'attelle postérieure, de bois, recouverte d'un tissu imperméable, permet le pansement de la plaie tout en empêchant la chute en arrière du segment fracturé. Notez qu'en ce cas la plaie avait une étendue qu'elle n'atteint presque jamais.

Une erreur à corriger dans cette figure. C'est par une *défectuosité* du cliché que la peau paraît noirâtre au niveau de la fenêtre plâtrée et des orteils. La teinte réelle était rouge et rosée.

hâte la guérison de leurs plaies et la consolidation de leur fracture.

Et ce ne sont pas seulement les partisans du plâtre qui disent cela, les autres aussi. Bruns et Wolkman, par exemple, qui, à l'occasion, emploient volontiers d'autres appareils, avouent cependant être obligés de reconnaître que, pour ce qui est d'assurer l'indolence du membre et son immobilité complète, le plâtre n'a pas son pareil; et c'est pour cela qu'ils le recommandent à l'exclusion de tout autre traitement chez tous les malades ou nerveux, ou agités, ou sujets au delirium tremens.

LA 2e INDICATION :

Permettre et faciliter le traitement de la plaie, les pansements et le drainage.

Confrontons, à ce point de vue, les trois sortes d'appareils :

a) *La gouttière.* — La nécessité de l'enlever à chaque pansement, si elle fait souffrir, facilite en revanche la surveillance de la plaie et son drainage complet; c'est certain.

Mais il faut avouer que ces mouvements, répétés plusieurs fois par jour, ne sont pas bons pour le recollement des tissus

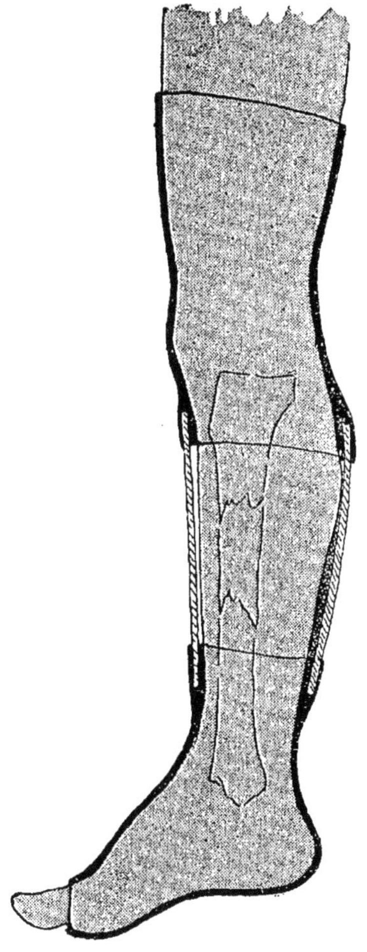

FIG. 22. — Coupe de l'appareil de la fig. 21. Pour la clarté de la figure nous n'avons pas représenté les 2 attelles latérales amovibles. Le membre est étroitement bridé par les 4 attelles de bois au niveau du foyer de la fracture : la correction se maintient et le segment malade ne tombe plus quand on soulève le pied.

mous et des os et pour la cicatrisation de cette plaie, et même contrarient beaucoup ce recollement et cette cicatrisation.

De plus, la gouttière qui n'empêche pas le déplacement des fragments osseux, laisse le blessé exposé au danger d'hémorragie, dû surtout à ce que les vaisseaux peuvent être embrochés par les pointes des segments osseux ou des esquilles.

b) *L'extension continue.* — Si elle ne porte que sur le segment inférieur (comme la faisaient Tillaux et Hennequin et la font encore tous les partisans des poids légers), l'extension continue, elle aussi, facilite l'examen de la plaie et le drainage; c'est vrai.

Mais pas plus que la gouttière, l'extension continue ne peut supprimer ce danger déjà signalé d'hémorragie par l'embrochement des vaisseaux.

Est-ce que Bilroth (qui par ailleurs reconnaît sa valeur) n'a pas écrit que l'extension continue lui a paru expo-

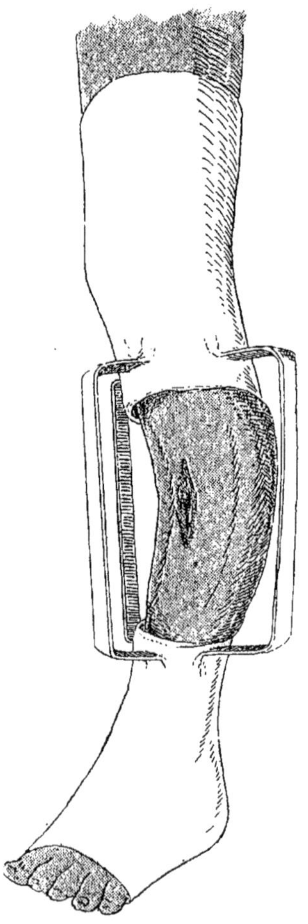

Fig. 23. — Les plâtres à anses sont à rejeter. — Mauvais modèle de plâtre, que nous vous déconseillons, car ces plâtres à anses, certainement ingénieux, ne sont par contre ni simples ni faciles à faire, ni vite faits : bien souvent on n'aura pas les anses sous la main, donc ils ne sont point pratiques, mais surtout ils ne maintiennent pas exactement les os brisés dans ces fractures de guerre, toutes ou presque toutes comminutives; les esquilles non calées tombent dans les parties déclives: il se fait là (*voir les fig. 24 et 25*) ce que j'appellerai un **précipité d'esquilles**.

Mais nous reviendrons tout au long sur les bons et les mauvais plâtres.

Le mauvais modèle d'appareil que voici (*fig. 23*) a été dessiné d'après nature, sur un de nos blessés à son arrivée à Berck : en arrière, rien ne retient le segment malade, qui tombe en masse quand on soulève le pied au-dessus du lit, et en réalité ce malade souffre lorsqu'on soulève la jambe par les anses, ce qui ne saurait trop nous étonner, parce qu'en effet on voit qu'il n'est pas assez immobilisé.

Et l'on voit aussi, à l'évidence, que dans ce cas particulier, avec une plaie aussi petite, l'on n'avait aucun besoin de faire autant de frais, et si j'osais le dire, autant d'embarras : pourquoi compliquer à plaisir les choses simples et, dans les cas complexes, ajouter encore à leur complexité? Ici, on le voit, il suffisait manifestement d'ouvrir une fenêtre au plâtre bâti de la manière ordinaire, c'est-à-dire en « plâtre pur », sans addition d'aucune attelle étrangère.

ser le malade, beaucoup plus que l'appareil plâtré, à ce danger d'hémorragie?

L'extension continue par les poids lourds est, dira-t-on, beaucoup plus efficace. Sans doute, mais alors elle doit empiéter sur le segment supérieur, et par là devient extrêmement difficile ou même impossible à installer dans ces fractures ouvertes à plaies très étendues, et cette impossibilité est reconnue par les partisans même les plus exclusifs de ce mode de traitement : par exemple Bardenheuer, qui, tout au moins pour les premières semaines et tant qu'existe une suppuration abondante, repousse l'extension continue pour adopter à sa place un appareil plâtré (1).

Et ainsi, l'extension continue par les poids lourds perd (2) dans les fractures ouvertes de guerre beaucoup de la valeur qu'elle a dans le traitement des fractures fermées du temps de paix (3).

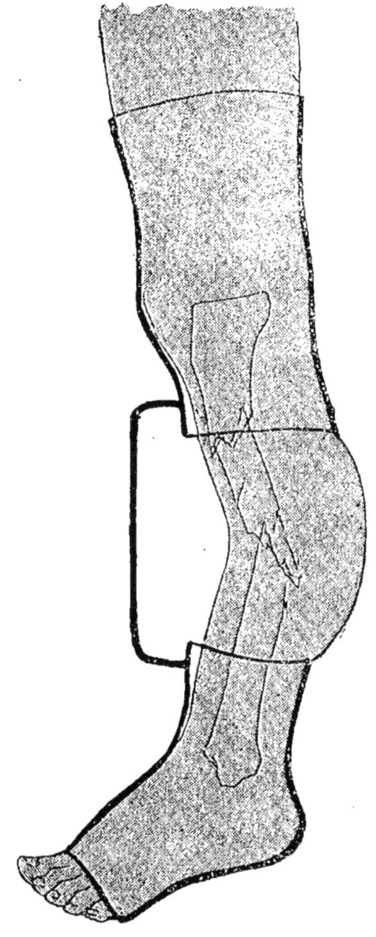

Fig. 24. — Coupe schématique de l'appareil précédent, pour montrer que cet appareil est tout à fait insuffisant pour le maintien de la fracture.

(1) En se réservant d'installer l'extension continue quelques semaines plus tard, lorsque la suppuration sera tarie ou presque tarie. Mais croit-on qu'à cette période tardive elle sera encore assez efficace pour nous donner la correction? C'est ce que nous examinerons dans un instant.

(2 Soit comme appareil de transport (on le devine), soit comme appareil définitif, pour les raisons que nous venons de dire.

(3) « Il naît tous les jours en France comme à l'étranger, dit Tanton, de nouveaux

c) *Le plâtre.* — Ce que nous venons de dire de l'opinion de Bardenheuer, montre que le plâtre permet de surveiller la plaie, de la panser et de la drainer.

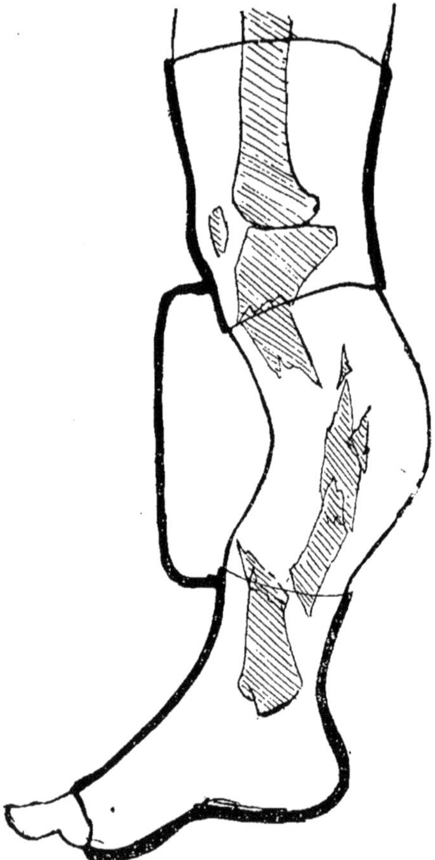

Fig. 25. — Encore un appareil à anses, encore un exemple de ce que j'appelle « un précipité d'esquilles ».

Cet appareil fait penser à un « panier sans fond », disait un de mes aides, ou plutôt, disait un autre, « un lièvre faisant hernie dans la gibecière ».

Et pourtant que n'a-t-on pas dit et écrit sur l'impossibilité de bien surveiller ces fractures ouvertes, si l'on se sert de plâtre? Le plâtre, avait-on proclamé, ne peut plus lutter sur ce terrain avec les autres appareils, et cela est surtout vrai du plâtre circulaire. Oui sans doute, si celui-ci restait fermé, mais il est toujours fenêtré, et on le fenêtre à volonté, partout où il y-a une plaie; et on peut même le fenêtrer, si c'est nécessaire, sur toute la circonférence du membre, lorsque la plaie intéresse la totalité de la circonférence du membre, ce qui d'ailleurs n'arrive pas 1 fois sur 100 peut-être.

Mais regardez donc (*fig. 8 à 14*) ces modèles d'appareils plâtrés. Vous voyez combien aisément on peut concilier la surveillance des plaies et du membre et la facilité du drainage, avec l'emploi des plâtres circulaires, même

---

appareils à extension continue, modifications plus ou moins heureuses des appareils d'Hennequin et de Bardenheuer, ou appareils de fortune; nous ne saurions entrer dans le détail de la description... »

Quant à moi, j'admire sincèrement l'ingéniosité de plusieurs de ces appareils si

dans les plus mauvais cas. J'irai plus loin : c'est dans ces cas où l'on aurait pu penser, *a priori*, qu'il faudrait renoncer au plâtre,

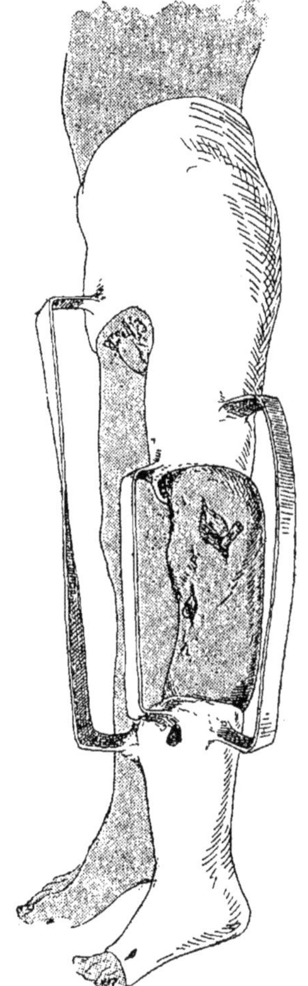

FIG. 26. — Comme quoi les meilleurs appareils à anses sont défectueux et à rejeter. — L'appareil que voici a été dessiné d'après nature sur un de nos blessés à son arrivée : on avait pratiqué auparavant une large résection, un vrai désossement du genou, pour une fracture comminutive ; cet appareil est certainement très ingénieux, mais il maintient tout... sauf ce qu'il faudrait maintenir le plus soigneusement, si bien que ce malade qui, malgré les apparences, est en réalité insuffisamment immobilisé, **souffre dès qu'on veut soulever le membre par les anses.**

Pour réparer cette insuffisance flagrante de l'appareil à anses, notre aide, le Dr Fouchou, a appliqué en arrière sur la peau une attelle en bois, large de 6 centimètres, recouverte d'un taffetas gommé, et cette attelle a été fixée par ses deux extrémités à l'appareil au moyen de quelques circulaires de bandes, plâtrées.

Un peu après, comme on soulève le pied du blessé, il s'écrie : « Oh ! mais, maintenant, mon genou ne f... plus le camp ! »

Et savez-vous combien un médecin très exercé avait mis de temps à faire ce plâtre à anses d'architecture si remarquable : **2 heures 1/2** (et sous chloroforme, au dire du blessé) ! 2 heures 1/2 lorsque nous mettons, nous, **2 minutes 1/2** à **4 minutes** à construire les nôtres !

Et ne dites pas « le temps ne fait rien à l'affaire ». Ça fait beaucoup, ça fait immensément en temps de guerre. Et c'est là un des plus grands arguments que fait valoir Delorme pour préconiser l'emploi de sa gouttière « J'ai pu, dit Delorme, appliquer jusqu'à 40 de mes gouttières en un jour. » — C'est la condamnation des appareils à anses.

« Ces appareils sont longs à appliquer, ne facilitent pas beaucoup les pansements, et nous leur en préférons d'autres », dit de son côté Chavasse.

---

je regrette de ne pas pouvoir les décrire ici, en particulier les appareils de Quénu, Delbet, Heitz Boyer, Lambret, Dupuy de Frenelle, Judet et tout au moins citer tous les autres, car ces auteurs valaient tous l'honneur d'être nommés.

Je suis convaincu que ces appareils entre les mains de leurs inventeurs doivent donner des résultats très intéressants : mais ils ont les défauts de leurs qualités : ils ne sont pas assez pratiques, étant trop longs et trop difficiles à *construire*. Et je puis vous promettre que vous arriverez, à beaucoup moins de frais, à des résultats aussi bons et même meilleurs (comme je le démontrerai) avec les appareils que je vous conseillerai plus loin.

c'est justement alors que celui-ci s'impose le plus, car lui seul permet à la fois une bonne contention et une bonne surveillance de la région, et je vous ai déjà dit que c'était aussi l'avis d'un homme peu suspect de partialité en faveur du plâtre, l'avis de l'apôtre le plus exclusif de l'extension continue, Bardenheuer.

Mais, direz-vous, n'est-il pas des cas où le plâtre, au bord des fenêtres, se souille malgré tout et dégage une odeur fétide? Oui, c'est possible, mais si vous êtes minutieux, vous et vos aides, cela se produira rarement.

Est-ce à dire que lorsque cela se produira, il vous faudra renoncer au plâtre?

Nullement; en ce cas, vous le changerez simplement; ce qui, si vous êtes méticuleux et propre, ne sera pas nécessaire avant la 2e ou 3e semaine au plus tôt, c'est-à-dire que le plâtre durera au moins ce temps-là sans se souiller notablement.

A ce moment, changez-le, et, instruit par l'expérience, faites que le nouveau ait une durée égale ou supérieure à celle du premier. Et ainsi, à ce prix, en vous donnant un peu de mal, vous aurez fait bénéficier ces fractures les plus graves de tous les avantages de l'appareil plâtré.

A noter d'ailleurs que pour des cas semblables, quel que fût l'autre appareil employé par vous, vous auriez encore plus de mal, vous et votre blessé, et moins de résultats qu'avec le plâtre.

Au total, le plâtre est celui qui remplit le mieux l'indication vitale et qui aide le plus à la guérison de la plaie.

Et ceci se comprend. Par cela même qu'il assure beaucoup mieux qu'aucun autre appareil le repos du foyer de la fracture et l'immobilisation des fragments diaphysaires et des esquilles, le plâtre est non seulement le meilleur des analgésiques, mais aussi le meilleur des antiphlogistiques.

Oui, il amène la chute de la fièvre. Des malades souffraient abominablement et avaient des températures de 40° depuis des semaines avant d'être plâtrés. Dès le jour où un bon plâtre a été appliqué, non seulement les douleurs ont disparu (presque comme par enchantement, en quelques heures), mais encore la température est tombée, en 2, 3 ou 4 jours, à la normale.

Voilà un fait constaté maintes et maintes fois par nous et par tous ceux qui ont une grande expérience des appareils plâtrés.

Et toujours pour la même raison : parce qu'il maintient les tissus mous et osseux en contact intime et continu, le plâtre favorise leur recollement et hâte la cicatrisation de la plaie et la soudure de la fracture.

Ainsi, comparé aux autres traitements, le plâtre est celui qui nous fait gagner le plus de temps, celui qui donnera les guérisons les plus rapides.

A noter, enfin, ce que vous savez déjà : qu'en immobilisant mieux qu'aucun autre appareil les fragments osseux, le plâtre nous mettra plus qu'aucun autre à l'abri des hémorragies secondaires graves (dues surtout à la blessure des vaisseaux par des pointes osseuses).

Si bien qu'au total le plâtre, qui est déjà le meilleur des analgésiques et des antiphlogistiques, se trouve être aussi le meilleur des hémostatiques.

L'indication orthopédique

(c'est-à-dire la qualité de la guérison)

De cette indication, même dans les fractures très compliquées et comminutives, l'on doit toujours se préoccuper dès la première heure.

Sans doute si la plaie est insignifiante, vous n'aurez pas d'autre souci immédiat que de réduire avec le plus grand soin, mais même au cas d'une plaie anfractueuse et souillée, après vous être occupé avant tout, ce qui est naturel, de cette plaie et du foyer de la fracture de la manière dite, chapitre X, il ne vous est pas pas permis de vous désintéresser, même pour le moment, comme d'aucuns le font, du résultat orthopédique. Sans quoi vous laisseriez se faire le travail de consolidation dans cette mauvaise attitude qu'il vous serait impossible de bien corriger par la suite. Cela est d'autant moins permis que la position qui favorise le mieux la détente de l'inflammation et de l'infection, c'est bien la position normale, ou le retour à cette position normale et qu'on peut ramener le membre à l'attitude correcte sans danger (quoi qu'on ait pu dire), si l'on procède avec méthode : d'autant que les manœuvres de douceur suffisent souvent, à ce premier moment, à donner une réduction satisfaisante.

Eh bien ! quel est, parmi les innombrables appareils proposés, celui qui assure le mieux ce résultat orthopédique, celui avec lequel on peut atteindre le mieux la réduction mathématique ou plus exactement s'en rapprocher le plus ?

Cette question est discutée depuis toujours, si j'ose dire, mais

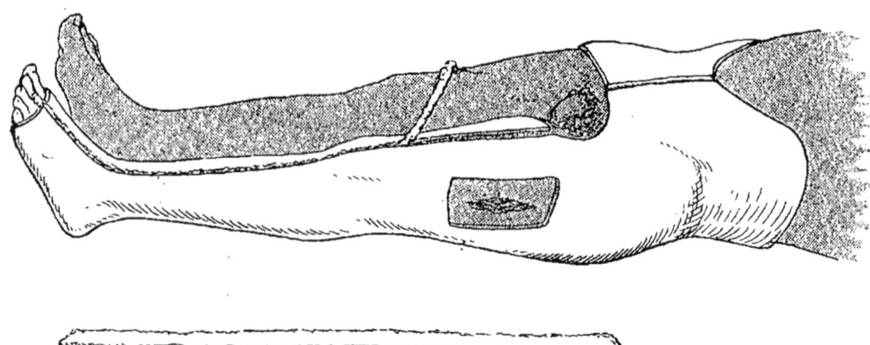

Fig 27. — L'appareil de transport idéal. Voici le plâtre que vous devez employer pour toutes fractures du membre inférieur, soit comme appareil de transport (*fig.* 27), soit comme appareil définitif (*fig.* 28 *et* 29). Cette figure et les deux suivantes représentent sous trois aspects cet appareil idéal.

Le plâtre est le meilleur appareil de *transport*, celui qu'on doit adopter partout. Voici une précaution qui préservera, pour la route, de tout risque d'étranglement ou de gangrène : c'est un quart d'heure après la prise du plâtre, de le fendre préventivement du haut en bas, en avant, mais sans écarter ses bords.

En cours de route, il suffit que toutes les 4 heures le médecin vérifie que les orteils sont chauds, roses, sensibles et mobiles ; s'ils ne l'étaient plus, c'est qu'il y aurait un trouble de circulation ; pour y remédier instantanément, il suffirait d'écarter les deux bords de l'appareil de 1 ou 2 centimètres ou un peu plus, jusqu'à ce que les orteils aient repris leurs caractères normaux. Et l'on conserve ensuite ce degré d'écartement des bords avec une lanière d'ouate insinuée entre eux. On maintient le tout avec une bande de mousseline molle.

On voit figurée, au-dessous de l'appareil, une lanière rectangulaire d'ouate de 5 centimètres de large et 1 centimètre d'épaisseur (et de la longueur de l'appareil) placée sur la peau par précaution, sur la ligne médiane antérieure, avant de faire le plâtre, et sur laquelle on peut ensuite le couper sans crainte de blesser le malade. On voit aussi dans la fente le cordon d'ouate insinué entre les bords pour maintenir leur écartement.

elle l'a été particulièrement et plus passionnément que jamais, depuis la découverte des rayons X ; elle a été, depuis 15 à 20 ans, débattue vivement dans toutes les associations chirurgicales de l'univers.

Lorsque nous parlons de résultat orthopédique, il ne s'agit évidemment pas des fractures sans déplacement, car alors, vous le devinez, tous les systèmes et tous les appareils sont bons ; je ne dis pas également bons : aucun ne vaut le plâtre ; mais tous ont pu donner quelques résultats, évidemment, puisqu'il n'y a rien à

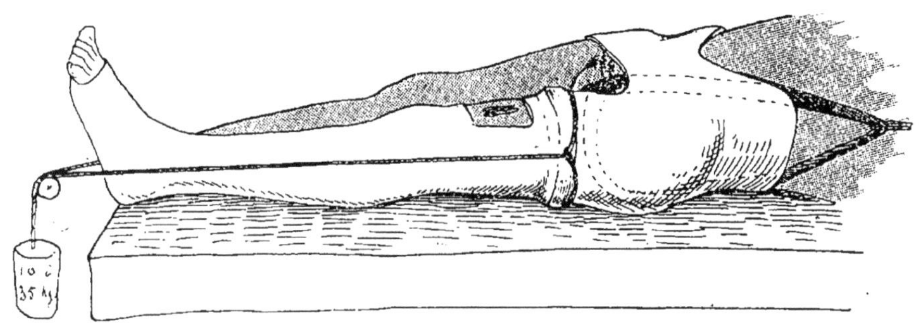

FIG. 28. — Appareil définitif de fracture. L'appareil de transport précédent (*fig. 27*), refermé par devant avec une longue attelle plâtrée rectangulaire, est devenu cet appareil définitif. — Manière d'ajouter aux avantages du plâtre ceux de l'extension continue : un collier plâtré est fixé à l'appareil, à la racine de la cuisse ; ce collier sert de point d'attache à la corde, au bout de laquelle est fixé le poids. Grâce à ce dispositif, vous pouvez agir jusqu'à 35 kilogr. sur le membre malade. On ne voit figurée ici que la corde externe : il faut une corde de chaque côté pour que la traction se fasse bien dans l'axe du membre malade. On pourrait fixer l'extension sur le plâtre à un autre niveau ; mais en fixant l'extension assez haut, on cale mieux la jambe.

(Voir chap. XI pour cette association du plâtre et de l'extension.)

gagner et qu'il s'agit simplement de ne rien perdre, de ne pas laisser se produire un déplacement qui n'existe pas encore. Et notez que puisque le déplacement ne s'est pas produit malgré la chute du blessé sur le champ de bataille et malgré ses multiples transbordements jusqu'à son arrivée à l'hôpital, c'est qu'il n'a guère de tendance à se produire, et il suffira donc d'un appareil qui ne fasse pas beaucoup de mal pour qu'il ne se produise pas ; le résultat peut être bon, même avec un appareil médiocre, non pas à cause de celui-ci, mais malgré lui.

Non, nous ne voulons pas parler ici de ces cas privilégiés, mais seulement des fractures avec déplacement, et plus particulièrement des fractures difficiles à réduire et à maintenir.

Des 3 appareils, quel est donc celui que la mensuration et les rayons X nous ont montré pouvoir donner le meilleur résultat orthopédique?

a) *Est-ce la gouttière?* — Evidemment non. Cela n'a pas besoin d'être discuté pour ces cas difficiles à réduire et surtout à main-

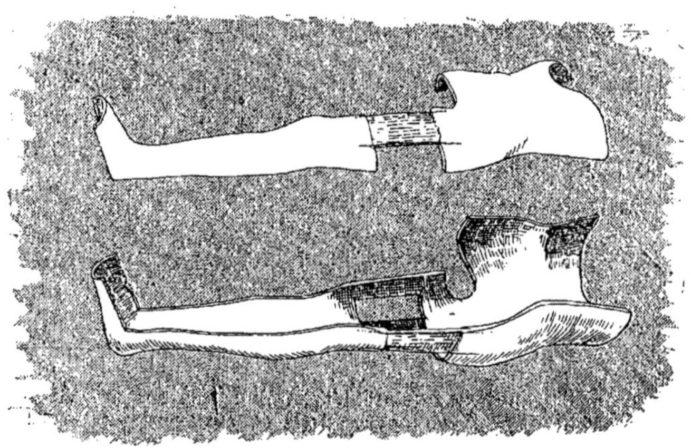

FIG. 29. — Le même appareil plâtré coupé en deux valves permettant un examen complet du membre (tous les 15 à 20 jours, par exemple). Après quoi ce plâtre bivalve redeviendra plâtre circulaire inamovible, si vous réunissez ses deux moitiés par des tours de bande plâtrée appliqués régulièrement de haut en bas, ou restera amovible à votre gré.

Quand donc se présente l'indication de faire cet examen complet du membre? Très rarement, mais cependant quelquefois; par exemple, lorsque existent une fièvre ou un malaise non expliqués suffisamment par l'état de la région accessible à l'œil et au palper, c'est-à-dire de la région qui correspond à la fenêtre ou aux fenêtres du plâtre : c'est alors, pour vous assurer qu'il n'existe nulle part ailleurs ni menace d'eschare, ni menace d'abcès, qu'il peut être indiqué de faire un examen général du membre entier.

Si vous avez découvert alors un point qu'il faudra surveiller spécialement, vous n'aurez, une fois le plâtre bivalve redevenu circulaire, qu'à pratiquer de la manière ordinaire, au niveau de ce point, une fenêtre supplémentaire.

tenir. Sans doute, si l'on y ajoute des attelles et des tamponnets, la gouttière pourra bien quelque chose contre les déplacements de droite à gauche ou d'avant en arrière, mais elle ne peut rien contre les chevauchements ou déplacements suivant la longueur.

La lutte et la discussion (1) restent donc circonscrites entre l'extension continue et le plâtre (celui-ci, évidemment, précédé de la réduction).

b) *L'extension continue.* — Et d'abord celle de Tillaux et celle d'Hennequin, ou l'extension par les poids légers.

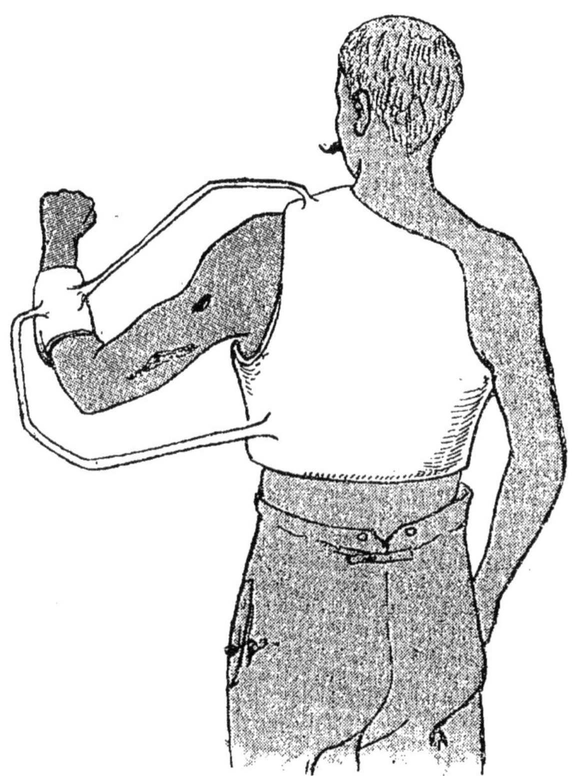

Fig. 30. — Encore des appareils à anses proposés ((*fig. 30, 33, 35*), toujours insuffisants et défectueux. (Voir *fig. 31. 32, 34 et 36*) la critique de ces appareils. Tous ces appareils à anses sont évidemment très inférieurs à nos plâtres et même aux gouttières.

(1) Et encore, cette **discussion n'est-elle acceptable** que pour les **fractures fermées** (ou pouvant être considérées comme telles, par exemple avec très petites plaies cicatrisées au bout de quelques jours), c'est-à-dire pour **le petit nombre des fractures de guerre.**

Car pour les **fractures ouvertes**, à plaies larges et à suppuration notable, qui forment la **grande majorité des fractures de guerre**, aucune comparaison ne peut s'établir entre les 2 méthodes, puisque l'une (l'*extension continue*, *n'est*

Ces 2 méthodes sont célèbres et méritent, à certains égards, leur célébrité. Et pourtant moi qui ai été l'élève de ces 2 maîtres, je sais bien ce qu'étaient leurs résultats dans les fractures avec véritable chevauchement longitudinal. Et le savent également tous les les chirurgiens qui se sont beaucoup occupés de la question.

L'appareil d'Hennequin vaut au moins celui de Tillaux. Or, voici ce qu'on lit dans un rapport de Bérard au *Congrès de Chirurgie* : « La méthode d'Hennequin laisse en moyenne 2 à 8 centimètres de *raccourcissement* », soit 5 centimètres. Dans le livre de Judet on trouve des chiffres un peu différents : 2 à 4 centimètres (soit 3 centimètres).

Prenons, si vous voulez, la moyenne entre ces 2 moyennes, soit 4 cent. Eh bien! un raccourcissement de 4 cent., c'est un résultat

---

applicable qu'après la cicatrisation des plaies, c'est-à-dire après plusieurs semaines, et qu'à **cette période tardive** *l'extension continue ne peut plus donner, ou presque jamais, la réduction, et c'est la condamnation de l'extension continue en tant que méthode isolée de traitement des fractures de guerre.*

Tandis que l'autre méthode (le plâtre) peut au contraire être appliquée d'emblée, dès le premier jour, dès la première heure, donc à un moment où la réduction est très facile. Et même au cas où le plâtre n'aurait pu être appliqué d'emblée avec toute la précision désirable (parce que la fracture serait très comminutive et qu'on aurait été très absorbé d'emblée par la gravité de la plaie, mettant la vie en danger), le plâtre serait, plusieurs semaines après, encore très supérieur à l'extension, puisque qui dit plâtre suppose une réduction préalable (sous chloroforme si besoin est) et que la réduction peut encore être obtenue à cette période tardive (où elle n'est plus à attendre de l'extension continue seule).

Conclusion : N'oubliez donc pas en lisant la discussion qui suit, qu'elle ne s'applique rigoureusement qu'aux seules fractures fermées; pour les autres, le plâtre est la seule méthode capable de nous assurer de bons résultats.

Mais n'oubliez pas non plus que je vous ai donné un moyen pratique d'appliquer d'emblée, par dessus le plâtre, une extension continue, et que je vous recommande cette association qui ne peut avoir que des avantages ; vous ne perdez ainsi aucun des bénéfices du plâtre et vous y ajoutez ceux de l'extension continue.

Celle-ci vous servira utilement dans les cas où votre plâtre est susceptible de glisser un peu autour du bassin, c'est-à-dire dans presque tous les cas.

En ajoutant l'extension au plâtre (voir *fig. 28*), vous vous garderez à carreau, si j'ose parler ainsi ; vous vous assurerez contre le risque de retour du chevauchement dont parle Lejars (voir un peu plus loin).

Mais je vous renvoie au chap. XI, consacré à l'explication du pourquoi et du comment de cette association utile du plâtre et de l'extension.

Il a été proposé de traiter les fractures ouvertes de cuisse d'abord par la gouttière pendant les premières semaines et ensuite, lorsque les plaies sont guéries, par l'extension continue. — Pourquoi pas cette manière? — Je l'ai dit *implicitement*, parce que :

1° Ni la gouttière n'est ce qu'il y a de mieux à la période de suppuration ;

2° Ni l'extension continue n'est ce qu'il y a de mieux après cette période — l'extension ordinaire et seule ne pouvant plus alors nous donner un résultat orthopédique vraiment satisfaisant.

qui n'est pas trop mauvais, mais avouons pourtant qu'il n'est pas non plus très bon, et qu'avec un pareil raccourcissement l'on boite d'une manière sensible.

Et en dehors de ces raccourcissements, combien de cals difformes et de soudures en crosses on a vus (*fig. 37 à 41*) : exemple ces 2 cas figurés par Lejars (*fig. 39 et 40*) chez des malades traités par l'extension continue, ou encore les cas bien connus, cités par Routier, qui avaient été soignés dans son service par Hennequin en personne.

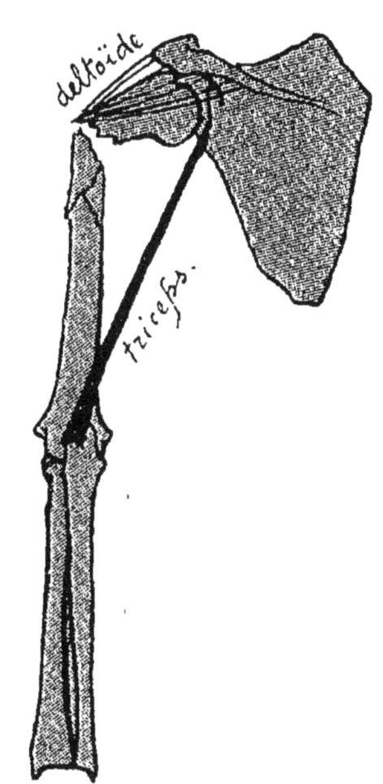

Fig. 31. — Critique de l'appareil à anses de la *figure 30*. — Fracture de l'humérus au tiers supérieur : le deltoïde tire en haut et en dehors le fragment supérieur; le triceps, agissant sur le coude, tend à fermer l'angle formé par les deux fragments; donc il est nécessaire, pour maintenir la réduction, de brider très exactement les extrémités osseuses dans l'appareil plâtré.

Si bien que je pense tout à fait comme Tuffier et Delbet sur la valeur toute relative de cette méthode pour corriger les raccourcissements réels. J'ai été avec eux, autrefois, pour demander à Hennequin, avec une amicale insistance, de me montrer des radiographies d'avant et d'après, de face et de profil, de ses fractures de cuisse, lui disant : « Vous devez en avoir beaucoup, de ces radiographies démonstratives, vous qui avez soigné des centaines et des centaines de fractures de cuisses », mais, pas plus qu'à Tuffier et Delbet, Hennequin n'a jamais voulu m'en montrer.

Et dans le livre, très beau d'ailleurs, qu'il a écrit avec M. Lœvy en 1904, sur le traitement des fractures, livre qui renferme « 222 radiographies originales » combien pensez-vous qu'on puisse trouver de radiographies de fractures du fémur avant et après? Pas une : vous lisez bien, pas une d'après; un grand nombre d'avant, mais pas une seule d'après!

Et je dois ajouter que dans les livres, très beaux également, de Judet et de Tanton, l'on ne peut pas trouver non plus une seule radiographie d'après, de fracture de cuisse soignée par l'extension continue (1). A la vérité, les étrangers, Van Stockum et Bardenheuer, parlant de l'extension continue par les poids lourds, nous disent : en la plupart des cas, la mensuration « d'après » ne révèle pas de raccourcissement.

Pourquoi Bardenheuer ne publie-t-il pas ses radiographies? Il nous est impossible de contrôler les mensurations (2) dont il parle, tandis que nous pourrions contrôler ses radiographies, s'il

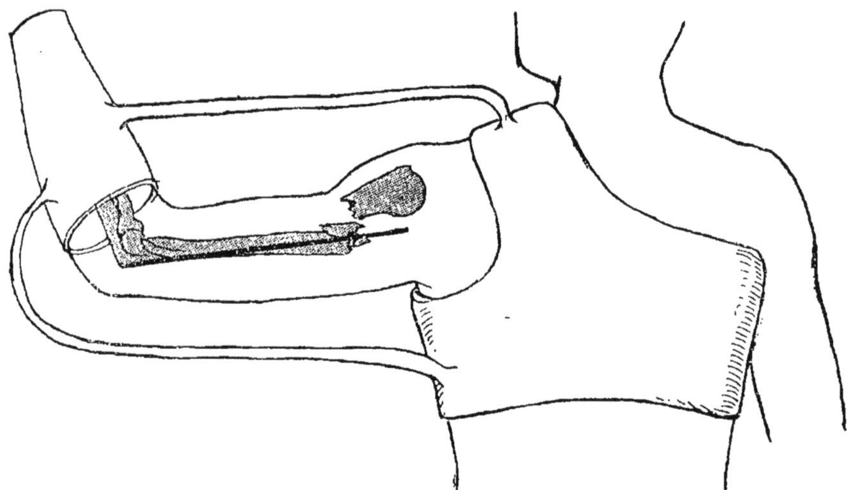

Fig. 32. — Suite de la critique de l'appareil à anses de la *figure 30*. — On voit combien avec ce système la contention est insuffisante; rien ne vient s'opposer à l'écartement des fragments; la mise en abduction du fragment inférieur : parfaite en théorie, est inefficace, parce que nulle paroi rigide ne vient empêcher le mouvement de bascule des extrémités fracturées, tiraillées par les muscles (triceps et deltoïde). Pas de coaptation à espérer.

(1) Il est vrai que Tanton, dans son premier volume, le seul paru (de 860 grandes pages pourtant) ne parle des fractures de cuisse qu'à propos des généralités et qu'il se réserve d'en parler plus à fond dans son deuxième volume (non encore publié).

(2) Après tout, la mensuration, elle aussi, peut donner des résultats sujets à variations suivant les mains qui la pratiquent; fût-ce la main de chirurgiens également connus; exemple cette fracture de cuisse, présentée à la *Société de chirurgie*, chez qui Hennequin trouve 5 cent. de raccourcissement et Nélaton (mesurant immédiatement après) seulement 3 centimètres.

La mensuration n'est donc pas un moyen très bon, remarque Delbet à ce propos. Et Kirmisson de répliquer : la mensuration vaut mieux que la radiographie.

Quant à moi, je crois à l'une et à l'autre, tout en sachant que l'une et l'autre peuvent prêter à des erreurs d'interprétation dont je vous donnerai d'ailleurs la

en donnait, mais il n'en donne pas, tout au moins je n'ai pas réussi à m'en procurer une seule.

c) *Le plâtre.* — Et maintenant, que nous donne le plâtre?

Il est des chirurgiens qui n'y croient guère ou qui n'y croient pas.

Ainsi Lejars : « Le plâtre, dit-il, est un trompe-l'œil, il ne donne que l'apparence d'une réduction bien maintenue; » dans ces énormes gouttières plâtrées (1), les fragments se dévient de nouveau et reprennent bientôt, si non leur chevauchement primitif, du moins leur déviation angulaire externe.

Il est vrai que Lejars, nous l'avons vu, n'est pas tendre non plus pour l'extension continue, dont il a dit : « Trop souvent, on découvrira finalement à la levée de l'appareil (d'extension continue) un gros cal analogue à celui des figures que voilà » : ce sont les *fig. 39 et 40* que nous donnons un peu plus loin).

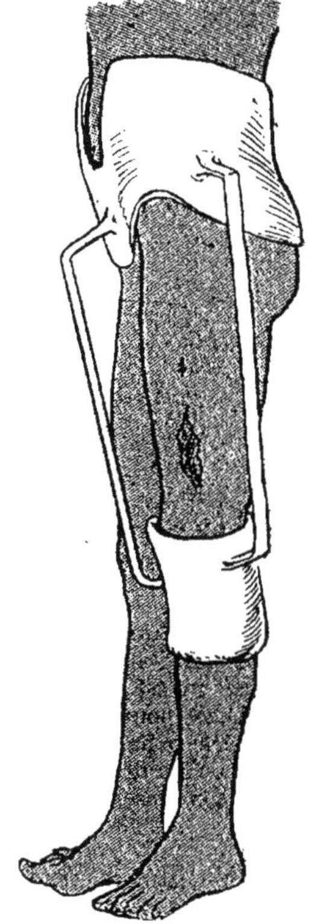

Fig. 33. — Autre appareil à anses proposé pour fracture du fémur. (Voir *fig. 34*) la critique de cet appareil, mauvais comme tous les appareils à anses que nous avons vu.

Ainsi les résultats du plâtre sont très contestés.

Voyons donc par nous-même ce qu'ils valent.

Où sera notre critérium? Pour juger du degré de perfection anatomique de la réduction, il est certain que rien ne vaudra la radiographie, pourvu que

manière de vous garder. Dans la pratique les deux moyens doivent être employés concurremment et se compléter et se contrôler l'un l'autre. Si nous avions ici leur double témoignage pour juger les résultats de Bardenheuer, si nous avions le témoignage de la radiographie pour appuyer celui de la mensuration, ce serait infiniment plus sûr.

(1) « Outre les difficultés de leur application, ajoute-t-il, et la gêne douloureuse qu'elles provoquent. » Encore le vieux préjugé contre le plâtre que Lejars réédite : que n'est'il donc pas venu, lui aussi, voir et interroger quelques-uns de nos

nous sachions éviter, en la prenant, les causes d'erreur, et en outre éviter les erreurs d'interprétation.

Eh bien, que dit la radiographie des fractures traitées par l'appareil plâtré?

Voici ce que personnellemeet nous avons pu obtenir (avec le plâtre) : 1° dans un type de fracture du col du fémur, et 2° dans un type de fracture compliquée.

1° Dans un type de fracture du col fémoral.

Vous savez qu'il n'est pas de fractures plus rebelles et plus diffi-

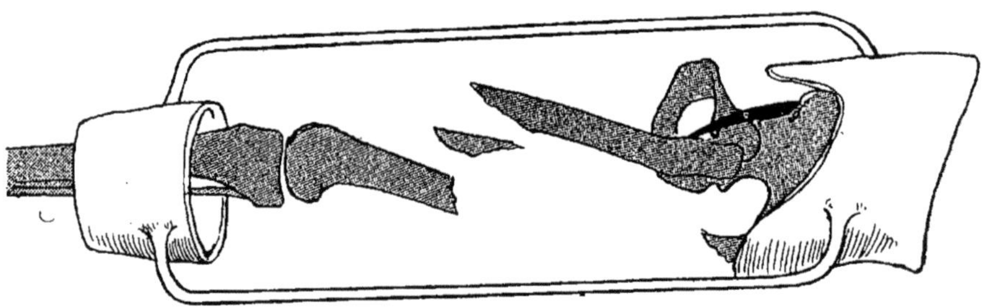

Fig. 34. — Critique de l'appareil de la *figure 33*. Rien n'empêche l'écartement latéral des fragments en avant et en arrière; on voit aussi que la contre-extension n'est assurée par aucun pont de plâtre, ni sur l'ischion, ni ailleurs; de même pour l'extension, le collier de plâtre appliqué sur le mollet n'empêchera pas la jambe de glisser peu à peu vers la cuisse; le chevauchement viendra s'ajouter à l'écartement et donner ou bien une pseudarthrose, ou bien un raccourcissement, un cal vicieux.

ciles à maintenir que celles-là : Bardenheuer déclare avoir pu éviter la pseudarthrose dans tous ses cas de fractures au nombre de plusieurs milliers, excepté dans un seul cas, celui d'une fracture du col fémoral.

Et donc, pour juger de la valeur d'un traitement, pas de meilleure pierre de touche que de voir ce qu'il donne dans les fractures du col du fémur.

Cruveilhier n'a-t-il pas dit que la soudure osseuse est impossible à obtenir après les fractures du col?

Or, voici le résultat obtenu par nous dans une de ces fractures

malades, qui hurlaient dans les autres appareils et se trouvent si heureux depuis qu'on les a plâtrés! Mais nous ne voulons pas revenir sur ce point traité précédemment.

du col. Les *fig. 43 et 44* représentent les radiogrammes d'avant et d'après; comme vous voyez, c'est la perfection absolue.

Que les partisans de l'extension continue nous montrent une fracture du col du fémur guérie avec une perfection pareille!

2° DANS UN TYPE DE FRACTURE DE CUISSE (compliquée de plaie).

Delbet a publié un excellent résultat par lui obtenu (1) avec le plâtre, résultat certifié par la radiographie (*fig. 45 à 47*) et dont Delbet était si fier qu'il a pu dire : De RÉSULTAT SUPÉRIEUR au mien, j'ai eu beau chercher dans les collections radiographiques des hôpitaux, JE N'EN AI PAS TROUVÉ UN SEUL, quel qu'ait été le traitement employé!

Or sans fausse modestie, celui que nous présentons ici, certifié de même par les rayons X (*fig. 48 à 50*), nous paraît encore plus beau que celui de de Delbet. Au reste, jugez-en vous-mêmes.

En tout cas, voilà des résultats magnifiques, tous deux obtenus avec le plâtre. Eh bien, Messieurs de l'extension continue toute seule, non associée au plâtre, montrez-nous mieux, montrez-nous aussi bien que les résultats de Delbet ou que les nôtres...

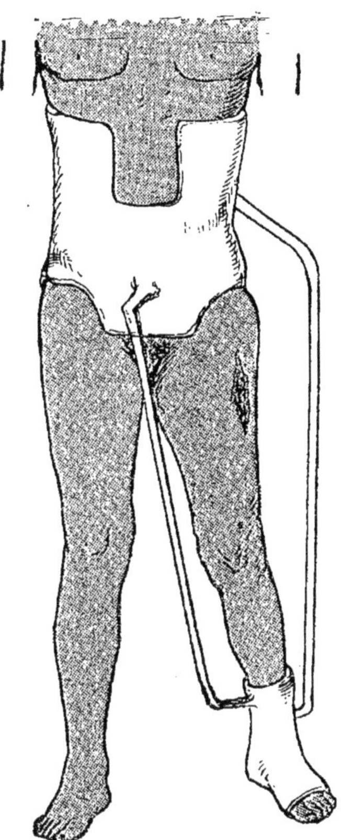

FIG. 35. — Encore un appareil à anses proposé. Pour l'un de ces appareils ils s'étaient mis 5 médecins à le construire, et cela leur avait pris 3 heures! Et le blessé nous dit n'avoir pas cessé de souffrir un seul instant, depuis qu'il l'avait. (Voir *fig. 36* la critique de cet appareil.)

Il est donc prouvé que le plâtre peut nous donner des réductions plus parfaites que l'extension ou que tout autre traitement.

Est-ce à dire qu'on ne puisse pas

(1) Il est vrai, dans une fracture de cuisse fermée, ce qui était plus facile que dans une fracture de cuisse ouverte, comme la nôtre.

arriver avec l'extension à de bonnes réductions radiographiques?

Pardon. Si je n'en ai pas vu de parfaites, je crois cependant qu'on en peut obtenir de très honorables, à la condition d'installer, outre la traction longitudinale, une série de 6 ou 7 sangles supplémentaires (1) pour agir sur les déplacements d'avant en arrière et de droite à gauche, et à la condition de surveiller, jour et nuit, chacune de ces sangles.

Et pourtant, même à ce prix, l'on ne pourra plus promettre, avec l'extension, de résultat complet, pour peu que la fracture soit ancienne, ce qui veut dire si elle date de plusieurs jours et surtout de plusieurs semaines; or, c'est presque toujours le cas ici, puisque nous avons vu qu'il était impossible d'installer une extension vigoureuse avant la cicatrisation complète ou presque complète des plaies.

Et si l'extension continue est

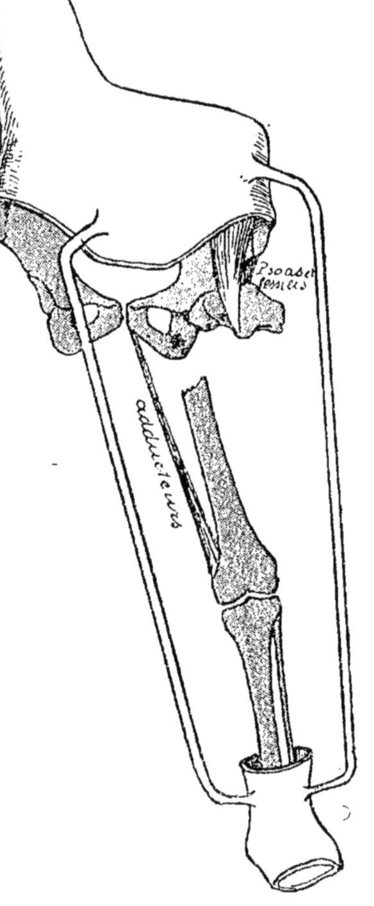

Fig. 36. — Critique de l'appareil de la *figure 35*. — Avec cet appareil, rien ne vient brider les fragments osseux qui, sous l'action des muscles, peuvent prendre des positions telles, que la pseudarthrose et l'impotence fonctionnelle sont fatales.

(1) Oui, 8 en tout : 1 sangle parallèle au membre et 7 sangles perpendiculaires dont voici la place et la destination :

1 sangle longitudinale, pour corriger le raccourcissement :

2 sangles (1 sur chaque fragment), pour corriger la déviation de droite à gauche;

2 (1 sur chaque fragment) pour corriger la déviation d'avant en arrière ,

2 (1 sur chaque fragment) pour corriger la rotation;

1 à la racine du membre malade pour le tirer vers le côté sain.

incapable, en règle générale, de corriger un déplacement un peu ancien, c'est qu'en effet la résistance opposée par les tissus aux tentatives de réduction s'accroît, d'un jour à l'autre, dans une progression presque invraisemblable.

Si nous voulons nous en rapporter aux fameuses expériences

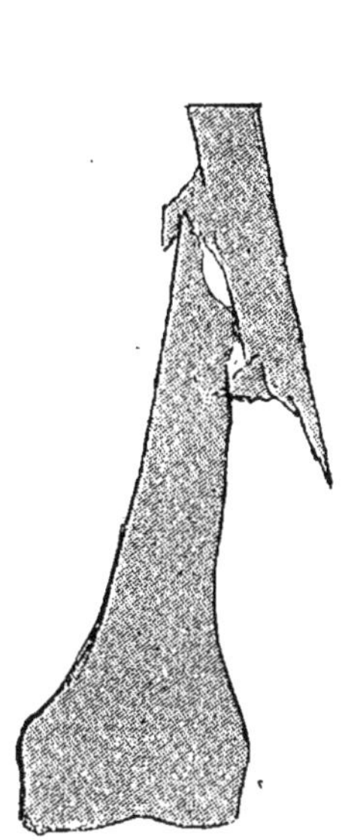

FIG. 37. — Fracture de guerre traitée par l'*extension continue* pendant 3 mois avant son arrivée à Berck.

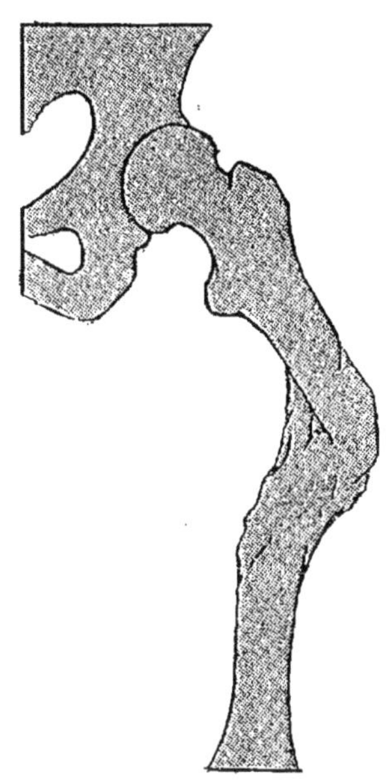

FIG. 38. — Fracture de guerre traitée par l'*extension continue* pendant 3 mois 1/2 avant son arrivée à Berck.

de Malgaigne sur les animaux, cette résistance à la réduction serait déjà, au troisième jour, 40 fois plus forte qu'au premier; elle serait, au douzième jour, *200 fois* plus forte qu'au premier jour.

Et Bardenheuer lui-même n'avoue-t-il pas qu'au bout de quelques jours il ne peut plus promettre d'arriver avec l'extension continue, même portée à sa plus haute puissance, à une guérison sans raccourcissement!

Dans un cas personnel, déjà mentionné plus haut, où la fracture datait de seize jours et où il ne nous avait pas été permis d'endormir le malade pour obtenir d'un seul coup la réduction, l'extension a été poussée par nous jusqu'à 35 et 37 kilos (poids jamais atteint jusqu'alors et que nous avons pu faire tolérer, en le fixant sur le plâtre par le dispositif indiqué (*fig. 28*); cette traction a été continuée pendant cinq semaines, et pourtant il a été impossible d'obtenir la correction complète du raccourcissement. — celui-ci a été corrigé de moitié, c'est vrai, et même de près

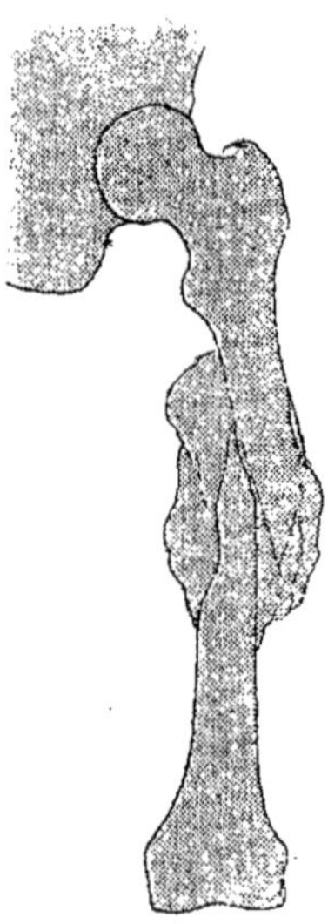

FIG. 39. — Résultat très imparfait, obtenu par l'*extension continue* (d'après Lejars).

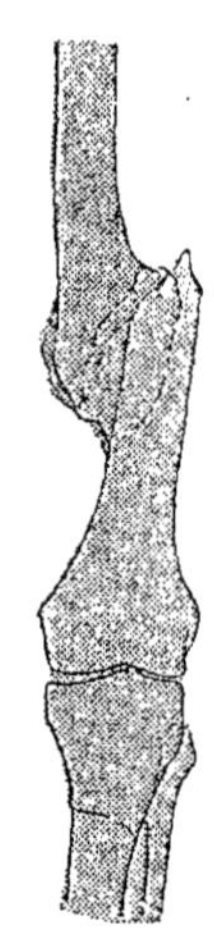

FIG. 40. — Résultat médiocre que laisse souvent l'*extension continue* (d'après Lejars).

des deux tiers (ce qui est certes très beau); mais nous n'avons pas pu obtenir davantage, malgré tous nos efforts, comme le montrent les radiographies (*fig. 41 et 42*). Après cela, vous comprendrez que nous restions un peu sceptique sur la valeur de 4 et 5 kilos de Tillaux et d'Hennequin, dès qu'il s'agit de raccourcissements du fémur quelque peu anciens, comme c'est presque toujours le cas, nous venons de le dire, dans les fractures de guerre.

Vous verrez, par contre, ce qu'avec le plâtre (1) on peut obte-

(1) Après avoir, il est vrai, déclanché la réduction au moyen d'une traction extemporanée parfois très considérable, et en s'aidant de l'anesthésie locale, ou mieux générale, comme nous le verrons plus loin.

nir dans ces fractures anciennes. Mais vous l'avez déjà vu, puisque nos fractures des figures 43 et 44, et 48 à 50, qui ont été traitées par le plâtre, dataient l'une de 1 mois (la fracture de la diaphyse), et l'autre (celle du col) de 7 mois — vous lisez bien 7 mois.

Et cependant j'accorde que, avec l'extension appliquée sur les fractures toutes récentes, ne datant que de quelques heures (et

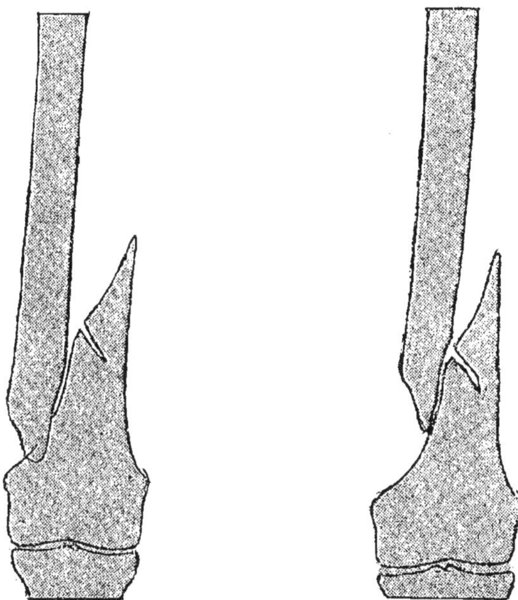

Fig. 41. — Fracture datant de 16 jours. *Avant* (voir la figure suivante l'état d'*après*), traitée par l'extension continue.

Fig. 42. — La même après (il n'avait pas été permis d'endormir le malade pour obtenir d'un coup la réduction préalable.) La correction a donc été demandée à l'extension continue, **poussée il est vrai** à un **chiffre qu'on n'a peut-être jamais atteint : 30 à 37 kilos** et continuée pendant 40 jours. Et **malgré cela**, le **chevauchement** n'a **pas été corrigé en entier**. Il est pourtant corrigé, c'est vrai, plus de moitié comme on le voit : et par ailleurs le résultat clinique obtenu a été satisfaisant, c'est encore vrai, mais que ceci vous fasse retenir l'impuissance de l'extension continue à corriger complètement, à elle seule, des chevauchements datant de plusieurs semaines, or, ceci est presque toujours le cas dans les fractures de guerre au moment où l'on peut employer l'extension continue (puisqu'on ne peut l'appliquer, avons-nous dit, qu'après la cicatrisation des plaies.)

Il est vrai qu'il existe pourtant un moyen d'appliquer d'emblée l'extension, le moyen indiqué par nous est représenté dans notre figure 28, à savoir, de fixer le poids de l'extension sur le plâtre (construit immédiatement.) Reportez-vous à la figure 28 qui montre combien ce dispositif est pratique et facile à installer. C'est celui qui a été employé ici.

donc ce n'est guère, en fait, que dans les fractures civiles), on puisse arriver, même avec les poids légers, à plus forte raison avec « les poids lourds », à corriger le raccourcissement et la déviation, si l'extension est bien installée et bien surveillée.

J'accorde aussi bien volontiers qu'un chirurgien habile et soigneux pourra tirer de l'extension continue des résultats meilleurs

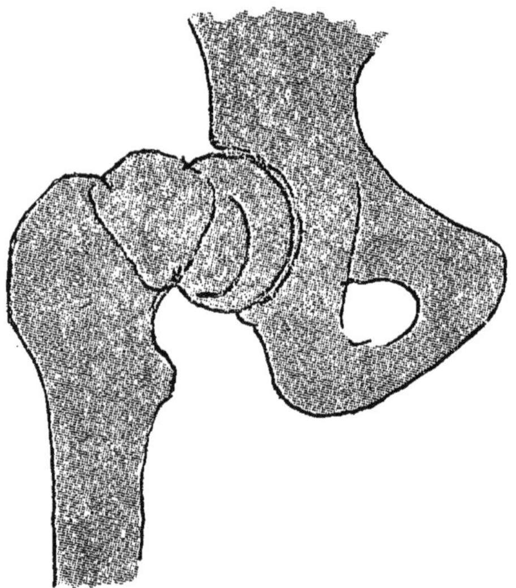

Fig. 43. — Fracture du col fémoral (datant de 7 mois) avant traitement par le plâtre. Cas personnel. (Voir *fig. suivante* le résultat de notre traitement.) (1)

que ceux tirés du plâtre par tel autre chirurgien de moindre habileté ou de moindre minutie.

Mais à effort égal, à ingéniosité égale (et c'est ainsi que la question doit être posée), l'extension continue donnera des résultats moins parfaits que le plâtre, et exigera, tout compte fait, plus de temps et de peine (2).

(1) Vous trouverez cette radiographie et la suivante dans une planche placée à la fin du livre.

(2) Avec le plâtre, la réduction une fois acquise et l'appareil construit, tout est fini; généralement, il n'y a plus à y toucher.

Et dans les cas mêmes où il faut, dans les jours qui suivent, faire des compressions pour achever la correction transversale ou antéro-postérieure, même en ces cas, l'on a moins d'embarras avec le plâtre qu'avec tout cet attirail de sangles multiples de l'extension continue.

Et nous arrivons ainsi à la dernière condition que doit remplir notre traitement : d'être un **traitement pratique.**

Mais il ne m'est pas permis d'en finir avec la question de la réduction anatomique avant de m'être expliqué sur l'opposition qu'on prétend souvent établir entre la recherche de cette réduction et le souci de la fonction du membre.

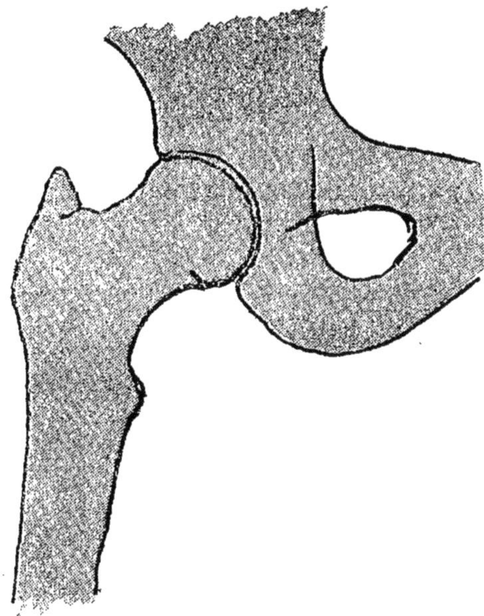

Fig. 44. — Le même (Voir *fig. 43*) *après* notre traitement par le plâtre. Guérison anatomique et fonctionnelle absolument *idéale.*

Vous connaissez l'objection :

Il n'y a pas que la qualité de la réduction, il y a encore la qualité de la fonction ; et si le plâtre, en assurant des réductions plus parfaites que les autres appareils, enraidit davantage les articulations, le plâtre n'est point le traitement idéal !

Ah ! cela, c'est notre « querelle des investitures », la grande querelle qui divise les partisans de la forme et ceux de la fonction.

Je ne me déroberai pas, mais je me réserve de discuter cette question au chapitre des fractures articulaires, où elle sera mieux à sa place, car l'objection ne prend toute sa valeur que dans ces

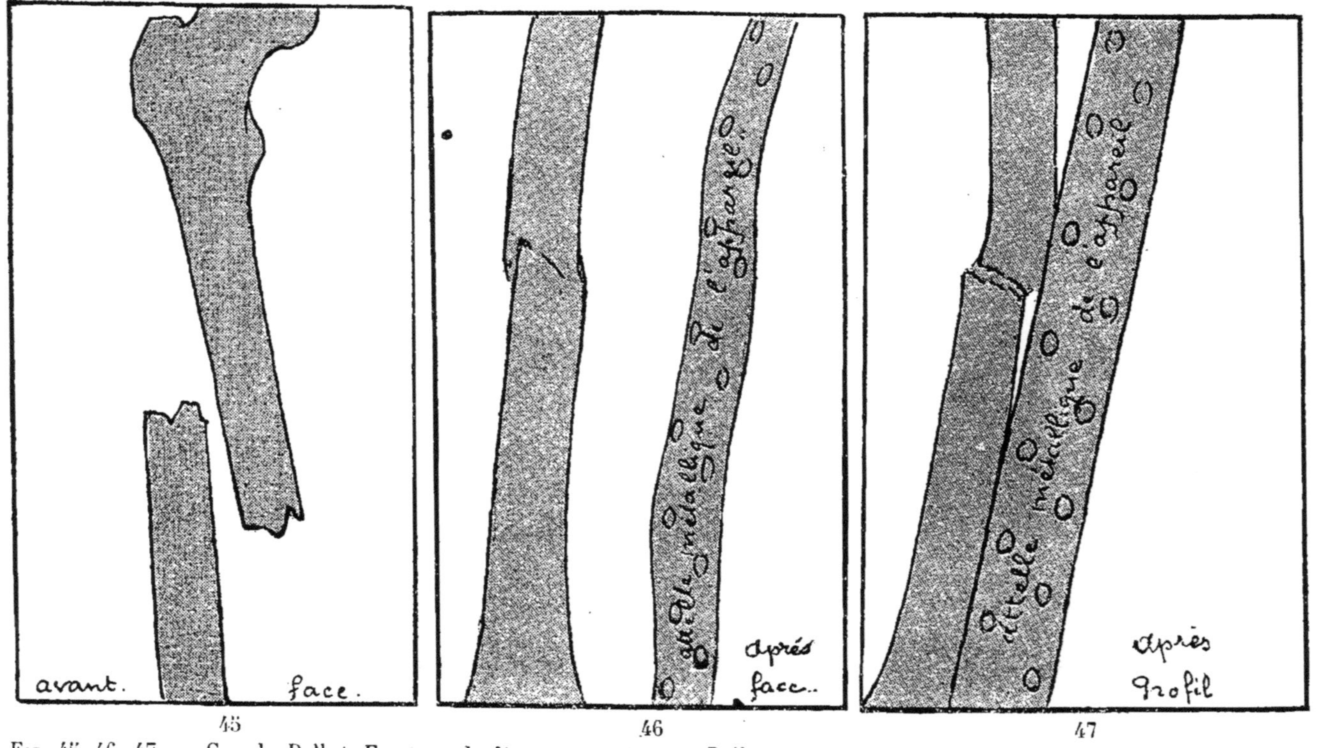

Fig. 45, 46, 47. — Cas de Delbet. Fracture du fémur, soignée par Delbet avec son plâtre (*fig. 45*, avant face; *fig. 46*, après face; *fig. 47*, après profil).
Après un mois de marche — dans l'appareil — (on voit sur les radios l'attelle métallique de l'appareil de Delbet).

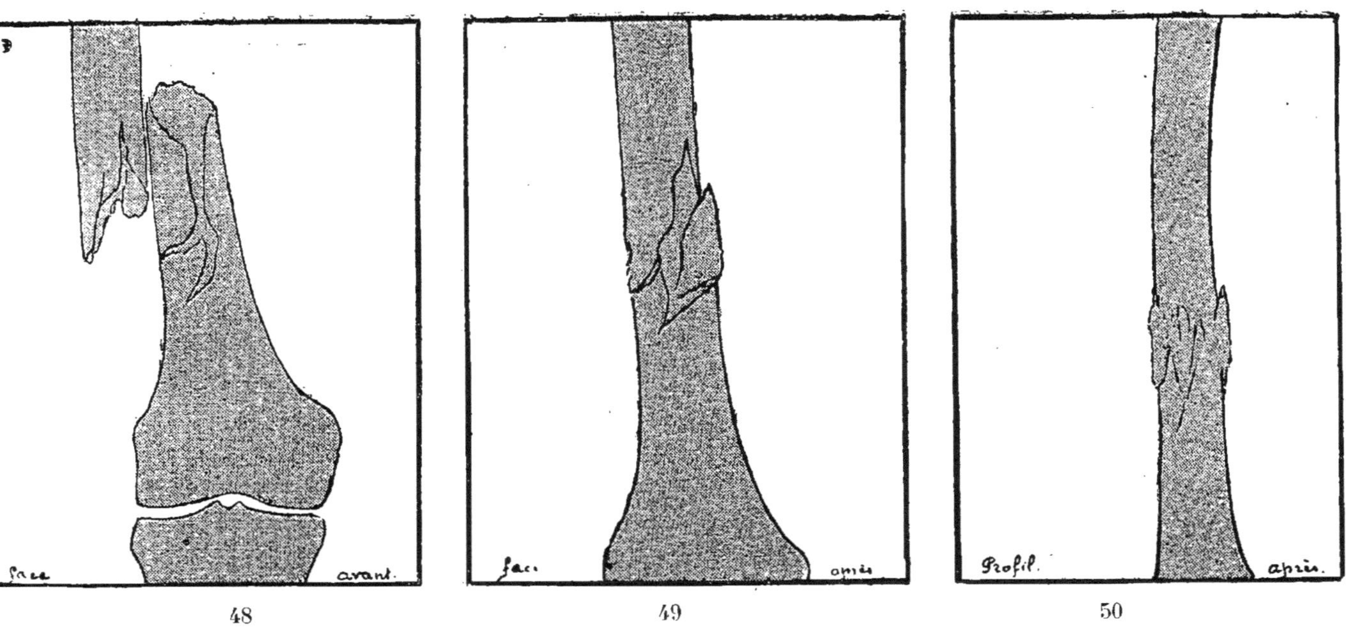

Fig. 48, 49, 50. — Notre cas personnel. Fracture du fémur soignée par nous avec notre plâtre (*fig. 48*, avant face; *fig. 49*, après face; *fig. 50*, après profil).

Après 1 mois — dans notre appareil (avec des compressions ouatées pour les corrections latérales). Dernière radiographie prise(1).

(1) Vous trouverez ces radiographies dans une planche placée à la fin du livre.

fractures articulaires où le déplacement est nul ou insignifiant et, par contre, le danger d'ankylose porté à son maximum : alors oui, notre premier et notre seul objectif sera, comme vous verrez, de sauvegarder la fonction par une mobilisation et un massage précoces.

Mais ici, dans ces fractures de la diaphyse du fémur avec chevauchement *que nous avons prises pour exemples*, la question se pose tout autrement. Ici, et je suis là-dessus d'accord avec mon regretté maître Championnière, il n'y a pas (quoi qu'on ait pu écrire) d'opposition ou de contradiction véritables entre les exigences de la forme et celles de la fonction ; ici le premier moyen, et le meilleur, de rendre au membre sa fonction, c'est de lui rendre sa forme.

Sa forme, cela veut dire sa longueur et sa direction. Or, plus celles-ci sont proches de la normale, plus la marche le sera aussi (*a priori*).

Et puisque c'est le plâtre qui nous donne les meilleures réductions, c'est-à-dire les membres les plus longs, les plus droits, les plus solides, c'est lui en principe qui laissera le moins de claudication, ou même qui n'en laissera absolument aucune : donc au total c'est le plâtre qui sauvegardera le mieux la fonction. Dans une fracture diaphysaire de la cuisse, sacrifier d'emblée l'objectif de la forme à celui de la fonction serait lâcher la proie pour l'ombre.

Et si quelques adeptes de la doctrine de Championnière, plus royalistes que le roi, et moins pondérés, moins doués d'esprit de critique que le Maître, n'ont pas hésité à masser dès la première heure des fractures de cuisse, je me vois obligé de leur dire que ce ne sont pas les **résultats obtenus par eux**, et que **j'ai vus**, qui sont de nature à me convertir à leurs idées. Oui, j'ai vu, laissés par eux, des raccourcissements, des déviations, des rotations du membre, des cals difformes, des « crosses » du fémur entraînant (malgré cette souplesse relative du genou dont ils étaient si fiers et à laquelle ils avaient sacrifié tout le reste) des boiteries telles que les malades étaient venus me demander, au bout de six mois et un an, de rectifier leur difformité.

Aussi bien, je n'accorde pas que la raideur du genou soit réellement plus à craindre avec le plâtre qu'avec un autre traitement, parce qu'on peut atténuer sensiblement ce risque en immobilisant le genou en légère flexion dans le plâtre, et puis, et surtout, parce qu'on évitera cette raideur d'autant mieux qu'on rendra plus vite la liberté au membre entier.

Or il est évident que plus le contact des fragments sera parfait, — et il l'est bien davantage avec le plâtre, plus aussi sera rapide la soudure des os, à l'exemple de celle des tissus mous et de la peau. Songez au temps que demande, par comparaison, avec la réunion *per primam*, la réunion par 2e intention après écartement considérable des tissus et de la peau (1).

Une soudure osseuse de trois à quatre semaines, après la réduction parfaite des figures 43 à 50, vaut certainement comme solidité une soudure de trois à quatre mois, après la réduction immédiate et défectueuse des figures 37 à 42.

Et nos arguments, à nous qui cherchons avant tout la réduction parfaite, sont aussi les arguments des partisans de la *réduction sanglante des fractures*. Pourquoi ne leur adressez-vous pas aussi le reproche de négliger la fonction? Vous savez que, tout comme nous, ils se préoccupent exclusivement, au début, de rendre au membre sa forme, sachant bien que le reste viendra par surcroît (généralement).

Conclusion :

Si nous obtenons de bonnes réductions osseuses, nous pourrons nous occuper, dès la quatrième semaine, de rendre aux muscles leur vigueur et aux articulations leur souplesse, tandis qu'avec des réductions très imparfaites nous devons attendre les trois ou quatre mois que demande la soudure osseuse pour être solide, avant de pouvoir nous occuper librement et sérieusement des articulations et des muscles; en ce dernier cas, vouloir passer outre, vouloir, sans attendre le long délai qu'exige la soudure osseuse, mobiliser sérieusement et vigoureusement le genou serait risquer très gravement de retarder encore cette soudure osseuse, d'augmenter la difformité déjà existante, et par là d'aggraver encore les désordres fonctionnels : en un mot, ce serait **sacrifier à la fois la forme** et la **fonction**.

---

(1) Si nous réussissions à établir le contact *parfait* entre les extrémités osseuses, nous aurions une réunion par première intention en moins de 3 semaines.

CHAPITRE II

RÉPONSE AUX OBJECTIONS FAITES A L'EMPLOI DU PLATRE

1° Comme appareil de transport

Un **grand** plâtre bien **moulé** est le seul appareil qui puisse réaliser l'immobilisation précise d'un membre fracturé — et par conséquent le seul qui réponde exactement aux conditions que doit remplir l'appareil de transport, à savoir : garantir les blessés contre les douleurs et les risques d'hémorragie et de déplacement des fragments, trois dangers auxquels les exposent les secousses de la route.

Donc, en principe, le **plâtre doit être employé** uniformément, partout et par tous, **comme seul appareil de transport. Pourquoi cela n'est-il pas encore?** ou si peu? si peu, que des médecins chargés pendant plusieurs mois du service des trains sanitaires ont pu m'affirmer n'avoir pas vu un seul plâtre parmi les centaines et centaines de fracturés qu'ils ont eu à transporter!

Pourquoi? C'est bien simple : parce que dès que vous proposez le plâtre comme appareil de transport à des confrères civils ou militaires, neuf fois sur dix ils vous répondront, *par réflexe :* « Un plâtre pour le transport? Jamais! Pas pratique à l'avant; et puis, et surtout, très dangereux; on risque la gangrène par étranglement du membre. »

Je répondrai aux opposants : Permettez-moi de vous dire que

vous « retardez » légèrement. Vous aviez peut-être raison hier encore, mais sûrement plus aujourd'hui. Car nous avons maintenant la manière de faire que le plâtre, qui est déjà le plus précis (1) des appareils, soit aussi le plus pratique et le plus inoffensif. Et je suis certain que vous en serez tous convaincus après avoir lu ce qui suit.

Mais d'abord un mot à l'adresse des partisans des autres appareils : Si vous croyez, leur dirai-je, que ces autres appareils se contentent d'être imparfaits et sont du moins toujours inoffensifs, vous vous trompez absolument. Un incident ou un accident peut survenir si le plâtre est trop serré, c'est vrai ; mais pourquoi un autre appareil ne serait-il pas aussi trop serré, exemple un Scultet, un appareil à attelles ou même une gouttière, et ne créerait-il pas les mêmes dangers ? Et ce n'est pas là une vue théorique puisque, depuis le **début de la guerre, j'ai vu, de mes yeux vu, des gangrènes (ayant même nécessité l'amputation) qui étaient dues à la constriction « d'appareils de transport », dont AUCUN pourtant n'était en plâtre**...

Pour que soient évités les incidents ou accidents, l'appareil ne doit être ni trop serré ni trop peu ; or, il est infiniment plus facile de réaliser cette condition avec un plâtre (il **suffit** pour cela **d'appliquer exactement, mais sans pression les bandes plâtrées**), que de la réaliser avec un autre appareil. Je soutiens qu'un Scultet, un appareil à attelles ou une gouttière sera presque fatalement ou trop serré ou trop lâche ; il vous sera toujours plus difficile de les mettre au point qu'un plâtre.

Et si un ou plusieurs jours après la fracture survient une menace d'étranglement par gonflement du membre, en quoi est-il plus difficile de desserrer un plâtre (en le fendant sur le devant avec un couteau) que de desserrer une gouttière ou un Scultet ? ?..

---

(1) Les autres le sont si peu ! S'il en fallait une nouvelle preuve, on la trouverait dans la **note de service** publiée, il y a quelques mois, et dont j'extrais le passage suivant :

« Les appareils modelés en zinc et en aluminium, pour la contention des fractures des membres inférieurs, sont souvent mal appliqués, insuffisamment serrés, de telle sorte que les **blessés évacués** arrivent **dans les hôpitaux de l'intérieur avec des fragments très déplacés par suite d'une immobilité illusoire.** »

Cela dit, entrons dans l'examen détaillé de toutes les **objections faites à l'emploi du plâtre comme appareil de transport.**

Elles peuvent toutes se ramener aux deux suivantes :

A. — Le plâtre **ne serait pas pratique** dans les services de l'avant (c'est-à-dire dans les ambulances ou dans les gares têtes d'étapes).

B. — Le plâtre **ne serait pas inoffensif.**

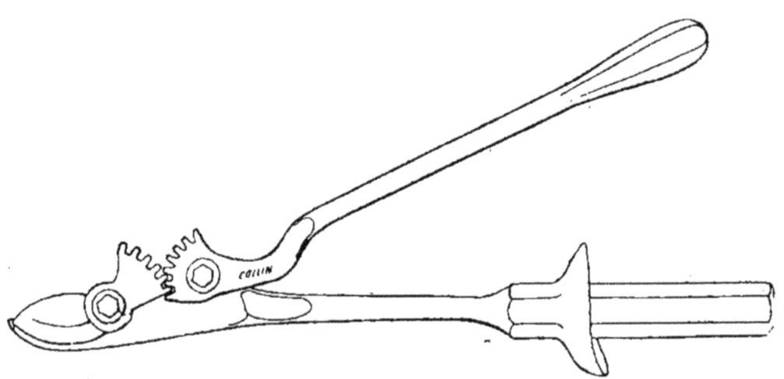

Fig 51. — Comment fendre ou fenêtrer un plâtre. Avec un couteau ordinaire c'est facile et vite fait (1 à 2 minutes), si le plâtre est encore « frais », par exemple 1/4 d'heure ou 1/2 heure après sa « prise ». C'est un peu plus long (quelques minutes de plus), si le plâtre est très sec, date de 1 ou plusieurs jours; en ce dernier cas, il est bon de mouiller préalablement le plâtre, au niveau de la ligne de section, avec une éponge imprégnée d'eau chaude (*fig. 52*), et de couper en creusant une rigole (*fig. 53*).

Avec une pince comme celle-ci (*fig. 51*), on peut couper, très rapidement, le plâtre même sec et dur, par une incision linéaire, sans avoir à faire cette rigole.

Cette pince coupante de notre assistant le Dr Privat est très pratique pour fendre ou sectionner en 1 ou 2 minutes les appareils plâtrés.

A. — *Le plâtre ne serait pas pratique* « à l'avant ».

Qu'est-ce donc qu'un traitement pratique? Evidemment celui qui est applicable **partout**, par **tous** et pour **tous** dans les conditions où l'on se trouve à l'ambulance ou à la gare d'étapes, ou encore celui qui n'est ni long ni difficile à appliquer et ne comporte que des matériaux qu'on peut avoir toujours sous la main et d'un « arrimage » facile.

Eh bien, examinons le plâtre à tous ces points de vue.

1° *Le plâtre serait difficile à construire.*

Cela a été dit par Legouest, Lejars, Judet. Par contre, Delorme veut bien reconnaître que le plâtre est d'application facile. Et de même Tanton.

Quelle est la vérité?

Le plâtre, un traitement difficile? Non. En voici la preuve :

Chaque année une centaine de médecins et d'étudiants viennent

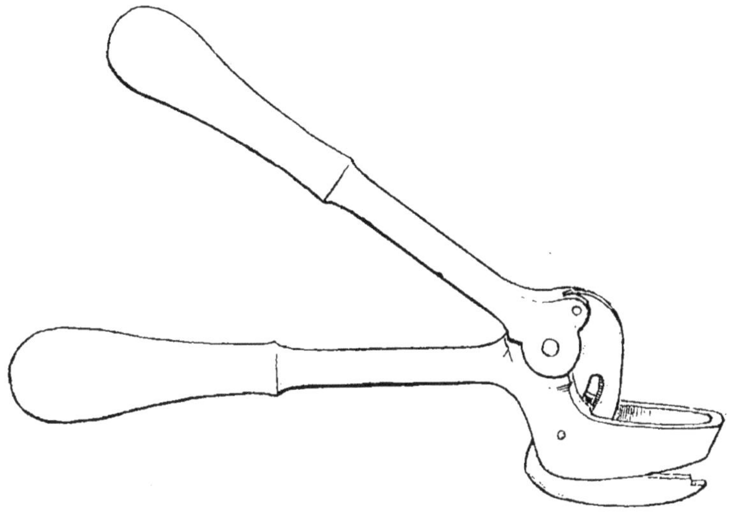

Fig. 51 *bis*. — Pince de Stille

suivre notre cours de vacances (créé il y a dix ans). Or, sur ce millier de nos élèves nous n'en avons pas vu un seul qui, après notre première démonstration pratique sur ce sujet, n'ait pas été capable de construire un bon plâtre.

Dans la présente guerre, tel et tel médecin venu du front à Berck tout exprès pour nous voir faire un plâtre a pu s'en retourner (après une visite de quelques heures) sachant construire un appareil satisfaisant.

L'un de nos visiteurs, jusqu'alors partisan convaincu de l'extension continue (et converti au plâtre par ce qu'il avait vu dans notre service), n'hésitait pas à déclarer que l'extension continue est un traitement plus difficile que le plâtre (1). Il avait bien raison.

Et pourtant que de médecins (soit à l'avant, soit à l'arrière). sont encore incapables de faire un bon plâtre ! Pourquoi ? et comment concilier ces deux affirmations ? La réponse est facile. Si les médecins ne savent pas faire un bon plâtre, c'est tout simplement parce qu'on ne le leur a jamais appris ; ils n'ont, pour construire un plâtre, ni principe, ni règle, ni formule précise. Je me

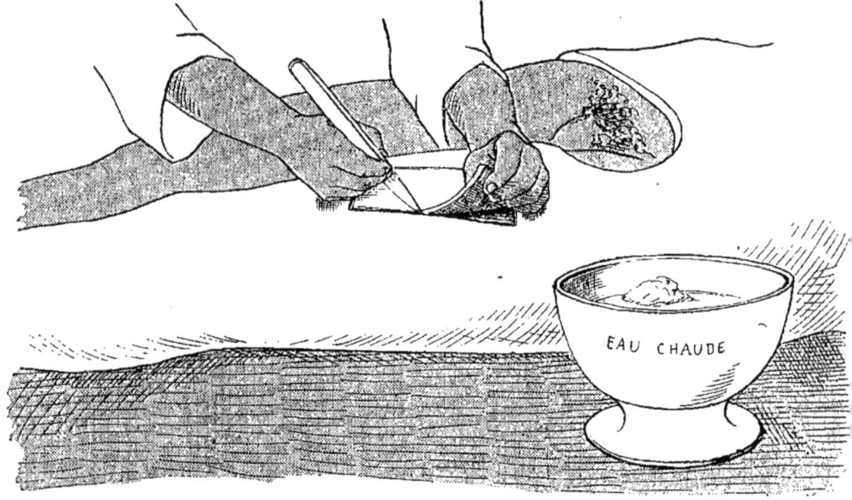

Fig. 52. — Comment fenêtrer le plâtre au niveau des plaies. — Le couteau a tracé un sillon (ou une rigole) circonscrivant l'aire de la fenêtre : pour faciliter la besogne, faites couler de temps en temps un peu d'eau chaude sur le trajet du couteau ; dès que la rigole a atteint la profondeur voulue, on soulève un coin du volet que le couteau finit par détacher complètement.

trompe. Quelques-uns ont des principes, mais hélas ! de mauvais principes, ce qui est encore bien pis, car de cette mauvaise technique ils ne veulent point démordre. Et vous savez qu'il n'est pas de pires sourds...

(1) Car une extension qu'on veut bien faire par les moyens classiques réclame, avons-nous dit, la combinaison compliquée de 8 séries de sangles, et ces 8 sangles, quoi qu'on fasse, peuvent se déplacer et se déplacent, à chaque instant, de jour et de nuit, ce qui oblige à les remanier sans cesse. Et par ailleurs une extension vigoureuse est loin d'être toujours tolérée, même par les malades les plus patients.

Et voilà pourquoi la plupart des médecins ne savent pas faire un plâtre ou ne font que de mauvais plâtres : **mous, déformables, sans précision, aussi peu moulés** sur le corps, que **la guérite sur la sentinelle.**

Il est clair que ces plâtres ne peuvent rien maintenir, et que la déviation, si elle a été corrigée préalablement, se reproduira sous l'appareil. Cela n'est que trop évident, et ces plâtres ne sont, comme dit Lejars, et je l'avais dit bien avant lui, que des cache-

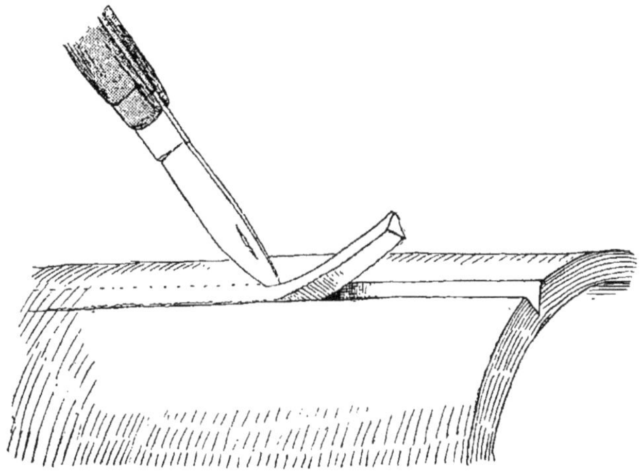

FIG. 53. — Pour fendre un plâtre sec et dur ou le fenêtrer, il faut entamer la paroi de l'appareil de telle sorte que le couteau découpe une sorte de rigole ; le plâtre se laisse ainsi entamer plus aisément.

misère et des trompe-l'œil : oui sans doute, mais cela n'est vrai que des mauvais plâtres ; or, je le répète, il n'est **pas plus difficile** de faire **un bon plâtre que d'en faire un mauvais.**

Et je puis vous garantir que vous arriverez tous à faire de bons plâtres, en vous guidant sur les indications et les figures que je vous donnerai plus loin.

Dès maintenant, je veux dire d'un mot que si vous appliquez vos bandes (plâtrées) exactement, mais sans pression, par-dessus un fourreau de tissu collant, ou, à défaut de celui-ci, par-dessus un revêtement d'ouate très mince, de 2 à 3 millimètres à peine, vous aurez des appareils « maintenant bien » et « ne gênant pas ».

Ici, voulez-vous me permettre de répondre à une réflexion que je trouve dans les lettres de plusieurs confrères : « Voir cette technique sur le papier, c'est bien; mais voir sur le malade! comme ce serait mieux !! »

Eh oui ! j'en conviens, mais faites donc comme plusieurs de vos camarades, demandez un congé de 24 heures pour venir voir faire des plâtres à Berck.

Ou bien encore, et pour vous éviter tout dérangement, je m'offre volontiers, et mes assistants aussi, à aller dans chacune de vos ambulances faire cette démonstration pratique. Où qu'elle soit faite, dans votre service ou dans le mien, je vous promets qu'elle vous convaincra tous, sans exception, de la **possibilité** et même de la facilité de faire du plâtre l'appareil de transport de tous vos fracturés.

2° Le *plâtre* **serait long à construire.**

« J'ai pu, disait Delorme, appareiller 40 fractures en une journée. parce que je me servais de mes gouttières; cela eût été impossible avec un autre système. »

Je réponds que je me charge de faire en un jour plus de 150 plâtres de fractures, et que chacun de mes aides habituels se charge d'en faire autant, et aussi tous les chirurgiens orthopédistes qui ont une très grande habitude du **plâtre** (qui est **l'âme de l'orthopédie**).

Quant à vous, je ne vous demande pas de réussir d'emblée ce tour de force; ce n'est pas nécessaire. Mais vous pouvez arriver tous à faire 50 plâtres par jour, après une semaine d'entraînement. Votre premier plâtre (avec notre technique) vous demandera (pour appliquer bandes et attelles) 9 à 10 minutes au plus (j'en donnerai le décompte plus loin).

Votre deuxième ou troisième plâtre vous demandera 2 minutes de moins, soit 7 ou 8 minutes, et pour tous les autres plâtres, 5 à 6 minutes vous suffiront, les bandes et attelles ayant été préparées d'avance par les 5 ou 6 infirmiers dont chacun de vous peut disposer dans son ambulance.

La dernière bande mise, il faut compter encore 5 minutes avant la prise du plâtre. Mais vous n'avez plus besoin de rester là ; une fois l'attitude vérifiée, vous confiez à 1 ou 2 infirmiers le soin de la maintenir (jusqu'à la prise du plâtre), tandis que vous-même passez au plâtre suivant.

C'est donc au moins 6 fractures en une heure que chacun de vous peut plâtrer, donc 60 fractures en dix heures.

Trois médecins peuvent plâtrer 200 fractures en un jour. Or, voit-on jamais, même après les plus chaudes journées, plus de 200 fractures dans chaque ambulance ? ?

Régulièrement, il doit y avoir 6 médecins dans chaque ambulance et 50 infirmiers (mettons 36 seulement pour le service médical, 14 infirmiers étant réservés pour les services généraux). Sur les 6 médecins, moitié s'occuperaient des fractures et moitié des autres blessés, et même ces 3 derniers pourraient s'occuper aussi de la plaie des fracturés et les passer, une fois pansés, aux trois premiers médecins, qui n'auraient plus qu'à les plâtrer (ce qui déblaierait beaucoup la besogne).

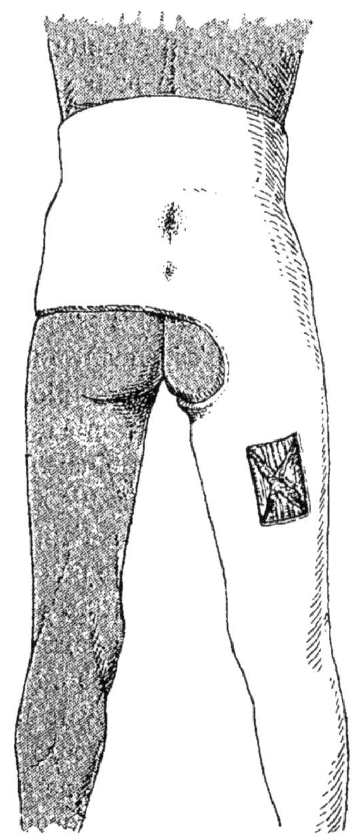

Fig. 54. — Le couvercle plâtré a été enlevé et le jersey ou fourreau mis sous le plâtre apparaît à nu. Ce jersey vient d'être fendu en croix.

Quand une eschare se produit sous le plâtre (au niveau du sacrum le plus souvent), on est averti par la présence d'une tache sur la surface de l'appareil plâtré), ainsi que par l'odeur infecte qui s'en dégage. Nous avons représenté ici deux taches de plâtre au sacrum : en ce cas, vous ouvrirez deux petites fenêtres à ce niveau pour panser l'eschare ; on panse comme une plaie ordinaire.

Les médecins des ambulances ne se plaignent-ils pas qu'on n'utilise pas assez leurs services et leur bonne volonté ? Voilà un moyen de leur donner satisfaction,

Mais passons aux autres objections :

3° L'appareil plâtré serait lourd.

Eh bien ! pour nous, c'est plutôt là un avantage, d'avoir, pour immobiliser une jambe fracturée, un appareil de transport un peu lourd; cette jambe, retenue sur le brancard par un poids plus lourd, se trouvera ainsi plus calée et mieux immobilisée; à tel point que nous vous recommandons de faire vos plâtres du membre inférieur plutôt un peu épais (mettez 5 bandes, plus les attelles plâtrées, pour un grand appareil).

4° **Le plâtre serait friable et cassant.**

Non pas, si ce n'est lorsqu'on se sert d'eau chaude, et surtout d'eau salée, ce qu'il ne faut jamais faire, comme nous le dirons.

5° Le plâtre **resterait assez longtemps humide** et mettrait **24 heures à sécher.**

Il est certain qu'il est plus sec à la 24e heure qu'à la première, mais il garde cependant une forme invariable après la prise, pourvu que vous n'ayez pas employé du plâtre éventé (1re faute), ou bien encore (2e faute), ajouté de l'eau, *après coup*, à la bouillie, ce qui fait « rater » la combinaison chimique (déjà commencée) du plâtre et de l'eau; ce qui « tue » le plâtre et ne vous laisse plus que du plâtre « mort » — en d'autres termes, ce qui fait « tourner » votre crème, ou bouillie de plâtre.

Une bonne précaution pour éviter toute déformation ultérieure du plâtre, c'est de le laisser pendant les heures qui suivent bien exposé à l'air, en dehors des couvertures; et si, par extraordinaire, votre blessé devait être évacué presque tout de suite, par exemple après une heure ou deux (ce qui n'arrivera presque jamais), vous avez, même en ce cas, le moyen d'empêcher sûrement le plâtre de se déformer : c'est d'appliquer (ou de faire appliquer par un infirmier), hâtivement, 4 attelles de bois par dessus les 4 faces de cet appareil plâtré, attelles maintenues avec une bande de toile ou quelques boucles qu'on enlèverait dès l'arrivée du blessé à sa destination.

6° **Il serait difficile, à l'avant, de se procurer du bon plâtre.**

Est-ce là, vraiment, une objection bien sérieuse?

Est-ce que le ministère de la Guerre, avec les ressources et facilités dont il dispose, ne pourra pas toujours approvisionner ses ambulances de bon plâtre de Paris, qui n'est pas, après tout, matière si précieuse et si rare!

Et même n'eussiez-vous pas du vrai plâtre de Paris (plâtre à modeler), les quatre autres variétés de plâtre : « plâtre des plafonneurs et plâtre blanc ordinaire, ou plâtre gris fin et même plâtre gris gros (1) » (celui-ci après tamisage), vous suffiraient : vous n'auriez qu'à gâcher ces autres plâtres un peu plus « serré ». c'est-à-dire avec un peu moins d'eau, car la prise de ce plâtre est un peu plus lente que celle du plâtre de Paris : vous mettriez 6 verres de plâtre au lieu de 5 pour 3 verres d'eau. Au reste, vous vous assureriez du temps qu'il faut à ce plâtre pour « prendre », en l'essayant, comme nous dirons, un peu avant votre séance de plâtrage.

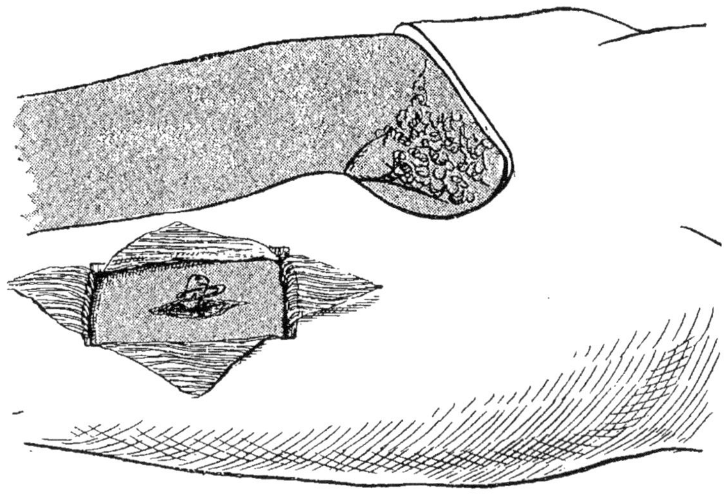

Fig. 55. — Les 4 pans du jersey sont rabattus sur les bords de la fenêtre.

Chavasse nous dit : Une provision de plâtre conservée dans des caisses métalliques et en bois, bien fermées, est encore utilisable et bonne après un an au moins. Donc le plâtre n'est pas une matière si fragile que cela !

Mais supposons qu'il soit éventé, ce qui n'arrivera guère que par votre faute, voici un moyen extrêmement simple de lui rendre ses propriétés : c'est de le mettre dans un récipient métallique ouvert et de le chauffer (sur un fourneau ou une source de chaleur quelconque) usqu'à ce qu'il ne se dégage plus de vapeur

(1) Chavasse.

d'eau, ce qui demande une douzaine de minutes. Notez bien ceci : qu'il faut cesser le chauffage dès qu'il ne se dégage plus de vapeur d'eau. Si vous chauffiez le plâtre jusqu'à 180 et 200° vous brûleriez le plâtre, vous tueriez le plâtre en lui enlevant la propriété de s'hydrater de nouveau. Mais ce danger n'est à redouter que si l'on chauffe le plâtre dans un récipient fermé.

Comment savoir à l'avance si le plâtre est éventé ou non? C'est facile. Vous n'avez qu'à l'essayer ou la faire essayer par un de vos

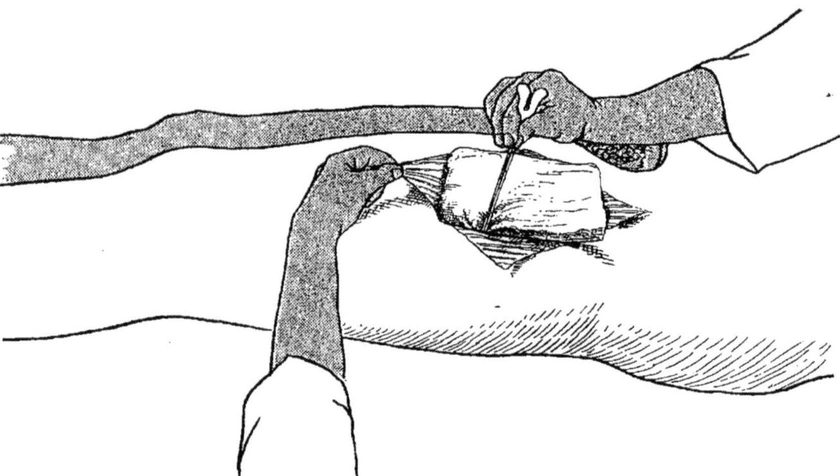

Fig. 56. — Le pansement : au moyen d'une sonde cannelée. On glisse les bords du pansement entre le jersey et la peau, sous les montants de la fenêtre.

infirmiers avant de commencer votre séance de plâtrage. On fera toujours cet essai préalable, mais surtout lorsqu'on a beaucoup de plâtres à faire, et à faire vite.

Pour l'essayer, on met dans une cuvette 3 cuillerées de plâtre et 5 cuillerées d'eau froide sans sel.

Cette bouillie, si le plâtre n'est pas éventé, doit prendre de la dixième à la douzième minute. Si la prise demande plus de douze minutes, le plâtre est éventé; faites-le chauffer de la manière dite plus haut, ce qui lui rendra ses propriétés (1).

(1) Voilà pour les appareils de l'avant : quant aux appareils de l'arrière, si nous comparons le plâtre à l'extension continue, par exemple, vous verrez aussi qu'il est bien moins difficile de se procurer du plâtre que de bons emplâtres

Comparons, à ce point de vue des matériaux, l'appareil plâtré aux autres appareils de transport, par exemple aux gouttières.

Pour appareiller 100 fractures à l'ambulance, il vous faut, ou bien 100 gouttières métalliques assorties aux 4 membres, ou bien 1 ou 2 sacs de plâtre. Pensez-vous qu'il n'est pas dix fois plus facile de se procurer, d'arrimer et de transporter un ou deux sacs de plâtre, que de se procurer, d'arrimer ou de transporter 100 gouttières métalliques de toutes les formes et de toutes les tailles?

D'aucuns, c'est vrai, se sont avisés de dire, à l'actif des gouttières, qu'elles pouvaient s'adapter indifféremment au côté gauche et au côté droit et à toutes les tailles. Ah! si maintenant l'on nous donne comme un avantage de la gouttière son imprécision!!

Avantage économique du plâtre.

Faut-il dire que le plâtre est le plus économique des appareils? Je le signale comme si cela pouvait intéresser quelqu'un, ce dont je ne suis pas bien sûr.

CONCLUSION

Le plâtre, **plus qu'aucun autre appareil**, est **applicable partout, par tous** et **pour tous**, avec des matériaux (un seul est nécessaire : du plâtre) qu'on peut avoir toujours sous la main; donc, en réalité, le **plâtre** est le **plus pratique de tous les appareils de transport**.

Du premier grief adressé au plâtre, il ne reste donc rien. Vous allez voir que le deuxième (à savoir qu'il serait dangereux) est aussi mal fondé.

B. — Le plâtre serait dangereux comme appareil de transport

J'ai déjà répondu implicitement à ce reproche fait au plâtre, et je ne voudrais pas ressasser; mais je ne voudrais pas non plus

agglutinatifs, leucoplaste, traumaplaste, etc... : essayez et vous verrez combien vous aurez de mal à en trouver qui soient à la fois bien résistants et pas irritants pour la peau.

vous laisser le plus petit doute sur l'inanité de cette objection (vieux cliché sans cesse resservi, avec lequel il faut en finir une bonne fois).

Voici le langage des opposants :

« Nous acceptons, disent-ils, la gouttière plâtrée pour le transport, mais le plâtre circulaire, jamais! parce que si le membre gonfle, ce sera l'étranglement et peut être la gangrène.

Je réponds : J'ai fait personnellement quelques dizaines de milliers de plâtres circulaires, et tous les chirurgiens orthopédistes de mon âge peuvent en dire autant.

Vous voudrez pourtant bien admettre que nous justifions notre préférence par des raisons. Les voici : c'est que le **plâtre circulaire** est **plus parfait** (1), **plus précis**, **plus confortable** que la gouttière, **plus facile à faire** et plus vite fait, et non moins inoffensif (*fig. 57 et 58*).

Mais cela ne veut pas dire que le plâtre circulaire n'a pas besoin d'être surveillé. D'ailleurs tous les appareils quels qu'ils soient, Scultet, store, toile métallique, attelles, gouttières, etc., doivent être surveillés, sans quoi gare aux accidents.

Moins familiers que nous avec l'emploi du plâtre, vous n'avez peut-être pas encore fait votre choix parmi les appareils. Or, vous voudrez bien convenir que si le plâtre circulaire n'était pas réellemant inoffensif, tous les chirurgiens orthopédistes des deux mondes ne l'emploieraient pas du matin au soir, à l'exclusion, à peu près absolue, de tous les autres appareils.

— Oui, dites-vous, mais il s'agit ici de fractures, et non pas d'affections orthopédiques.

- Je répète que nous l'employons aussi bien pour les fractures fraîches que pour les déviations ou difformités.

— Mais cependant, lorsque le membre fracturé gonfle dans les jours qui suivent, comment éviter le gonflement?

— Oh ! c'est la chose la plus facile du monde ; on fera ce qu'on fait (et ce qu'on doit faire) avec n'importe quel autre appareil.

Si c'est un Scultet, on desserre les boucles. Si c'est une gouttière plâtrée, on desserre les bracelets de diachylon. Eh bien, si c'est un plâtre circulaire, on le desserre aussi.

(1) Je le démontrerai un peu plus loin en comparant les divers modèles d'appareils plâtrés.

— Mais il est fermé !

— Eh bien, on l'ouvrira.

— C'est impossible.

— C'est tout ce qu'il y a de plus aisé : on le fend sur le devant, du haut en bas, avec un couteau ou avec une pince coupante.

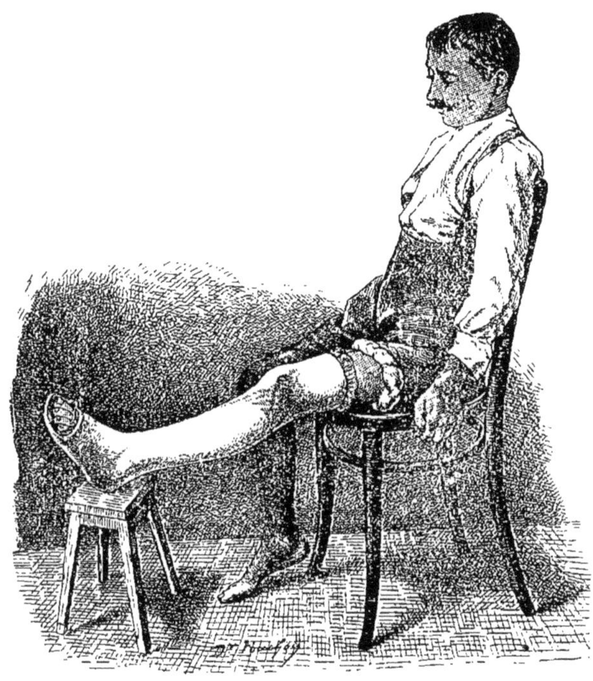

Fig. 57. — Le plâtre que nous faisons pour les fractures de jambe et qu'on peut fenêtrer à volonté. — Comparer avec la gouttière de la figure suivante.

Avec la pince, l'opération demande 1 ou 2 minutes; avec un couteau, quelques minutes de plus et voilà tout. On écarte un peu les bords et on les fixe à ce degré d'écartement. Ainsi on supprime tout danger d'étranglement sans se priver d'aucun des avantages du plâtre circulaire (*fig. 59*).

— Mais comment savoir qu'il faut ouvrir un plâtre?

— Mais comment sait-on qu'il faut desserrer les autres appareils? Ce sont les mêmes signes qui nous avertiront dans tous les cas. Et, au fait, comme ces signes ne sont pas clairement indiqués dans nos traités, les voici :

Le critérium est l'état des orteils (ou des doigts).

On doit toujours, quel que soit l'appareil employé, regarder (ou simplement faire regarder par un infirmier) aux orteils, ou aux doigts, qui doivent être laissés à nu, en dehors de l'appareil.

Les orteils et les doigts, voilà nos agents de renseignement, nos avertisseurs, jamais en défaut, qui nous diront *toujours fidèlement*, sans nous tromper jamais, quel est l'état de la circulation dans le membre entier.

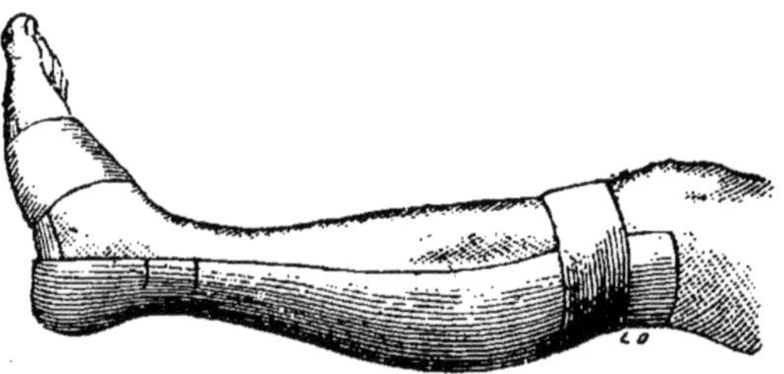

Fig. 58. — Gouttière d'Hergott (Chavasse). Comparez cette gouttière avec le plâtre de la figure précédente. Combien celui-ci est plus parfait (et aussi plus simple et plus vite fait) que cette gouttière.

a) Si les orteils (ou les doigts) sont roses, chauds, sensibles et mobiles (comme à l'état normal), la nutrition du membre aussi est normale : pas d'étranglement.

b) Si les orteils (ou les doigts) sont un peu moins roses, moins chauds, moins sensibles et moins mobiles qu'à l'état normal, comparez (avec le côté sain); c'est que la circulation est un peu gênée (en amont) dans les membres appareillés : il est prudent de desserrer un peu l'appareil.

c) Si les orteils ne sont **plus du tout** ni roses, ni chauds, ni sensibles, ni mobiles (c'est-à-dire sont pâles ou violacés, insensibles, inertes), l'étranglement existe : alors il est nécessaire d'écarter les bords de l'appareil de 1, 2 ou 3 centimètres jusqu'à ce que les orteils aient recouvré leurs caractères normaux.

— Mais si l'on arrive trop tard?

Eh bien non, voici un moyen de ne pas arriver trop tard. —

C'est de faire regarder aux orteils **toutes les 3 ou 4 heures** pendant les premiers jours (dans le train ou à l'hôpital), car après les premiers jours, le danger de gonflement n'existe plus. Cette visite demande une seconde à peine puisqu'il suffit de voir si les orteils remuent, ou sont roses et chauds.

Pourquoi toutes les 3 ou 4 heures seulement?

Parce qu'en mettant les choses au pis, en supposant que les les orteils, dès la minute qui a suivi la ronde précédente, sont devenus complètement inertes (ce qui signifie l'arrêt de la circulation), cet arrêt peut encore durer 3 à 4 heures à partir de ce moment, sans **inconvénient grave, de même qu'un garrot** ou une bande d'Esmarch **peuvent rester en place** pendant 3 à 4 heures.

En fait, dans la pratique, si l'on a pris la précaution susdite, cet arrêt complet **de la circulation n'aura jamais duré** si longtemps; puisque, dès **qu'on aura constaté les signes d'une simple** gêne de la circulation (**voir plus haut**), **on aura, sans attendre**, écarté les bords de l'appareil.

Mais le blessé **lui-même pourrait renseigner** et avertir.

Il faudrait **afficher dans les salles de blessés et dans** les voitures de trains sanitaires :

Ceux qui ont des fractures de jambe doivent pouvoir remuer les orteils.

Ceux qui ont des fractures de bras doivent pouvoir remuer les doigts.

Ils doivent *s'en assurer* en s'exerçant à les remuer au moins *une fois par heure.*

S'ils ne le *peuvent plus, ils doivent aussitôt aviser l'infirmier qui desserrera l'appareil jusqu'à ce que les orteils ou les doigts remuent de nouveau.*

Avec ces précautions, continuées pendant les premiers jours, la sécurité sera absolue, quels que soient les appareils; sans cette précaution, au contraire, aucun n'est inoffensif.

La preuve, c'est que j'ai vu dans cette guerre des cas de gangrène par suite de constriction trop forte d'appareils de transport, dont aucun cependant n'était en plâtre, — vous l'ai-je déjà dit?

J'ai vu, c'est vrai, il y a quelque 30 ans, lorsque j'étais étudiant, dans un grand service de Paris, un cas de gangrène du pied produite par un appareil plâtré appliqué sur une fracture de jambe, mais c'était justement une gouttière et non pas un plâtre circulaire : c'était une gouttière de Maisonneuve et l'étranglement était dû à une constriction trop forte du bracelet de diachylon sus-malléolaire pas assez surveillé.

Ainsi donc, un appareil non surveillé, quel qu'il soit, peut toujours être dangereux.

Tout au plus pourrait-on objecter encore qu'on aura plus vite fait de desserrer une boucle que de fendre un plâtre. Mais pour ce petit bénéfice de gagner quelques minutes (lorsqu'on a quatre heures de marge), ce n'est pas la peine de se priver de tous les autres avantages du plâtre circulaire.

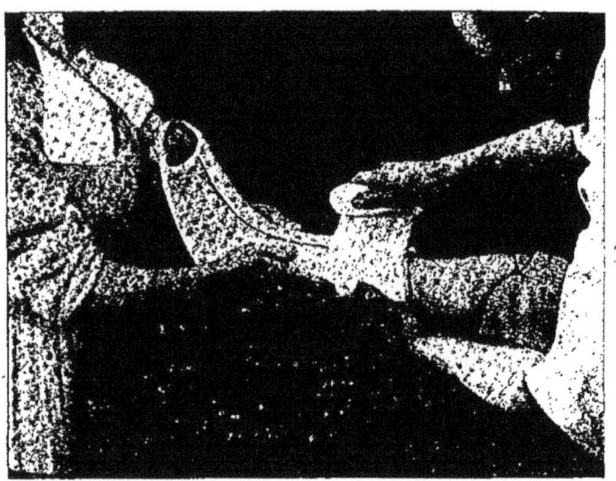

FIG. 59. — Pour montrer comment on maintient les bords en contact (ou à une certaine distance si l'on veut), avec une simple bande molle.

Et même si vous tenez à pouvoir le desserrer aussi vite qu'un Scultet ou qu'une gouttière, je vous en ai donné le moyen, très simple et très rapide (*fig. 60*) : c'est de fendre le plâtre préventivement (1/4 d'heure après sa prise) et d'en maintenir les bords au contact avec une ou plusieurs boucles (1).

Puisque, au point de vue du risque d'étranglement, tous les appareils sont égaux, il nous faudra choisir entre eux d'après un critérium, par comparaison de leurs autres qualités ou défauts.

Prenons, par exemple, la gouttière qui est l'appareil le plus

(1) Après l'objection du gonflement possible du membre, reste celle de son dégonflement : mais j'y répondrai un peu plus loin à propos des objections faites à l'emploi du plâtre à l'arrière, car le dégonflement ne se produit guère qu'après 2 ou 3 semaines, et l'objection ne s'adresse pas au plâtre appareil de transport, qui seul nous occupe ici.

employé : avec la gouttière, l'immobilisation est, en fait, *illusoire* c'est la note officielle elle même qui le reconnaît. Or pensez un instant à ce que cela veut dire pour un fracturé d'être transporté dans ces conditions : cela veut dire qu'il sera exposé à des souffrances très vives et presque ininterrompues pendant toute la durée du trajet ; cela veut dire qu'il se produira fatalement un déplacement des fragments, d'où résulte un très grave danger d'embrochement des vaisseaux et des nerfs (dans ces fractures esquilleuses et comminutives) et enfin une aggravation certaine des lésions traumatiques et de l'infection.

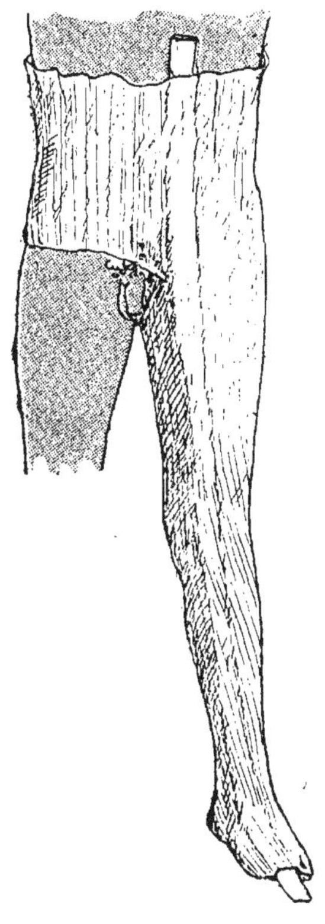

Fig. 60. — Sous le jersey, avant d'appliquer le plâtre, on glisse une lame de zinc, sur laquelle le couteau va sectionner l'appareil **sans danger**.
On enlève cette latte une fois l'appareil fendu (un quart d'heure par exemple après la prise du plâtre).

Combien de fractures de cuisses, ainsi transportées dans des gouttières, ai-je vues arriver à destination « en capilotade », les fragments herniés à travers les plaies, ayant même crevé la peau en d'autres endroits. Au contraire, toutes ces souffrances et tous ces dangers sont supprimés (je l'ai vu aussi) avec un plâtre bien fait.

Et c'est donc bien le plus **inoffensif** de tous les appareils, de même qu'il est le plus précis et le plus pratique.

Comment pourrait-on hésiter encore à l'employer partout comme seul appareil de transport?

(1) A moins d'avoir la mentalité de ce médecin de l'avant, qui me disait : « Oui, le plâtre vaut infiniment mieux que la gouttière, c'est très vrai. Mais si jamais il m'arrive un accident avec un plâtre, ce sera de ma faute, je me ferai débarquer : s'il arrive 100 accidents avec la gouttière d'ordonnance, ce sera la faute de la gouttière, et je m'en f... »!

II

Objections faites à l'emploi du plâtre, dans les services de l'arrière.

Nous savons que rien ne vaut le grand plâtre fenêtré pour remplir les trois grandes indications du traitement des fractures de guerre : **sauver la vie, sauver le membre, éviter l'infirmité.** Pourquoi donc ne l'a-t-on pas adopté partout comme *appareil définitif* (surtout en associant au plâtre l'extension continue, par le dispositif que nous avons indiqué?)

Pourquoi? Pour les mêmes mauvaises raisons invoquées contre le plâtre appareil de transport. Mais les raisons sont encore plus mauvaises ici.

A la réponse déjà faite à ces objections, nous n'avons que peu de mots à ajouter.

1° Il serait difficile, dit-on, de surveiller, de panser et de traiter le foyer de la fracture.

Mais vous savez déjà que, grâce aux fenêtres larges et nombreuses qu'on peut pratiquer aux plâtres, cette surveillance est au contraire facile. Et même, au cas où nous voudrions faire l'examen complet du membre, nous le pouvons, en transformant, momentanément ou définitivement, le plâtre circulaire en plâtre bivalve (*fig. 61*). Ces deux valves sont ensuite maintenues au contact avec une bande molle ou une bande plâtrée.

2° Lorsque le membre dégonflera (passé deux à trois semaines), le plâtre ne sera plus exact.

Je répondrai que si **l'on plâtrait immédiatement**, dès l'arrivée à l'ambulance, tous les fracturés, **l'on empêcherait** presque toujours le **gonflement** du membre et par suite son **dégonflement.**

Mais je conviens qu'on pourra voir l'un et l'autre se produire, à défaut d'un plâtre immédiat.

Si le membre dégonfle, le plâtre évidemment ne sera plus exact ; c'est-à-dire que par cela même qu'il est très précis et bien moulé sur une forme donnée, ne s'adaptera plus d'une manière parfaite à une autre forme sensiblement différente; tandis que la **gouttière métallique omnibus** s'appliquera toujours aussi bien, ou plutôt aussi mal à toutes les formes successives du membre et même des deux membres homologues, indistinctement, de tous les blessés !

Cependant le remède n'est pas bien difficile :

a) Le dégonflement est très marqué. En ce cas, il vous faudra renouveler le plâtre ; et vous en aurez tout loisir puisque le dégonflement ne se produit que deux à trois semaines après la fracture, c'est-à-dire dans un hôpital de l'arrière ;

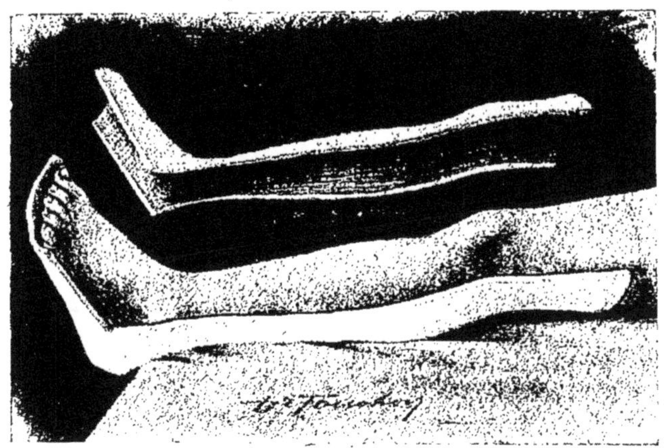

Fig. 61. — Appareil plâtré bivalve pour fracture de jambe.

b) Le dégonflement et le changement de forme sont à peine sensibles. — En ce cas, vous n'avez pas besoin de changer l'appareil ; il suffit de le serrer, ce qui se fait en utilisant la fente antérieure pour soulever les bords et glisser des « carrés longs » d'ouate entre la peau et l'appareil, ou bien encore vous enlevez une lanière du plâtre de la manière que voici (*fig.* 62) et ensuite vous rapprochez les bords avec quelques tours de bande molle. Vous pouvez encore augmenter l'épaisseur des carrés d'ouate appliqués (comme nous le dirons) sur les extrémités des fragments pour corriger le déplacement de droite à gauche et d'avant en arrière. Et vous arriverez ainsi à réaliser avec ce plâtre simplement modifié une immobilisation encore plus parfaite qu'avec aucun autre appareil.

Il est même tel cas où vous n'aurez pas à vous préoccuper du dégonflement; c'est lorsque celui-ci ne se produit qu'après la troisième semaine, à un moment où vous avez des raisons de penser que la soudure osseuse est déjà assez avancée et que l'os conservera sa forme, — si par ailleurs on garde le malade au repos au lit; et c'est pour cela, redisons-le, que nous n'aimons pas faire marcher nos fracturés (1) du membre inférieur, comme le fait Delbet; c'est là pure coquetterie qui peut coûter trop cher.

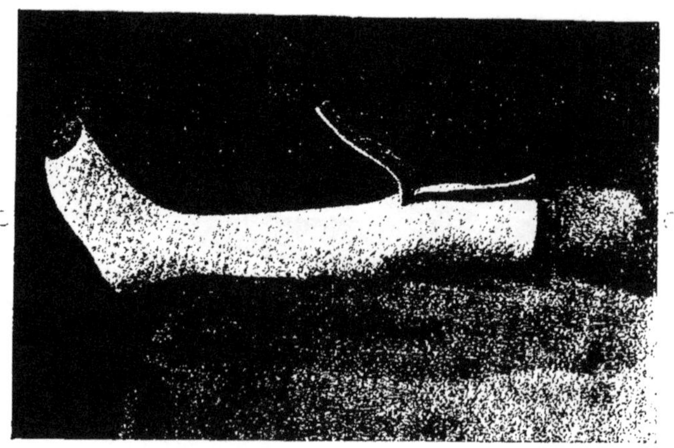

Fig. 62. — Lorsque survient le dégonflement et que le plâtre est trop large, on enlève, en avant, une languette et on rapproche ensuite les bords avec une bande, comme dans la *fig. 59*.

3° Le plâtre peut faire souffrir, ou blesser, ou donner des eschares.

Oui, à la rigueur, surtout *chez les blessés très infectés*, à *nutrition défectueuse*, il peut causer (au même titre que les autres appareils une eschare au niveau de telle saillie osseuse sous-cutanée (sacrum, malléole, épines iliaques, rotule, talon), mais si vous prenez les précautions que nous dirons pour l'application des bandes plâtrées, vous ne verrez presque jamais d'eschare : peut-être pas une fois sur 100.

(1) A moins d'indication toute spéciale, par exemple dans les fractures du col du fémur pour éviter la congestion hypostatique ou dans le cas d'eschare du sacrum produite et entretenue par le décubitus prolongé; pour faciliter la guérison de cette eschare, nous permettons la mise sur pieds, avec l'appui de béquilles (*fig. 63*).

D'autant que cette eschare, avant de se produire, s'annonce quelques jours avant) par des douleurs bien localisées par le blessé; et si vous ouvrez une petite fenêtre dans les points indi-

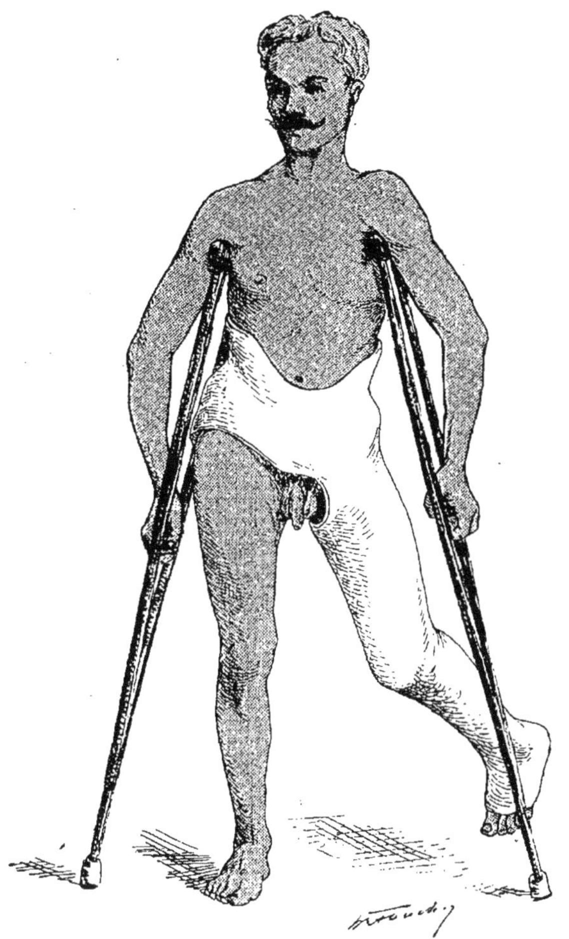

FIG. 63. — Avec cet appareil plâtré, nous permettons la marche à l'aide de béquilles, à titre exceptionnel, pour les blessés sujets aux congestions hypostatiques et pour ceux qui ont une eschare sacrée, afin d'aider à la guérison de celle-ci.

qués par lui, vous empêcherez l'eschare de se produire. Et en admettant même que vous arriviez trop tard, que vous n'ouvriez la petite fenêtre que lorsque l'eschare est déjà amorcée, vous la guérirez très facilement en *quelques jours*, dans *tous* les cas, avec **un petit *pansement* ordinaire et des cautérisations au *nitrate d'argent*.**

Comment reconnaître les eschares ?

On est averti par les 4 signes suivants qui sont par ordre de fréquence ascendante : *a*) une légère élévation de température

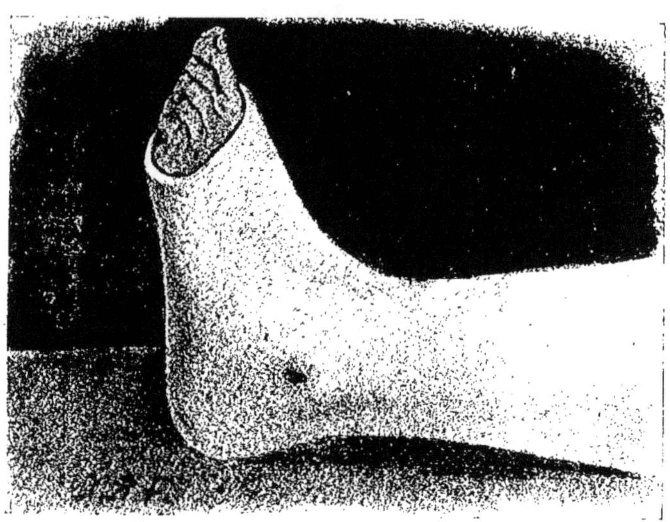

Fig. 64. — Tache produite par un eschare ; cette tache est de teinte plus foncée au centre qu'à la périphérie ; elle ne s'efface pas si l'on gratte la surface du plâtre ; au contraire, elle s'accuse davantage au fur et à mesure que le couteau pénètre plus profondément (ce qui permet de la distinguer d'une tache de cause extérieure.

dont on ne trouve pas ailleurs l'explication ; *b*) une douleur localisée en un point (sacrum ou malléoles, ou talon, etc.); *c*) une tache brune apparue à la surface du plâtre (*fig. 64*); *d*) une odeur désagréable ou fétide du plâtre, en un point ; odeur de vieilles pièces de pansement. A Berck, j'ai une infirmière qui promène son nez sur les appareils de temps à autre, et dépiste à coup sûr même les eschares commençantes. Ici l'odorat vaut mieux que la vue.

Sachez que la peau des sujets très cachectiques ou paralysés, ne s'accommode guère du contact du plâtre, même le plus régulier.

Chez eux, vous n'appliquerez pas « d'appareil plâtré », ou du moins vous le transformerez en plâtre bivalve, presque tout de suite, au bout de quelques heures. Ce plâtre bivalve permettra de faire tous les jours l'examen complet du sujet et de veiller au bon état de la peau.

Garnis d'une couche régulière de gaze et d'ouate, ces plâtres bivalves sont encore très supérieurs aux gouttières métalliques, de toute la supériorité d'un appareil moulé sur un appareil qui ne l'est pas, et de toute la supériorité de deux gouttières, l'une antérieure et l'autre postérieure se complétant très bien, sur une gouttière unique, qui n'embrasse en principe que la partie postérieure du membre.

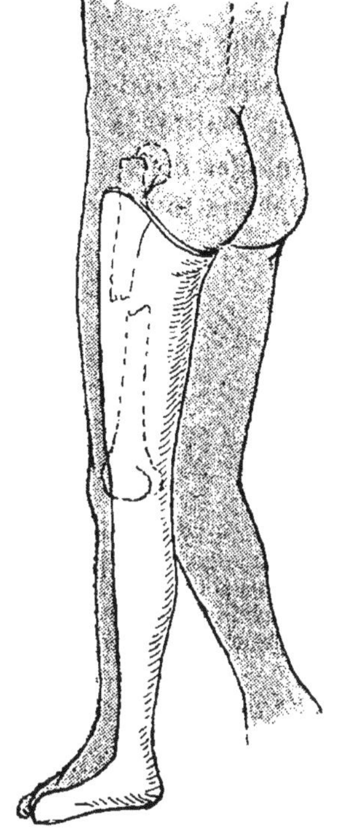

Fig. 65. — Mauvais appareil. Une gouttière ne peut avoir la prétention d'immobiliser une fracture du fémur, surtout à travers les tissus mous de la cuisse.

On voit que les deux fragments peuvent jouer en liberté malgré cette gouttière.

Car nous avons déjà fait justice de cet étrange argument des partisans de la gouttière, qui, d'après eux, aurait l'avantage de pouvoir s'appliquer indifféremment aux deux côtés du corps et dont l'imprécision deviendait ainsi la principale qualité !

La section du plâtre circulaire en deux valves se fait aisément, avec un couteau ou une pince de Stille (1).

Encore une objection :

Le plâtre nécessite l'anesthésie (pour la réduction préalable de la fracture) tandis que l'extension continue n'en a pas besoin, puisqu'elle réduit peu à peu. Mais vous savez que ceci n'est vrai que pour les fractures toutes récentes et que l'extension seule est inapplicable au début dans les fractures de guerre.

Pour celles qui datent de quelques semaines, l'extension continue classique n'est pas capable (ou presque jamais) de faire

(1) Nous avons déjà dit (voir légende de la fig. 29), dans quels cas se trouve indiqué l'examen complet du membre que permet ce plâtre bivalve.

démarrer les fragments. Et dès ce moment, si nous voulons un résultat satisfaisant, il nous faudra faire une correction préalable. quel que soit d'ailleurs le traitement consécutif — extension continue ou plâtre.

Et puis. n'avons-nous pas dit qu'on peut associer les deux traitements et réunir leurs avantages, d'autant mieux que l'extension continue peut ainsi être poussée beaucoup plus loin qu'avec le dispositif classique? (Voir à ce sujet le chap. XI.)

En réalité, la narcose, au lieu d'inconvénients. présente des avantages considérables pour le blessé et pour vous, puisqu'elle supprime toute souffrance et facilite beaucoup la besogne.

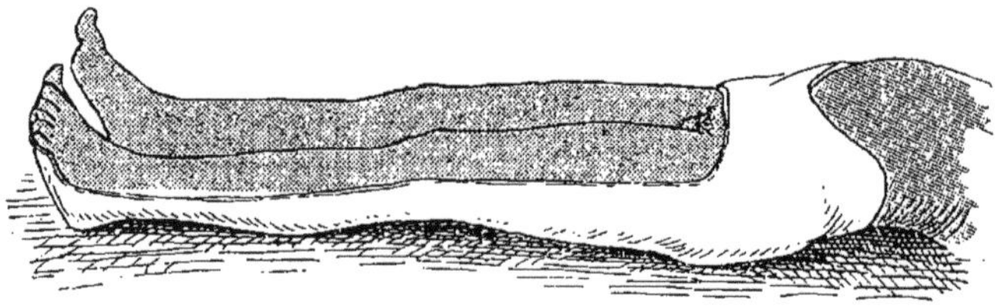

Fig. 66. — Pour une fracture de cuisse on pourrait faire un appareil composé d'une gouttière jambière et d'un plâtre circulaire pelvien. Mais combien il est plus simple et plus parfait d'avoir du haut en bas un plâtre circulaire, fendu sur le devant si l'on veut, comme ceux que nous avons figurés dans notre premier chapitre!

Et nous y recourons personnellement, chaque fois que le sujet y consent.

Mais cependant il faut savoir que si l'on veut s'en passer, on le peut à la rigueur : elle n'est pas d'une nécessité absolue,

Ainsi, il est tel fracturé de cuisse, très brave, chez qui nous avons pu installer (sur la jambe et le pied) une traction d'une durée de 12 minutes et d'une valeur poussée peu à peu jusqu'au chiffre de 80 kilos (sans protestation du blessé), et la réduction a pu ainsi être obtenue sans anesthésie.

Et puis encore, vous avez la ressource de l'anesthésie locale : injections de novocaïne dans le foyer de la fracture, à la manière de Quénu.

Quant au modèle de plâtre à choisir, après ce que nous avons dit. un seul mot suffira :

Le plâtre circulaire qu'on peut, suivant les besoins, **fenêtrer**, fendre **en avant, transformer** en **bivalve**, suffit à **tout et ne peut généralement être remplacé par rien**,

Il est très supérieur aux gouttières d'Hergott, aux attelles de Maisonneuve et aux plâtres à anses.

Le plâtre circulaire est **plus précis** que la gouttière, puisqu'il s'adapte aux dépressions et aux reliefs de tout le pourtour du corps et sur la moitié antérieure comme sur la moitié postérieure.

Il est **plus agréable** pour le malade, puisqu'il le soutient également bien de partout; il est **plus facile à construire**, puisqu'il suffit, pour bien mouler la région, de rouler les bandes plâtrées à la manière des bandes de toile ordinaire (tandis qu'il est impossible de faire plaquer exactement l'attelle plâtrée composée de 16 ou 18 doubles de tarlatane) en évitant les arêtes brutales (1) qui peuvent blesser la peau.

Il est moins facile aussi de pratiquer dans une gouttière que dans un plâtre circulaire les fenêtres nécessaires pour la surveillance et le pansement des plaies.

On peut soutenir sans doute que, dans le cas de fracture de jambe, la gouttière plâtrée immobilise assez bien : c'est exact, — mais beaucoup moins bien pourtant que le plâtre circulaire, comme le montre la comparaison de ces deux figures (57 et 58). J'accorde encore que la gouttière plâtrée est, à la rigueur, acceptable pour les fractures de jambe, mais elle ne l'est point pour les fractures de cuisse. Comment, avec elle, immobiliser exactement la hanche et le bassin, chose pourtant nécessaire pour éviter et le déplacement des fragments et les douleurs causées par les pansements ou les garde-robes?

Comme la plupart des gouttières, la gouttière plâtrée s'arrête en haut, à la ligne ilio-ischiatique (*fig. 65*) et le bassin ne sera pas fixé. On pourrait, c'est vrai, associer à une gouttière-jambière un plâtre circulaire embrassant le bassin et raccorder les deux par un spica ou des attelles plâtrées. Mais quelle complication! Est-ce qu'il n'est pas infiniment plus simple de bâtir un plâtre circulaire de l'ombilic aux orteils, sauf à le fendre immédiatement

(1) Chavasse, lui aussi, parle de la pression douloureuse exercée par les bords durcis de la gouttière plâtrée.

après, sur la ligne médiane antérieure? Ce sera bien plus précis, plus confortable, plus facile à faire et plus vite fait.

Quant aux plâtres à anses, je ne veux pas redire qu'on peut inscrire au bas des meilleurs les épithètes : *imprécis, compliqués, difficiles et longs à construire, inconfortables!*

Tout au plus, peut-on leur reconnaître une qualité esthétique et architecturale, capable d'intéresser surtout les gens du monde.

CONCLUSION

Le plâtre doit être désormais le seul appareil de transport, et aussi le seul appareil définitif en lui associant, dans ce deuxième cas, une extension continue fixée sur lui.

A l'avenir, le médecin qui prétendra soigner sans plâtre ses fractures de guerre, ne fera pas tout son devoir, et il sera sans excuse après ce que nous avons dit.

CHAPITRE III

LA TECHNIQUE DE LA CONSTRUCTION DES APPAREILS PLATRÉS

Nous prendrons pour type la construction d'un plâtre de fracture de cuisse (qui est aussi l'appareil qu'on doit faire pour les grandes lésions du genou).

Pour remplir son but, qui est de bien immobiliser, un plâtre doit remplir deux conditions : 1° être assez long; 2° être bien moulé.

1re condition. — **Etre assez long.**

On doit embrasser non seulement la région malade, mais encore les deux articulations adjacentes.

Ainsi, pour immobiliser réellement un genou, l'on doit prendre aussi la hanche et le cou-de-pied (voir *fig. 67 à 69*).

Pour bien immobiliser l'articulation tibio-tarsienne, l'on doit prendre aussi le genou et le pied.

A défaut de cette précaution, une déviation des fragments se produira ou se reproduira dans le plâtre, et malgré lui.

Et même cette formule d'embrasser les deux jointures adjacentes est insuffisante en plusieurs cas. Exemple : Au cas d'une fracture de cuisse, il sera nécessaire de prendre par en bas non seulement le genou, mais aussi la jambe et même le pied.

De même, au cas d'une lésion vertébrale, il serait tout à fait insuffisant et même dérisoire de ne prendre dans le plâtre que les deux articulations adjacentes de la ou des vertèbres malades. Il faudra toujours comprendre dans le plâtre les ceintures scapulaire et pelvienne (épaules et bassin), et même quelquefois jusqu'à la base du crâne, inclusivement, chaque fois que la lésion siège au-dessus de la 6e vertèbre dorsale.

2e condition. — **Le plâtre doit être bien moulé.**

Il doit être moulé sur le corps aussi bien que s'il était appliqué

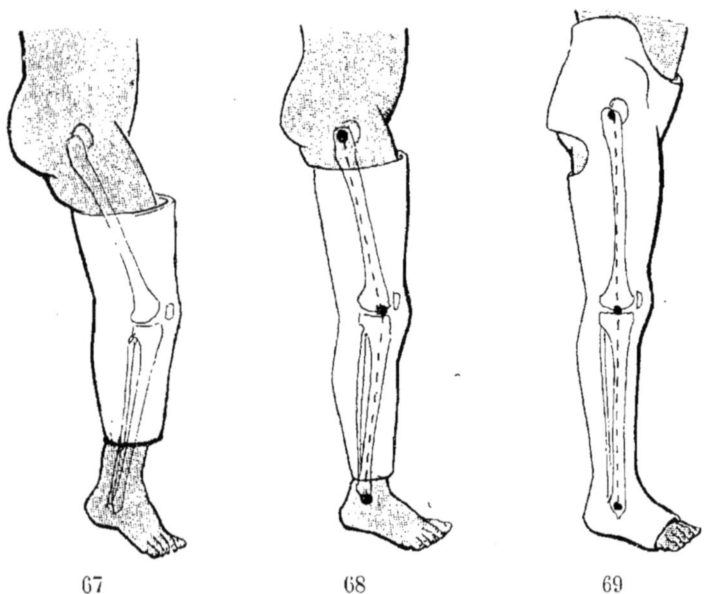

67 68 69

Ces trois figures sont destinées à montrer que notre grand plâtre est nécessaire (non seulement pour bien immobiliser une cuisse), mais aussi pour bien immobiliser un genou.

Fig. 67. — La petite genouillère trop souvent faite. Beaucoup trop courte et trop large, les tissus mous se laissent déprimer par les bords de la genouillère et la déviation se produit à volonté.

Fig. 68. — Genouillère plus longue, mais encore insuffisante, pour les mêmes raisons atténuées.

Fig. 69. — Manière parfaite d'immobiliser un genou. Notre grand plâtre qui prend non seulement le genou, mais aussi les deux jointures adjacentes.

directement sur la peau. Et ceci pourrait, à la rigueur, être réalisé à la lettre (on le fait bien, lorsqu'on applique la gouttière de Hergott ou celle de Maisonneuve).

Mais le plâtre appliqué directement sur la peau adhère aux poils, son contact est désagréable, surtout gâché avec de l'eau froide, ce qui est la règle, et cela pourrait même créer un danger de refroidissement, lorsque le plâtre embrasse la poitrine ou le ventre; enfin, le plâtre collé à la peau est plus difficile à enlever.

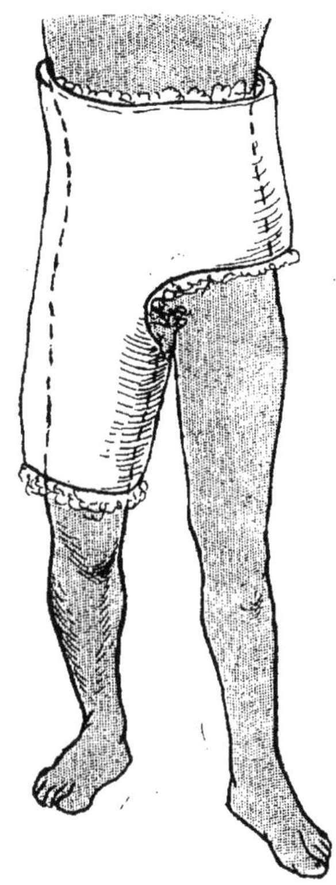

FIG. 70. — Type de mauvais appareil. Plâtre très insuffisant, trop court et trop large bâti sur un épais matelas d'ouate : le membre malade se comporte comme un battant de cloche.

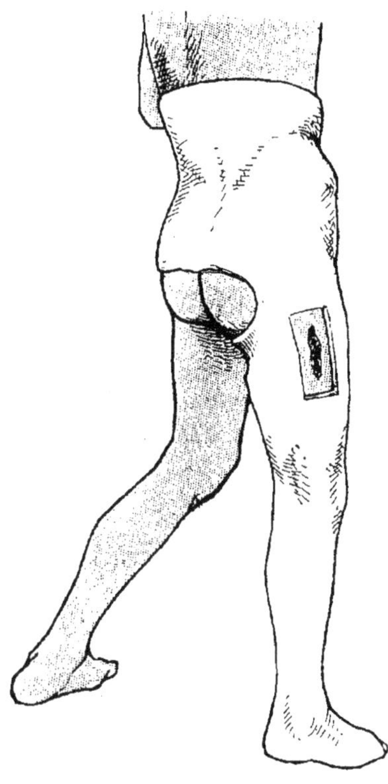

FIG. 71. — Le bon appareil pour les fractures du membre inférieur : modelage très exact des saillies osseuses empêchant tout déplacement des fragments : Fenêtre au niveau de la plaie. On peut faire aussi, par cette fenêtre, une compression des fragments avec des carrés d'ouate ou de feutre. Le malade est représenté debout, pour laisser voir le modelage de l'ischion. En réalité, avec cet appareil le blessé gardera la position couchée.

Pour toutes ces raisons, et pour mieux assurer la bonne nutrition de la peau, il faut protéger celle-ci avec un fourreau de tissu mou, ou une couche d'ouate, mais à la condition que cela n'enlèvera rien à la précision du plâtre, ce qui n'est pas évidemment lorsqu'on emploie, comme font la plupart des chirurgiens, des revêtements d'ouate de plusieurs doigts d'épaisseur. Impossible avec un plâtre appliqué par-dessus cet épais matelas, forcément peu régulier, de contenir intégralement des fragments osseux qui tendent à se séparer et à se dévier. C'est impossible surtout après quelques semaines, lorsque l'ouate s'est tassée, toujours irrégu-

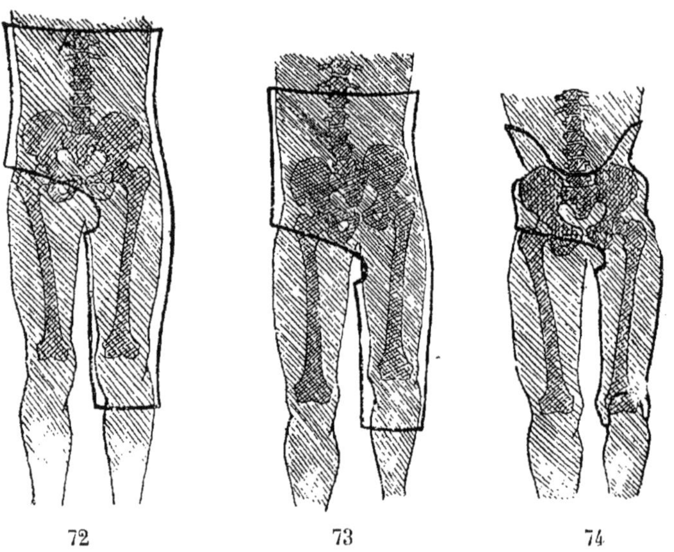

Fig. 72. — Mauvais appareil. Appareil plâtré sans dépression tel qu'on les fait presque partout, malheureusement.

Fig. 73. — Les os iliaques peuvent librement s'incliner et se déplacer dans cet appareil mal fait

Fig. 74. — Appareil bien fait, bien modelé sur les crêtes iliaques et de chaque côté de la rotule. Les os iliaques ne peuvent se déplacer ni en haut ni en bas. L'appareil ne peut pas tourner au genou.

lièrement. Avec ces paquets d'ouate, le plâtre, eût-il été appliqué sur une fracture bien réduite, ne nous rendra trop souvent qu'un membre difforme (*fig. 70*) (1).

Comment faire?

Ne placer entre la peau et le plâtre qu'un tissu très mince, un fourreau collant de tissu mou.

(1) C'est parce qu'il n'a vu que ces mauvais plâtres, que Lejars a pu dire, sans faire aucune restriction ni exception, que le plâtre est un trompe-l'œil.

Le fourreau, c'est, pour un plâtre du pied, une chaussette ordinaire qu'on fend à son extrémité pour mettre les orteils à nu. C'est, pour un plâtre de jambe, un bas. C'est, pour un grand plâtre du membre inférieur, un caleçon ou encore un jersey qu'on enfile à la manière d'un caleçon. Comme la manche d'un caleçon ou d'un jersey s'arrête à mi-jambe, on prend, pour couvrir le reste de la jambe ou du pied, la manche non utilisée. Le bord supérieur de cette sorte de chaussette empiètera sur le bord inférieur de la première manche.

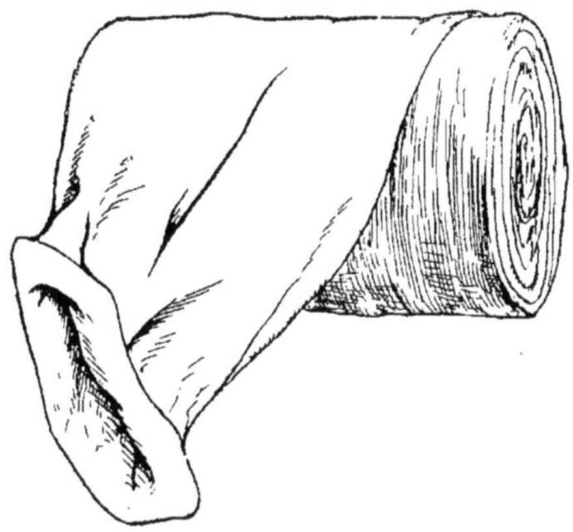

FIG. 75. — Le tube de jersey que nous employons pour nos appareils; il en existe de différents diamètres: on en coupe la longueur voulue sur le rouleau figuré ci-dessus. Ce « tube » recouvre le membre jusqu'à la racine. Autour du bassin on passe un mince feuillet d'ouate.

Si vous ne trouvez ni bas, ni caleçon, ni jersey, ce qui n'arrivera guère à l'arrière, mais peut vous arriver dans une ambulance, vous devez savoir vous en passer. Vous pouvez alors vous servir d'ouate.

Vous débiterez la grande pièce d'ouate en lanières de 2 mètres de long sur 15 à 20 centimètres de large, lanières aussi minces que possible, de quelques millimètres à peine, 3 ou 4 millimètres qui, tassés, seront réduits à 1 ou 2 millimètres. Vous faites avec ces lanières des rouleaux d'ouate, que vous appliquerez ensuite à la manière d'une bande de toile en remontant des orteils jusqu'aux fausses côtes, les tours se touchant sans se chevaucher. Je vous avertis que les premières fois vous aurez besoin d'une grande attention pour répartir très régulièrement votre ouate, pour avoir une couche à la fois très mince et pourtant continue, sans paquets ni trous. Mais après un petit entraînement, dès votre 5e ou 6e plâtre, vous y réussirez très bien. Je dois même ajouter que cette application d'ouate vous prendra, dès lors, sensiblement moins de temps que le « passage » du caleçon ou du jersey.

Au cas où vous n'auriez pas de fourreau, ni ouate, vous le remplaceriez encore par quelques tours de bande ou de mousseline très molle, ou de vieille toile, que vous enroulerez des orteils à

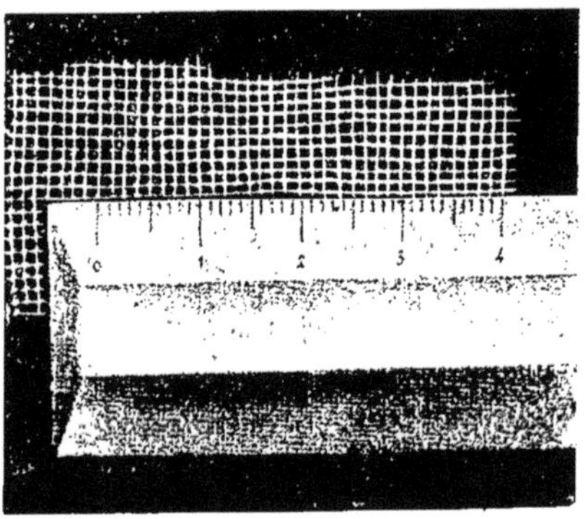

Fig. 76. — La tarlatane gommée qui sert à faire les bandes et les attelles du n° 8 (8 fils par centimètre carré).

l'ombilic. Et même à la rigueur, si vous n'avez ni tissu de revêtement, ni ouate, vous pourrez vous en passer, à la condition d'enduire la peau régulièrement d'une couche d'huile ou de vaseline, ce qui empêchera l'adhérence du plâtre aux poils, en ayant soin alors de prendre de l'eau tiède pour faire l'appareil (afin d'éviter les inconvénients sus-mentionnés du plâtre froid).

Voilà le moyen d'avoir des plâtres moulés, ou plutôt un des moyens, car il faut en outre appliquer exactement les bandes plâtrées sur les contours de la région, et enfin, après l'application de la dernière bande, modeler le plâtre autour des saillies osseuses (épines iliaques, condyles fémoraux, tubérosités tibiales) ce dont nous reparlerons d'ailleurs (voir *fig. 71 à 74*).

Ce qu'il faut se procurer pour faire un appareil plâtré. Trois choses :

a) Le tissu du revêtement (fourreau ou ouate);
b) Du plâtre;
c) De la tarlatane.

J'ai déjà parlé des deux premiers matériaux (Voir, pour la **qualité** du plâtre, page 58).

Quant à la **quantité**, procurez-vous-en 4 à 5 **kilogs**, pour faire un plâtre du membre inférieur (afin d'en avoir plutôt trop). Mais dans une ambulance vous n'aurez qu'à puiser au fur et à mesure dans vos boîtes à provisions.

Tarlatane : Procurez-vous de la tarlatane gommée (ou tarlatane des couturières, ou gaze des hospices) du n° 7 ou 8, c'est-à dire 7 ou 8 fils de côté par centimètre carré (*fig. 76*).

Vous débiterez la pièce de tarlatane en lanières de 15 centimètres de large sur 5 mètres de long. Ayez-en trop également; chaque lanière est ensuite roulée en bandes.

A défaut de tarlatane, vous prendrez de vieux rideaux usagés ou de vieilles bandes de toile.

L'appareil sera construit, comme vous savez, avec des bandes et des attelles plâtrées qui ne sont que de la tarlatane imprégnée de plâtre et d'eau.

Mode de préparation des bandes et attelles plâtrées.

Les bandes de tarlatane sont saupoudrées de plâtre sec, soit au début de la séance de plâtrage, ou un peu avant, pas trop avant, car elles auront ainsi moins de chance de s'éventer, mettons une ou quelques heures avant la séance (lorsque le moment de celle-ci a pu être prévu, ce qui n'est pas toujours dans les ambulances). Une fois saupoudrées, vos bandes, en attendant le moment de les utiliser, seront conservées dans un récipient hermétiquement fermé et dans un local bien sec, et comme il faut 4 à 5 bandes pour chaque grand appareil, il serait sage de préparer, les matins de grande bataille, des centaines de bandes, puisque aussi bien les bandes non utilisées peuvent se conserver.

La quantité de plâtre pour chaque bande.

Voulez-vous avoir de bonnes bandes plâtrées, ni trop ni trop peu chargées de plâtre, incorporez 60 à 70 grammes de plâtre dans chaque mètre de tarlatane (de 15 centimètres de large), ce qui donne un total de 300 grammes de plâtre pour la bande entière de 5 mètres (*fig. 77*).

Ainsi donc vous ferez de petits tas de 300 grammes de plâtre pour chaque bande, vous les diviserez en 5 parts égales approximativement et vous épuiserez chacune de ces parts sur chaque mètre de bande. Ce saupoudrage se fait sans difficulté comme celle d'un merlan pour la friture.

Préparation des attelles plâtrées.

L'appareil pourrait se construire avec des bandes exclusivement,

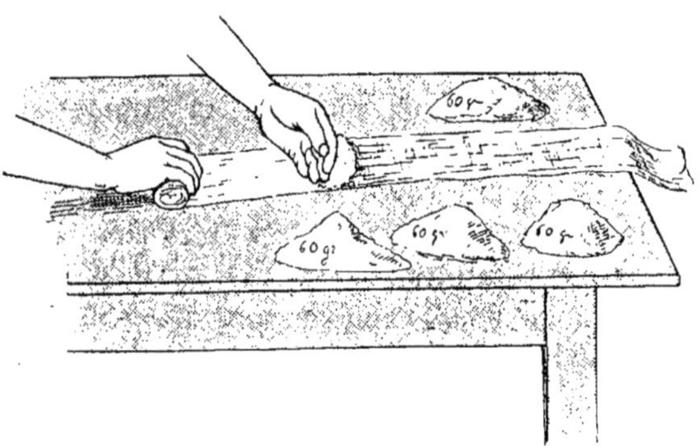

Fig. 77. — Manière de préparer une bande plâtrée de 5 mètres de long et 15 cm. de large : Préparer 5 petits tas de 60 grammes de plâtre en poudre, bien sec : vous saupoudrez avec chacun de ces tas chaque mètre de la bande de tarlatane que vous avez coupée d'avance; enroulez la bande d'une main, tandis que l'autre main pousse le tas de plâtre et l'étale sur le tissu posé sur la table.

mais je vous conseille d'associer *toujours des attelles* aux bandes, car vous aurez ainsi des appareils *plus solides, plus faciles à faire, plus vite faits, plus liés, plus homogènes* que ceux que l'on bâtit avec des bandes seules. Les attelles sont simplement des carrés longs de tarlatane qu'on trempe dans la bouillie plâtrée une minute avant de les appliquer.

Nombre des attelles : quatre pour notre grand plâtre; une pour renforcer la ceinture, deux pour renforcer le dessus et le dessous de la partie jambière, la 4e en cravate à l'aine pour raccorder les deux segments, pelvien et crural, de l'appareil.

Dimensions : les mêmes pour les quatre attelles : à savoir, une *longueur* égale à celle de l'appareil (des côtes aux orteils) une *lar-*

geur égale à la demi-circonférence maxima de la cuisse ; une épaisseur de quatre feuillets de tarlatane ; il est inutile de les coudre ensemble : repliées l'une sur l'autre et un peu aplaties avec la main elles restent en contact.

On les imprègne de plâtre, avons nous dit, 1 à 2 minutes à peine avant de les appliquer. Pour cela vous les trempez dans la colle ou la bouillie plâtrée.

Composition de la bouillie de plâtre (proportion de 5 verres de plâtre pour 3 verres d'eau froide, sans sel).

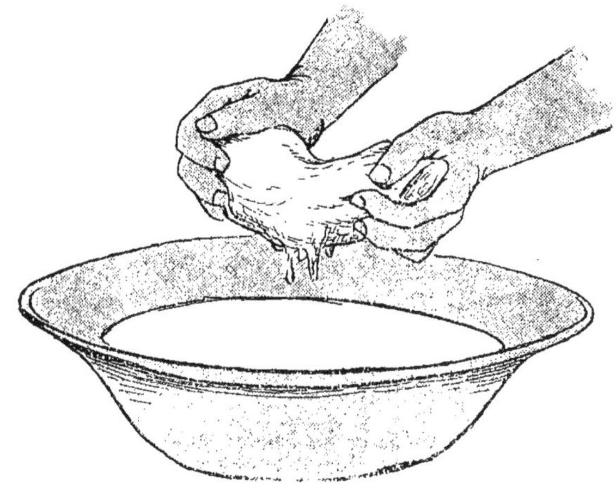

Fig. 78. — La bande saupoudrée de plâtre est noyée dans l'eau (froide sans sel) Lorsque la bande immergée dans la cuvette ne laisse plus échapper de bulles d'air saisissez-la par ses deux extrémités et exprimez-la en rapprochant les mains l'eau en excès s'en échappe, mais la bouillie plâtrée reste dans la trame.

Dans une cuvette vous versez trois verres d'eau pour cinq verres de plâtre et vous gâchez pour avoir une bouillie bien homogène. Pas d'eau chaude ni de sel avec lesquels la prise est trop rapide, et surtout avec lesquels les plâtres sont cassants et friables et se ramollissent les jours suivants.

Remarque importante. — Une fois la bouillie « gâchée » on ne doit pas en changer la composition. S'il vous arrive, en construisant votre plâtre, de voir que vous allez manquer de bouillie, vous vous garderez « d'allonger » celle ci en y ajoutant de l'eau et du plâtre.

Prenez une autre cuvette, faites une nouvelle provision que

vous emploierez après avoir épuisé l'autre, mais pas de mélange dans la même cuvette de la nouvelle bouillie avec l'ancienne. Il ne faut jamais ajouter de l'eau à une bouillie trop épaisse gâchée depuis déjà plus d'une minute car vous feriez ainsi « tourner » votre bouillie, vous « noieriez », vous tueriez » le plâtre, et n'auriez plus que du plâtre « mort ». Le fait d'ajouter du plâtre après coup à une bouillie trop claire est un peu moins blâmable que d'ajouter de l'eau à une bouillie trop épaisse, mais pourtant à éviter aussi. Et de même s'il vous arrive jamais, après quelques

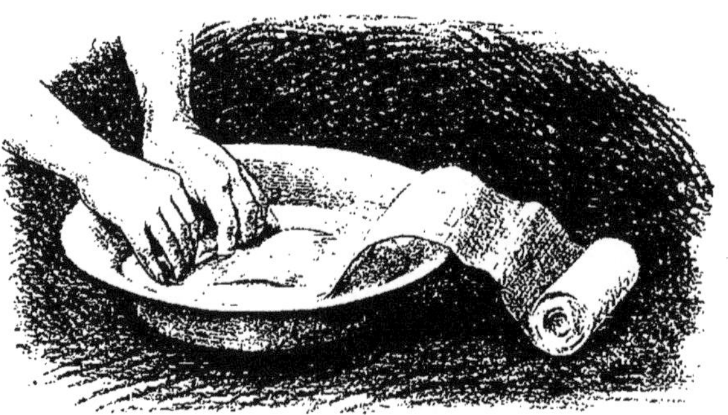

Fig. 79. — Autre manière de préparer les bandes plâtrées. On les enroule dans une cuvette renfermant de la bouillie plâtrée : 3 verres d'eau pour 5 verres de plâtre. Les infirmiers se chargent de ce soin (1).

minutes, de trouver que votre bouillie est beaucoup trop claire ou trop épaisse, jetez-la : lavez la cuvette et faites de la bouillie

(1) Ce mode de préparation des bandes plâtrées est excellent : il n'a d'autre inconvénient que de demander, pour chaque bande, au moins 1 minute ; ce qui est appréciable, lorsqu'on a beaucoup de fractures à plâtrer, d'autant que les cinq minutes pour les cinq bandes sont prises sur la séance même de plâtrage.

Il est vrai qu'on peut se mettre à plusieurs pour cette préparation des bandes, et si vous avez 5 infirmiers, chacun plâtrant sa bande, toutes vos bandes peuvent être prêtes en 1 minute ou 1 minute et demie.

Lorsque vous n'êtes pas en nombre et que le temps presse, vous pouvez faire ce plâtrage encore plus vite, en trempant simplement vos bandes de tarlatane dans une bouillie plus claire, à parties égales de plâtre et d'eau. Si vous les exprimez et les retrempez alternativement 3 ou 4 fois de suite, vous faciliterez beaucoup la pénétration de la bouillie jusqu'à la partie centrale de la bande. En ce cas, par compensation, vous préparerez, pour tremper vos attelles, une bouillie plus épaisse que d'habitude : à savoir 6 verres de plâtre au lieu de 5, pour trois verres d'eau.

nouvelle, en la chargeant de plâtre un peu plus ou un peu moins que la précédente.

Voilà pour ce qui a trait à la préparation des pièces et des matériaux nécessaires à la construction d'un plâtre.

Il va de soi que c'est sur vos infirmiers, après leur avoir fait une ou deux démonstrations pratiques, que vous vous déchargerez ensuite du soin de cette préparation. Passons maintenant à la préparation du malade.

La plaie ou les plaies ont été traitées comme il est dit chap. X, puis recouvertes d'un petit carré de gaze maintenu avec 2 circu-

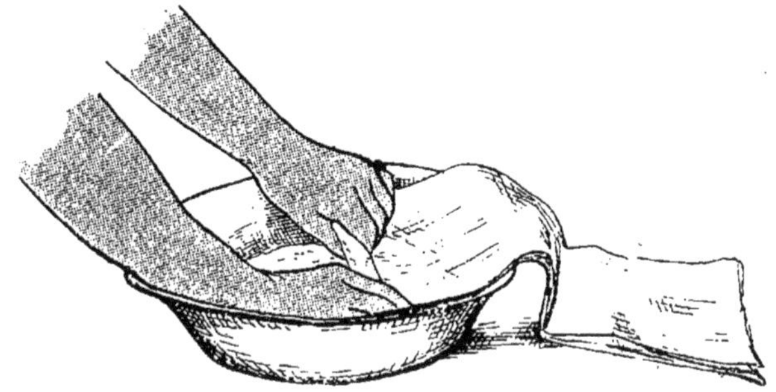

FIG. 80. — Trempage des attelles : on les malaxe soigneusement dans la bouillie plâtrée (3 verres d'eau froide sans sel pour 5 verres de plâtre) ; puis on les exprime à moitié et on vous les passe. Bandes et attelles doivent être employées 2 ou 3 minutes après avoir été trempées.

laires de bandes de mousseline. Vous marquez la place des plaies sur la mousseline avec une couche de teinture d'iode qui, en traversant les couches de plâtre, servira à repérer ces plaies et vous montrera, une fois le plâtre fini, où vous devez le fenêtrer en vue des pansements ultérieurs (voir *fig. 83 et 84*).

Mise en position du blessé.

Trois aides le soulèvent avec précaution, l'un tirant sur ses pieds, un autre sous ses bras pour faire la contre-extension, le 3e soutenant le bassin et le milieu du tronc, et le posent sur un pelvi-support. Celui-ci est composé de 2 appuis : l'un étroit pour le bassin et l'autre beaucoup plus large pour les épaules et la tête; ce pelvi-support peut être improvisé, partout avec des boîtes ou des briques. Le point d'appui sera placé à une hauteur d'environ 15 centimètres au-dessus de la table, afin que votre main puisse tourner aisément avec la bande tout autour de la ceinture pelvienne du blessé (*fig. 82 à 85*).

La réduction de la fracture.

N'oublions pas qu'il s'agit, dans le cas supposé, de la construction du plâtre à l'avant, à l'ambulance ; or, à ce moment la réduction est encore très facile et s'obtiendra par la simple traction d'un seul aide qui, au besoin, s'arc boutera contre le pied de la

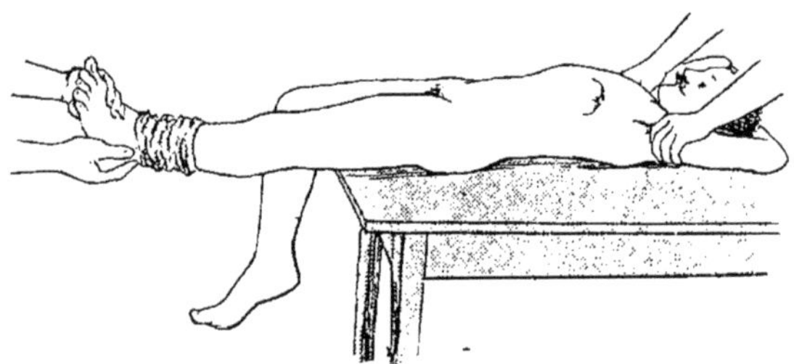

FIG. 81. — Avant de placer le blessé sur le pelvi-support, on glisse le jersey plissé en accordéon au-dessus des malléoles : un aide assure l'extension en tirant sur le pied : un autre retient sous les aisselles : on peut alors soulever le blessé sans danger pour glisser le pelvi-support.

Le bord supérieur de ce fourreau collant est tiré jusqu'à l'aine, le bord inférieur jusqu'aux orteils. Autour du bassin on passe une mince couche d'ouate.

table. La contre extension est assurée par un autre aide, qui retient le sujet sous les aisselles (*fig. 81*).

Dans les hôpitaux de l'arrière, quelques jours et surtout quelques semaines plus tard, ce sera une tout autre affaire. Il faudra déployer beaucoup plus de force, d'autant plus qu'il s'agira de fignoler le résultat. Nous consacrerons un chapitre spécial à la description détaillée de ces manœuvres de réduction extrêmement précises dans les hôpitaux de l'arrière.

Nous verrons que dans beaucoup de cas, il est nécessaire d'employer le chloroforme avec le contrôle continu de la radioscopie ou mieux de la radiographie dans des séances forcément longues et laborieuses, si nous ambitionnons une réduction anatomique parfaite ou presque parfaite.

Mais à l'ambulance, il ne s'agit de rien de pareil, on ne peut pas et on ne doit pas s'attarder. Ici l'extension est suffisamment assurée, avons-nous dit, par un aide vigoureux qui tire sur le pied de toutes ses forces, ce qui représente une traction de 50 kilogs et même un peu plus quelquefois. Il peut se faire aider au besoin ou suppléer par un camarade, tandis qu'un autre infirmier se charge de la contre-extension (voir *fig. 83*), mais si vous voulez, vous pouvez faire l'économie de celui-ci, en passant à l'aine du blessé l'anse d'un écheveau ou d'une bande Velpeau, dont

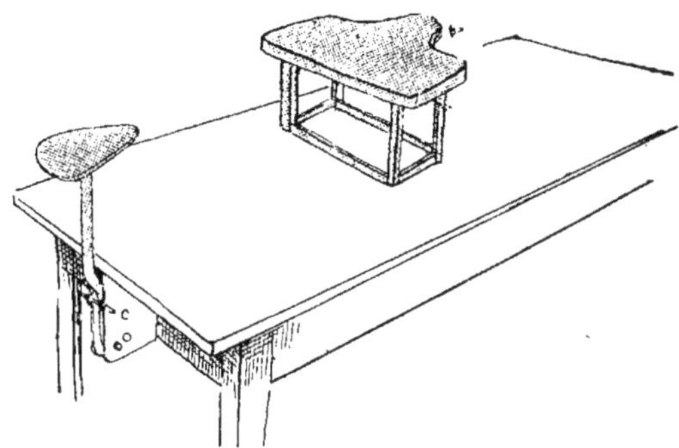

FIG. 82. — Notre pelvi-support fixe : la pièce pelvienne peut pivoter autour du point O : elle est maintenue en place par une cheville C : après usage elle est rabattue sous la table ; la partie dorsale est constituée par une sorte de petit banc.

les extrémités opposées seront fixées à la tête de la table, ou d'un crochet planté dans le mur voisin.

Aussitôt que le malade est en place, enveloppez le membre de la très mince couche d'ouate, roulée à la manière d'une bande de toile.

Tandis que si vous vous servez du fourreau collant, vous le passerez avant la mise du blessé sur le pelvi support, lorsqu'il est encore sur la table.

Pendant ce temps, un infirmier a plongé deux bandes plâtrées dans une grande cuvette aux trois quarts pleine d'eau froide sans sel ; 1 ou 2 minutes après, il y plonge les 3 autres.

Un deuxième infirmier prend la première bande dans la cuvette, l'exprime à fond et vous la passe.

Vous l'appliquez en partant des orteils et en montant jusqu'à la ligne des fausses côtes.

Dans une autre cuvette, préparez en 1 minute la bouillie plâtrée (3 verres d'eau pour 5 verres de plâtre), qu'il gâche pour obtenir une bouillie homogène; il y plongera aussitôt les attelles de tarlatane découpées à l'avance.

Rappelez-vous que les bandes et attelles doivent être appliquées sans retard, car la bouillie plâtrée, préparée dans les proportions dites, va « prendre » vers la 10e minute.

Il faut donc que vous ayez appliqué bandes et attelles en 5 à 6 minutes, 8 au plus, afin qu'il vous reste 2 à 3 minutes avant la prise du plâtre. Il vous les faut pour vérifier l'attitude du membre et faire le modelage du plâtre.

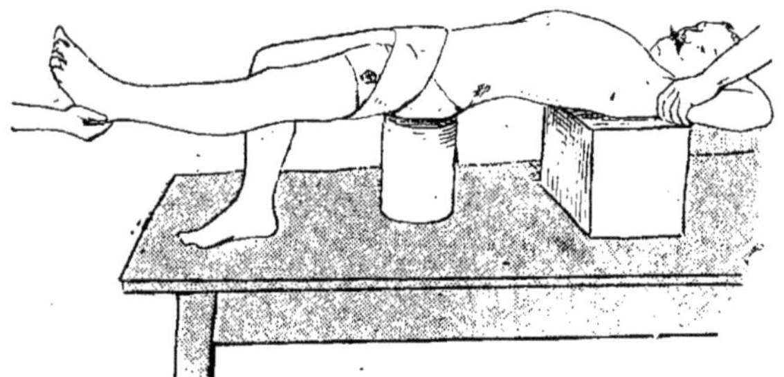

Fig. 83. — Pelvi support improvisé au moyen de deux boîtes, l'une ronde sous le bassin, l'autre rectangulaire sous les épaules : la jambe saine repose sur la table : deux aides assurent l'extension et la contre-extension.

Mais rassurez-vous, il vous sera possible et même facile d'arriver à temps, du moins à partir de votre 3e ou 4e expérience.

Cet entraînement une fois acquis, voici ce qu'il vous faudra compter à peu près pour chaque temps de la technique; une demi-minute à trois quarts de minute par bande (il y en a 5), plus 1 minute pour les 4 attelles réunies; au total, 5 minutes environ.

Comment appliquer les bandes?

Vous faites des tours circulaires autour de la jambe et du bassin et quelques tours en spica à l'aine. Les circulaires doivent se recouvrir à moitié ou au tiers. Ne faites point de « renversés ». Ce n'est pas nécessaire avec ces bandes minces et mouillées, qui se moulent d'elles-mêmes sur les contours du membre et se plissent légèrement où il faut, sans que ces plis puissent blesser, car ils sont très petits et même plus petits que ceux que vous feriez (pour les éviter) avec les renversés.

Trois recommandations : il vous faut *étaler* la bande, l'appliquer exactement mais *sans pression*.

1° L'*étaler*, donc éviter de faire des cordes, mais sans se préoccuper cependant, parce qu'ils sont négligeables, je viens de le dire, des petits plis inévitables d'une bande roulée sur une région non régulièrement cylindrique.

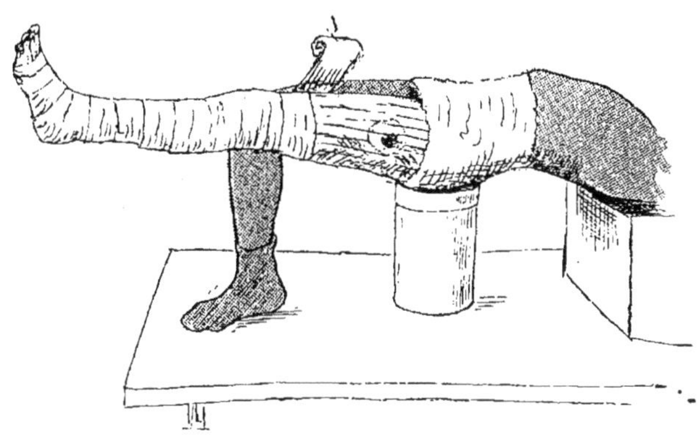

FIG. 84. — La cuisse et la jambe seront revêtues du maillot en jersey, le bassin est recouvert d'une mince couche d'ouate. On applique la première bande en partant du pied. Ne pas *boudiner* le membre : appliquer sans serrer, laissant même les tours de bande goder légèrement au niveau des segments coniques du membre. On marque à la teinture d'iode la place de la plaie, pour faciliter son repérage lorsqu'il faudra fenêtrer le plâtre à son niveau.

Si vous étalez la bande, vous aurez des plâtres qui ne blessent pas.

2° Appliquer *exactement* la bande, en suivant bien les dépressions et reliefs de la région. On peut faire plaquer au fur et à mesure, avec la main gauche, chacun des tours appliqué avec la main droite.

Et vous aurez ainsi des plâtres *précis*, ni *lâches*, ni *flottants*.

3° Ne pas *serrer* ni *presser*, faute souvent commise par les débutants; éviter de saucissonner le membre, ne pas tirer sur la bande comme on tire sur une bande d'Esmarch; simplement appliquer la bande plâtrée comme si vous aviez à prendre l'empreinte, le contour ou le volume du membre, sans y rien ajouter, mais sans en rien retrancher.

Et vous aurez aussi des plâtres *confortables* et *inoffensifs*, n'amenant ni gêne ni constriction.

Vous appliquez ainsi vos 2 premières bandes plâtrées. Par dessus ces 2 bandes vous allez appliquer vos attelles. Un infirmier vous les passe une à une très rapidement, après les avoir exprimées (à moitié) et étalées.

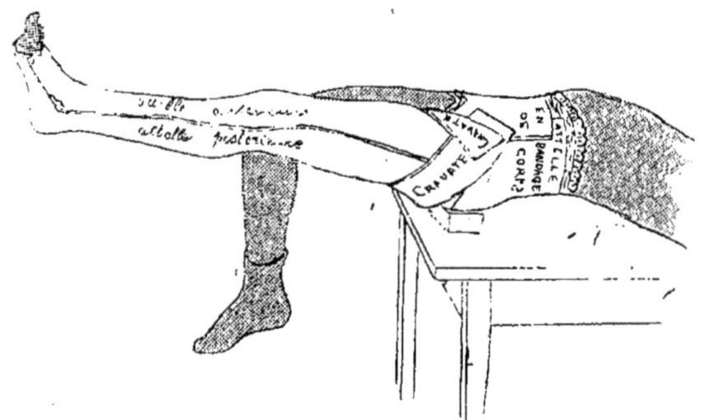

Fig. 85. — L'application des attelles. — Par dessus le premier revêtement de ces bandes plâtrées, on dispose 4 attelles de 4 épaisseurs de tarlatane (trempées dans la bouillie plâtrée) :

1° Une attelle en bandage de corps, autour du bassin :
2° Une attelle postérieure sous le membre ;
3° Une attelle antérieure, et la 4e en cravate à la racine de la cuisse. L'application de ces 4 attelles, si vous êtes aidé par 1 ou 2 bons infirmiers, ne vous prendra pas plus d'une minute pour toutes les 4).

Application des attelles.

Par-dessus les 2 premières bandes vous appliquez vos attelles de renforcement qui sont, comme vous savez, des « carrés longs » de tarlatane, de 4 épaisseurs, trempés dans la bouillie plâtrée (5 verres de plâtre pour 3 verres d'eau).

Vous appliquez la première attelle autour du bassin « en bandage de corps » avec le secours d'un aide placé du côté sain (*fig.* 85).

Puis, toujours secondé par l'aide, vous en placez deux autres, l'une sur le dessus du membre, l'autre sur le dessous, et sur la plante du pied. Elles s'étendent des orteils au bord supérieur (abdominal) de l'appareil.

L'aide qui tire sur le pied maintient l'extrémité inférieure de ces deux attelles; un autre aide maintient l'extrémité supérieure. Enfin vous mettrez la quatrième attelle en cravate autour de l'aine.

Encore une fois tout cela peut se faire rapidement, il faut à peine 15 à 20 secondes pour placer chaque attelle, ce qui représente, pour les 4 réunies, une minute environ.

On fait l'application de ces attelles en les étalant avec soin, en déplissant leurs bords pour éviter les arêtes trop vives. Les bords de ces attelles se chevauchent au cou-de-pied et au niveau des parties étroites du membre; mais cela n'a que des avantages : en solidarisant ainsi les attelles on ajoute à la solidité de l'appareil. Pour faciliter leur application, un aide peut découper les bords d'un coup de ciseaux, au niveau des malléoles et près du talon.

Par-dessus les attelles vous enroulez encore 3 bandes, de la même manière que les 2 bandes du dessous.

Ainsi les attelles sont comprises entre 2 étages de bandes.

Détail important : entre les diverses assises de l'appareil, au fur et à mesure de leur construction, un aide étale une couche de 1 à 2 millimètres de bouillie plâtrée, la même bouillie qui a servi pour le plâtrage des attelles. C'est le mortier qui solidarise en un seul bloc très homogène les diverses pièces du plâtre.

Par-dessus la dernière bande vous appliquez une dernière couche de cette bouillie, qui donnera un peu de « lustre » à l'appareil.

Et c'est fini.

Tout cela vous a demandé 5 à 6 minutes, 8 au plus. Il reste donc, *avant la prise* du plâtre, les quelques minutes nécessaires pour vérifier l'attitude et modeler l'appareil. Quelques minutes, c'est la moyenne voulue, ni trop ni trop peu. Vous devez avoir tout calculé pour qu'il en soit ainsi, c'est-à-dire que vous aurez non seulement essayé votre plâtre à l'avance (j'ai dit comment dans les précédents articles) mais encore, si vous êtes novice, fait une répétition générale, c'est-à-dire avoir construit au moins un plâtre sur un sujet normal ou sur un « mannequin » pour vous éprouver, *vous et vos infirmiers*.

Vérification de l'attitude et modelage. — Après avoir enlevé doucement le blessé du pelvi-support et l'avoir posé sur la table, vous procéderez à la vérification de l'attitude et au modelage du plâtre. C'est un temps très important que vous exécuterez vous-même chaque fois que vous en aurez le temps. Ce n'est que dans les cas de presse que vous confierez ce soin à vos infirmiers déjà exercés, en leur donnant, pour chaque cas particulier, des indications précises (*fig. 86 à 90*).

On modèle le plâtre autour des saillies osseuses de la région, **non pas sur**, ce qui donnerait des eschares, **mais autour**, de manière à loger ces saillies dans des dépressions assorties; on

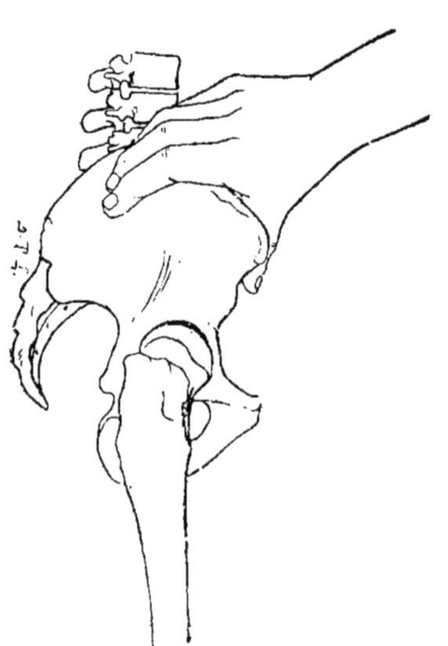

FIG. 86. — Le modelage du plâtre. — Manière de coiffer les crêtes iliaques : la place des mains pour modeler l'appareil sur les crêtes iliaques.

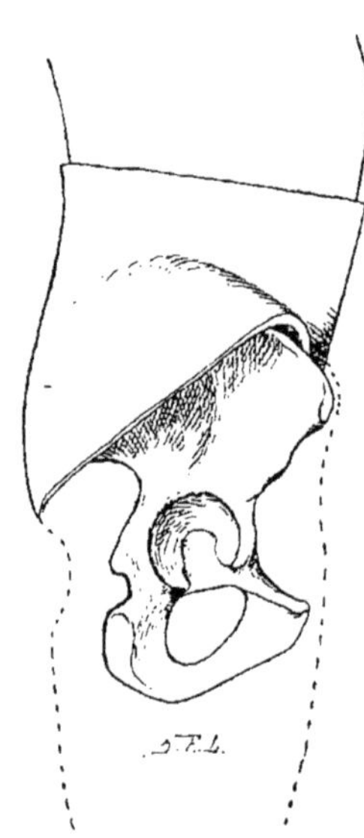

FIG. 87. — Coupe d'un appareil bien modelé au-dessus des os iliaques.

coiffe les crêtes iliaques en pressant le plâtre au-dessus de ces crêtes et en avant (*fig. 86*) avec les mains légèrement fléchies, le pouce en avant et les autres doigts au-dessus. On presse aussi sur le plâtre au-dessous de la crête iliaque, de manière à loger celle-ci dans une excavation bordée en haut par une arête plus saillante répondant à l'espace ilio-costal, et en bas par une arête moins marquée, répondant à l'espace ilio-trochantérien.

Au genou l'on modèle le plâtre autour des condyles fémoraux et des tubérosités tibiales, et de chaque côté de la rotule.

En somme, on utilise tous les reliefs osseux qui forment autant de clavettes entre le membre et le manchon plâtré (*fig. 90*).

Il est bien entendu que la correction doit être maintenue avec grand soin jusqu'à la prise du plâtre inclusivement. C'est parfois ennuyeux, mais indispensable si l'on veut obtenir de bons résultats. Et pourtant que de chirurgiens qui manquent à ce précepte capital !

On reconnaît que le plâtre « est pris » à ce qu'il ne se fait plus de plis à sa surface, à ce qu'il *résonne* sous le doigt, à ce qu'il

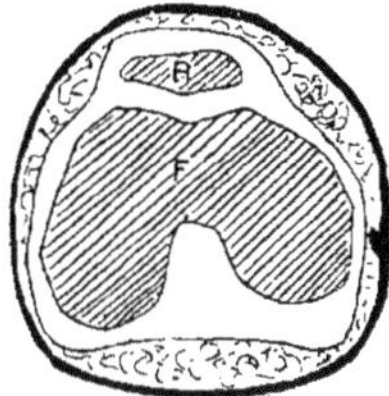

FIG. 88. — Coupe schématique du genou dans un appareil mal fait : l'appareil étant circulaire, le genou peut tourner en tous sens.

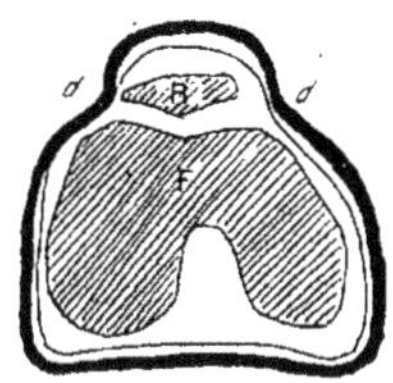

FIG. 89. — Coupe schématique du genou dans un appareil bien fait : les dépressions (*d*, *d*) faites de chaque côté de la rotule (*r*), empêchent le genou de tourner.

chauffe ; mais sachez cependant que lorsqu'on se sert d'eau froide, comme nous l'avons recommandé, il ne chauffe pas toujours d'une manière très appréciable, même lorsque le plâtre est de bonne qualité.

Le polissage. — Comment faire des plâtres jolis.

L'idéal c'est de faire des plâtres non seulement confortables et précis, mais encore jolis, d'ajouter au *tuto* le *jucunde*. Aussi bien ces deux qualités vont presque toujours de pair. Un plâtre très précis ne peut pas être laid, puisqu'il prend les formes du corps. Mais si, outre la régularité, vous lui donnez le poli et le brillant, alors ce sera parfait (*fig. 91 à 93*).

Et n'allez pas traiter de futilité cette préoccupation de faire de jolis plâtres : c'est sur eux que vous serez jugé le plus souvent par les profanes et même par les initiés. Et sur quoi voulez-vous qu'on vous juge (en attendant le résultat définitif, lequel ne sera vu le plus souvent qu'au bout de plusieurs mois), sur quoi, sinon sur le bien-être ou le malaise causé par l'appareil, sur la beauté ou sur la laideur de ces appareils ? Au reste, qui sait faire un plâtre joli sait faire un plâtre précis. « Montre-moi tes appareils, ô chirurgien de fractures, et je te dirai qui tu es. » Ainsi donc, au lieu d'un plâtras grossier, au lieu de ces « bottes monstrueuses » dont parle Lejars, efforcez-vous de faire, si j'ose dire, une œuvre d'art. Vous y réussirez en vous y appliquant.

Pour avoir un joli plâtre, on le polit. Il y a deux procédés de polissage : le premier, immédiat et instantané, se fait aussitôt

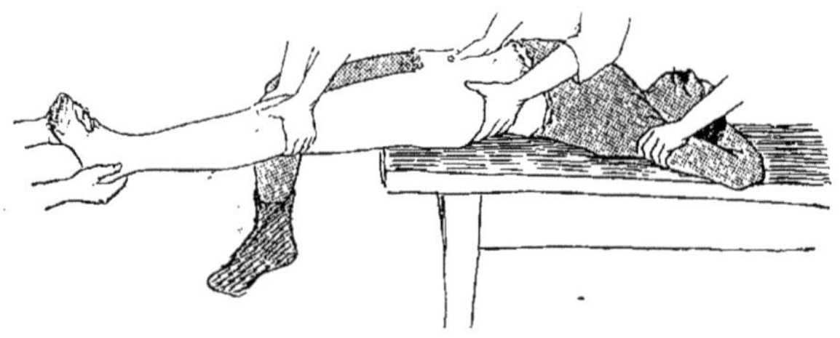

Fig. 90. — Modelage de l'appareil pendant la prise du plâtre. On fait ce modelage au-dessus des crêtes iliaques et autour des saillies du genou. (Avant ce modelage, ce plâtre a été poli instantanément par la technique représentée à la figure suivante sur un plâtre de jambe).

appliquée la dernière couche de bouillie, avant la prise et le modelage du plâtre, et demande 1 à 2 minutes. Le second se fait aussitôt après la prise et demande 8 à 10 minutes.

Donc, la première manière sera celle de l'ambulance et des jours de presse ; la deuxième, celle des hôpitaux de l'intérieur ou des jours de loisir.

1° *Polissage immédiat et instantané.* — Une fois appliquée la dernière couche de bouillie, plaquez sur cette surface encore humide, pour l'y coller, un grand carré de tarlatane gommée sèche, de la longueur de l'appareil et d'une largeur égale à la circonférence maxima. Au niveau du cou-de-pied où vous avez trop d'étoffe, enlevez le superflu d'un coup de ciseaux et débridez les bords par places pour faciliter l'application exacte et régulière de la tarlatane sur le pourtour du membre (*fig. 91*).

C'est tout d'abord sur le devant que vous faites plaquer le milieu de ce grand carré de tarlatane, vous rabattez ensuite et faites plaquer les deux pans latéraux de cette « aponévrose du plâtre » jusque sur la ligne médiane postérieure, où les bords viennent s'entrecroiser. Là où le chevauchement est trop grand et dépasse, par exemple, trois ou quatre centimètres, vous coupez les parties exubérantes.

Si nous voulons que le point de raccord des deux pans soit en arrière sur une partie non apparente du membre, c'est parce

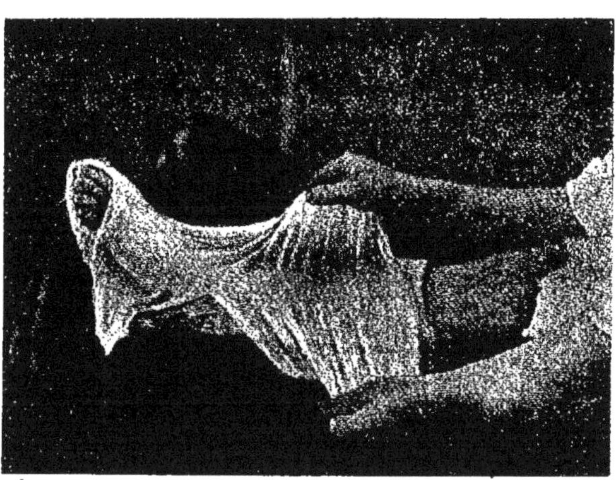

FIG. 91. — Pour montrer la technique du polissage instantané, celui qu'on fait après avoir roulé la dernière bande et appliqué la dernière couche de bouillie avant la prise du plâtre. Manière de le faire : par dessus l'appareil, on applique un grand carré de mousseline qu'on fait plaquer intimement et dont on efface les plis en tirant fortement sur ses bords — ces bords vont s'entrecroiser en arrière, dans la partie non apparente du plâtre.

qu'il n'y a pas de petits détails négligeables lorsqu'on cherche, comme ici, à avoir un plâtre le plus joli possible.

Le deuxième procédé de polissage, c'est, aussitôt après la prise du plâtre, d'appliquer par-dessus la dernière bande une bonne couche de bouillie épaisse (trois verres de plâtre pour un verre d'eau) ; avec la main on plaque une couche de 1 à 2 millimètres de cette pâte sur la moitié antérieure de l'appareil, la seule partie accessible si le membre repose sur la table ; par-dessus cette première couche vous en appliquez une deuxième, puis une troisième, de manière à obtenir finalement une couche d'une épaisseur totale d'à peu près quatre à cinq millimètres.

Si votre plâtre n'est pas éventé, cette pâte épaisse prend presque immédiatement, mettons en deux à trois minutes; profitez de ces deux minutes pour décaper, régulariser et polir le plâtre avec un tampon d'ouate, mouillé dans de l'eau ordinaire. Lissez l'appareil jusqu'à ce que sa surface soit d'une régularité aussi parfaite, sensiblement, que celle d'un miroir. Le polissage de cette partie antérieure terminé, vous allez, pour polir la partie postérieure, retourner le sujet sur le ventre, en usant de grandes précautions, afin de ne pas briser le plâtre. Pour le polissage de cette deuxième partie, vous vous servez d'une nouvelle bouillie préparée immédiatement dans une autre cuvette : le raccord se fait

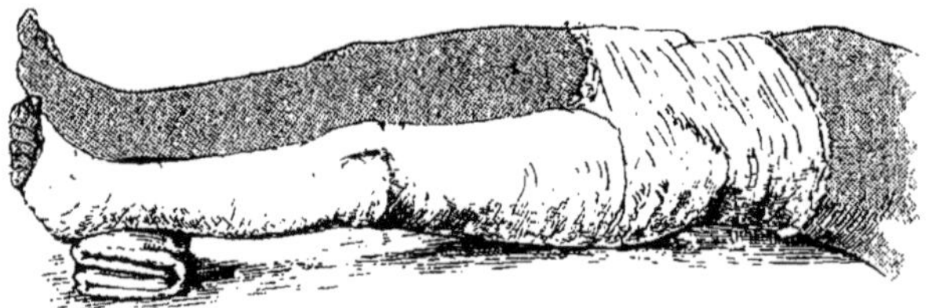

FIG. 92. — Ces deux figures *92* et *93* sont destinées à montrer la différence entre un plâtre brut et un plâtre poli.

Voici l'appareil brut terminé : le pied du malade est surélevé au moyen d'un drap roulé pour faciliter la dessiccation, en permettant le passage de l'air sous le plâtre.

aisément, sans laisser ni arête ni marque entre les deux parties polies successivement.

Même après décapage et polissage, cette couche surajoutée de bouillie conserve bien une épaisseur de deux à trois millimètres, ce qui « charge » et alourdit un peu les appareils, mais c'est plutôt un avantage, ai-je dit, que d'avoir un plâtre un peu lourd pour les blessés qui doivent garder le repos; ils sont ainsi mieux calés et immobilisés dans leur lit. Je conviens, par contre, que ce serait un inconvénient pour ceux qui doivent marcher, et c'est pourquoi, lorsqu'il s'agit d'un plâtre de marche, nous employons un autre procédé de polissage — polissage encore plus fini, plus parfait, que nous ne faisons que deux ou trois jours après avoir construit le plâtre, et avec une bouillie plus claire que celle indiquée plus haut et qui donne un revêtement plâtré deux ou trois fois plus mince et plus léger. (Voir, pour les détails de ce troisième procédé, notre *Orthopédie indispensable aux praticiens*, 7ᵉ édition, pages 81 et 82).

On nous a demandé bien souvent le secret de la composition du vernis employé pour obtenir les jolis plâtres de Berck. Vous le voyez, il n'y a ni secret, ni mystère : ce vernis, c'est tout simplement une couche de bouillie plâtrée qui, appliquée avec un peu de doigté à la surface de l'appareil, donne les plâtres les plus reluisants, lesquels, se patinant au bout de quelques semaines ou de quelques mois, prennent des aspects de vieil ivoire qui les font encore plus beaux.

Je vous conseille, pour votre pratique, d'apprendre à vos infir-

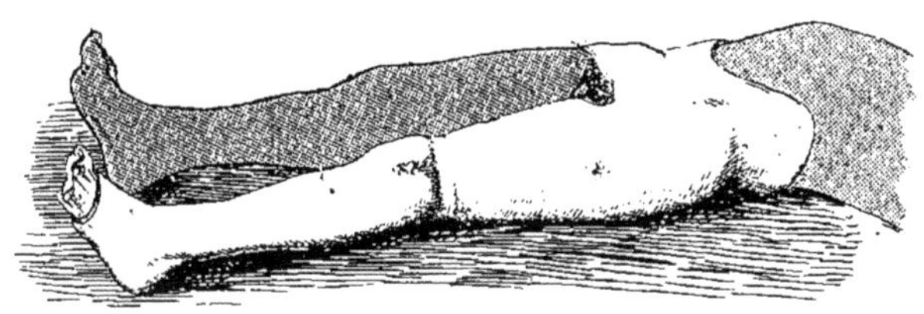

FIG. 93. — Appareil terminé, émondé et poli. Ce polissage se fait soit immédiatement avant la prise du plâtre (voir *fig. 91*), soit immédiatement après la prise, soit 2 ou 3 jours plus tard (*voir le texte*). Au dessus du genou on aperçoit une rainure ; on l'obtient en déprimant le plâtre à ce niveau avec les mains, un peu avant la prise. Cette rainure est destinée à recevoir la boucle de chaque côté de laquelle partiront les cordes de l'extension continue (voir *fig. 28*).

miers, une fois pour toutes, cette technique du polissage, et de les charger ensuite de ce soin — comme nous faisons nous même.

Émondage du plâtre (*fig. 93*).

10 à 15 minutes après la prise du plâtre, un infirmier procède à l'émondage, avec un bon couteau qu'on fait mordre doucement et lentement sur l'appareil, qui en ce moment se laisse encore entamer et couper presque aussi facilement que du carton mou. En haut, sur le ventre, on découpe le bord supérieur en forme de croissant, de manière à laisser l'ombilic à nu ; puis on dégage les parties génitales, et les orteils qui doivent *toujours rester à nu*, ce qui permet de les surveiller facilement. Surveillance nécessaire, car vous savez que l'état des orteils nous renseigne sur l'état de la nutrition du membre entier.

Les orteils doivent être ***roses, chauds, sensibles*** (à la piqûre d'une épingle) et ***mobiles;*** vous y regarderez toujours, ou plutôt un infirmier habitué y regardera toujours, avant que le blessé ne quitte la salle de plâtrage.

Vous savez aussi que lorsque les orteils n'ont pas ces caractères normaux, vous devez fendre le plâtre sur le devant, puis écarter les bords jusqu'à ce que les orteils aient repris leur état normal. Mais nous avons longuement insisté sur tous ces détails dans des chapitres précédents.

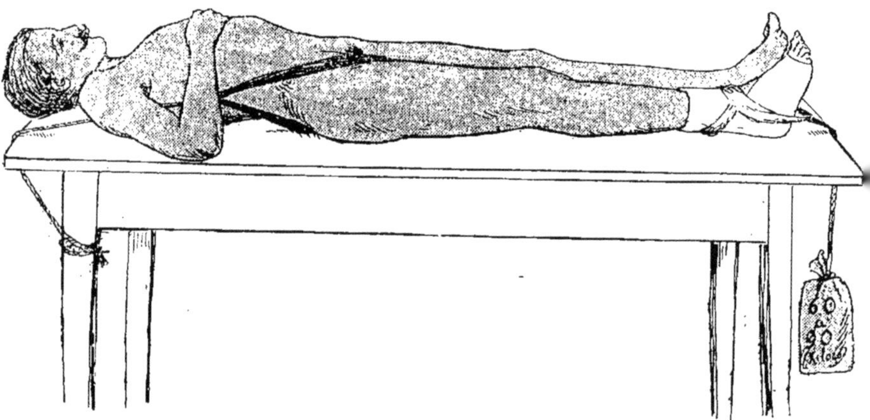

FIG. 94. — Cette figure et la suivante sont destinées à donner ***dès maintenant une idée*** de la manière de faire la réduction avant l'application du plâtre (*fig. 94*) et de maintenir la réduction pendant cette application (*fig. suivante*).

Réduction d'une fracture de cuisse. — Extension : elle se fait au moyen d'une anse de toile qui vient se fixer en cravate ou 8 de chiffre sur une bottine plâtrée : grâce à ce petit truc, on peut sans danger exercer une traction de 60 à 90 kilos.

Contre-extension : un écheveau de laine ou une anse de toile embrassant la racine du membre vient se relier par une corde à l'un des pieds de la table. Pour ne pas embrouiller la figure, nous n'avons pas représenté ici les mains du chirurgien qui font la **coaptation**, c'est-à-dire la réduction des fragments de droite à gauche et d'avant en arrière ; nous décrirons longuement toutes ces manœuvres de coaptation au chapitre de la réduction des fractures. Ici nous n'avons voulu, répétons-le, que vous donner une première idée de la manière de maintenir le membre, pendant que vous appliquerez votre plâtre.

Les fenêtres du plâtre

A quel moment faut-il fenêtrer et fendre le plâtre?

Lorsqu'il est assez dur et pas trop, mettons *un quart d'heure après la prise*; plus tard, la besogne est difficile; plus tôt, les bords sont mâchonnés et déformés par l'instrument tranchant.

Comment fenêtrer le plâtre (fig. 97 à 99).

Après avoir émondé le plâtre, on le fenêtre au niveau des plaies, en le coupant, millimètre par millimètre, avec un couteau bien affilé.

Grâce aux carrés de gaze de plusieurs millimètres d'épaisseur, appliqués sur les plaies, vous pouvez pratiquer ces fenêtres sans avoir à craindre d'entamer la peau.

La fenêtre prendra la forme générale des plaies, en les dépassant de plusieurs centimètres en tous sens.

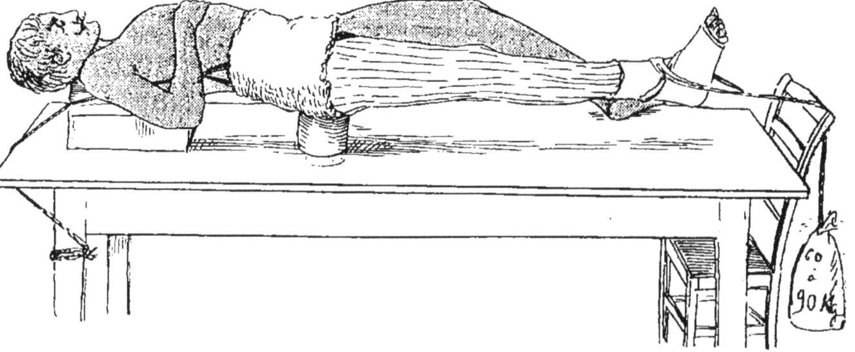

Fig. 95. — Le malade est placé sur le pelvi-support improvisé. Pour que la traction continue à s'opérer dans l'axe du membre, on fait passer la corde sur le dossier d'une chaise calée contre l'extrémité inférieure de la table. Tout cela se fait avec ou sans chloroforme, *au choix des blessés*; j'ai eu des poilus tellement crânes, qu'ils refusaient d'être endormis et supportaient sans « sourciller » des tractions allant parfois jusqu'à plus de 80 kilos pendant des 15 et 20 minutes. Je dois ajouter cependant que, parmi ceux-là, quelques-uns, après un essai d'endurance de 2 à 3 minutes, demandaient le chloroforme, mais d'autres tenaient bravement jusqu'au bout. — En règle générale, toutefois, je vous conseille, *pour eux* et *pour vous*, de recourir à l'anesthésie, lorsque la réduction réclame une force pareille, ce qui n'arrivera guère que pour les fractures déjà un peu anciennes, c'est-à-dire dans les hôpitaux de l'intérieur.

Mais comment déterminer exactement ces limites à travers le plâtre terminé? C'est chose difficile, mais indispensable.

Le repérage exact des plaies

Les médecins du front ou de l'intérieur qui sont venus nous voir, ont insisté sur les difficultés de ce repérage. « J'avais beau faire, me disait l'un d'eux, j'avais beau noter du regard, avant de commencer mon plâtre, la place des plaies, lorsque ensuite j'ouvrais mes fenêtres, je me trompais toujours. Parfois je n'avais mis à nu qu'un petit coin de la plaie : c'était le cas le plus heureux, car alors je savais du moins par où agrandir ma fenêtre, mais plus souvent je tombais sur de la peau saine, et j'étais dérouté au point de ne pas savoir de quel côté je devais agrandir cette fenêtre pour découvrir la plaie; il m'est arrivé de couper par le haut de 2, 3, 4, 5 centimètres, sans trouver; alors je me rejetais vers le bas, et coupais par là, encore rien; je coupais vers la droite, rien; il ne me restait plus qu'à chercher à gauche, et c'est alors

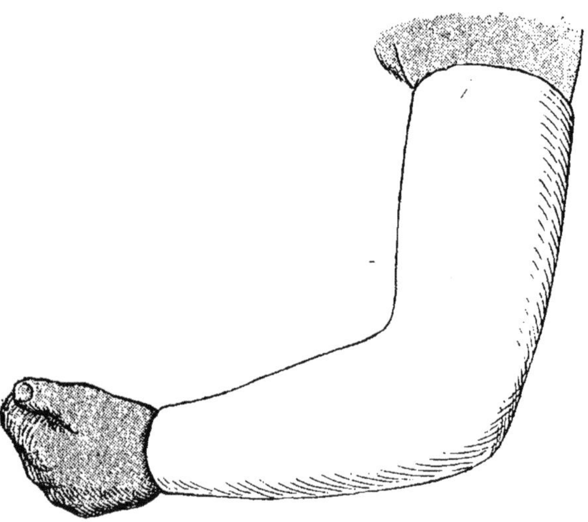

Fig. 96. — Si après avoir construit votre plâtre, vous constatez que la partie périphérique, libre, du membre a gonflé, ou pris une teinte violette ou bleuâtre, c'est que vous avez trop serré vos bandes. Cependant vous y pouvez remédier sans enlever le plâtre, pourvu que la circulation artérielle ne soit pas interrompue ni même gênée à la périphérie (pour vous en assurer, comparez le pouls des deux radiales). Le moyen d'y remédier, c'est de comprimer avec une bande Velpeau l'extrémité du membre depuis le bord du plâtre jusqu'aux dernières phalanges exclusivement — ou plutôt en sens inverse de ces phalanges au bord inférieur du plâtre.

Mais dans le cas de persistance de ce gonflement au-delà de quelques jours (malgré la bande Velpeau), et surtout d'engourdissement de la main, ou de diminution du pouls de la radiale (comparez toujours avec le pouls du côté sain), vous fendrez le plâtre du haut en bas, pour en écarter les bords de 2 ou 3 centimètres (jusqu'à ce que tout soit redevenu normal) et vous maintiendrez ce degré d'écartement avec une lanière d'ouate insinuée entre les bords et quelques tours de bandes (de la manière représentée *fig. 100* et *102*). La conduite à tenir est la même évidemment pour un plâtre du membre inférieur que pour un plâtre du membre supérieur.

seulement que je trouvais la plaie. Mais on devine les dégâts que ces agrandissements successifs des fenêtres primitives avaient causés au plâtre et combien celui-ci avait perdu de sa solidité ; au total, j'avais passé 15 minutes à chercher et à m'agacer, pour aboutir finalement à démolir mon plâtre. »

— Mais tout d'abord, ai-je répondu, ces dommages du plâtre pouvaient être réparés instantanément ; vous pouviez lui rendre sa solidité première en fermant aussitôt toutes les parties inutiles

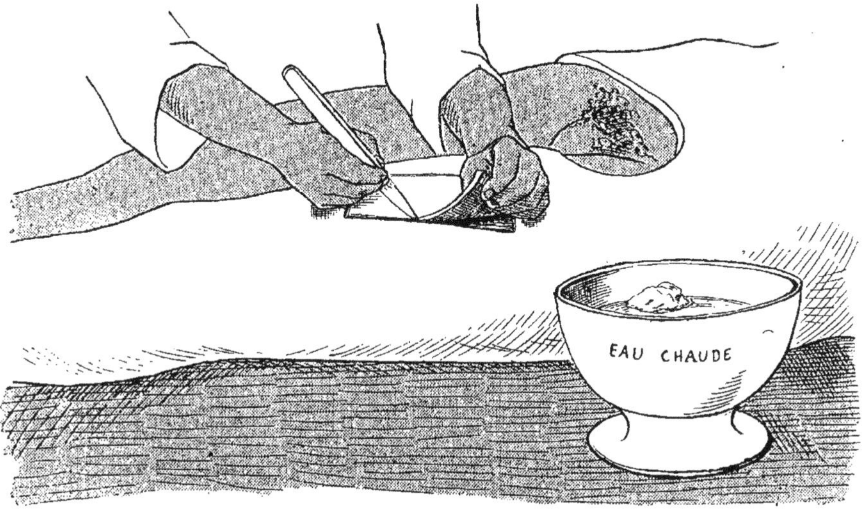

FIG. 97. — Comment fenêtrer le plâtre au niveau des plaies. — Le couteau a tracé un sillon (ou une rigole) circonscrivant l'aire de la fenêtre : pour faciliter la besogne, faites couler de temps en temps un peu d'eau chaude sur le trajet du couteau (mais ceci n'est pas nécessaire lorsque le plâtre est encore « frais » 1/2 heure après la « prise ») ; dès que la rigole a atteint la profondeur voulue, on soulève un coin du volet que le couteau finit par détacher complètement.

de cette fenêtre trop grande. Il suffisait d'appliquer sur ces parties, jusqu'à 2 ou 3 cm. des bords de la plaie, 3 ou 4 petites attelles plâtrées superposées, de 2 ou 3 feuillets de tarlatane chacune, ces attelles empiétant sur les montants de la fenêtre, auxquels on les accole aussitôt avec de la bouillie et quelques tours de bande. Mais combien il eût mieux valu vous éviter tous ces ennuis et toute cette perte de temps, en repérant les plaies avec précision.

— Oui, mais le moyen ?

— Eh bien! ce moyen existe; il en est même trois. Le premier, c'est d'appliquer au niveau des plaies par-dessus le pansement, avant de faire le plâtre, un tamponnet d'ouate ou de gaze d'au moins 3 à 4 centimètres d'épaisseur (ou d'y planter un crayon tenu par un aide) et ensuite, lorsque vous arrivez en cette région avec vos bandes plâtrées, de les passer tout autour de ce point. Mais cela va vous gêner un peu (surtout s'il y a plusieurs plaies), pour appliquer régulièrement votre plâtre, sans compter qu'il vous faudra un aide de plus.

C'est pour cela que je vous recommande de préférer les 2e ou

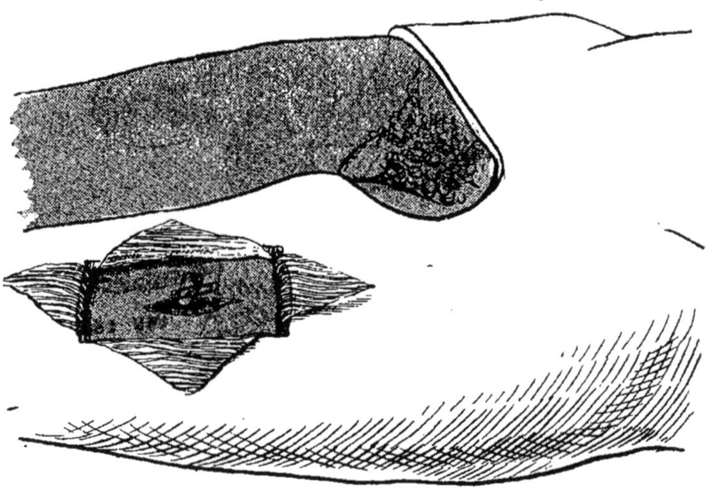

Fig. 98. — Les 4 pans du jersey sont rabattus sur les bords de la fenêtre.

3e moyens beaucoup plus simples et beaucoup plus sûrs, et que voici : l'un c'est, avant de construire le plâtre, de marquer à l'encre ou teinture d'iode, ou crayon dermographique, sur la peau du membre sain, les points homologues et symétriques, répondant à la place des plaies; l'autre, c'est (toujours avant de construire le plâtre), de toucher à la teinture d'iode pure la partie du pansement qui répond à la plaie.

La teinture d'iode traversera les couches du plâtre et révèlera ensuite par une tache extérieure, sur le plâtre terminé, la place des plaies.

Au cas d'un plâtre épais, par exemple un plâtre de cuisse, une seule couche de teinture d'iode appliquée sur le pansement ne traverserait peut-être pas immédiatement toutes les assises de l'appareil; en pareil cas, je vous conseille de réappliquer encore 3 ou 4 fois de la teinture d'iode (sur la tache visible) : 1° après l'application des premières bandes; 2° après l'application des attelles plâtrées; 3° après les dernières bandes.

De cette façon, vous éviterez toute erreur fâcheuse dans le repérage des plaies.

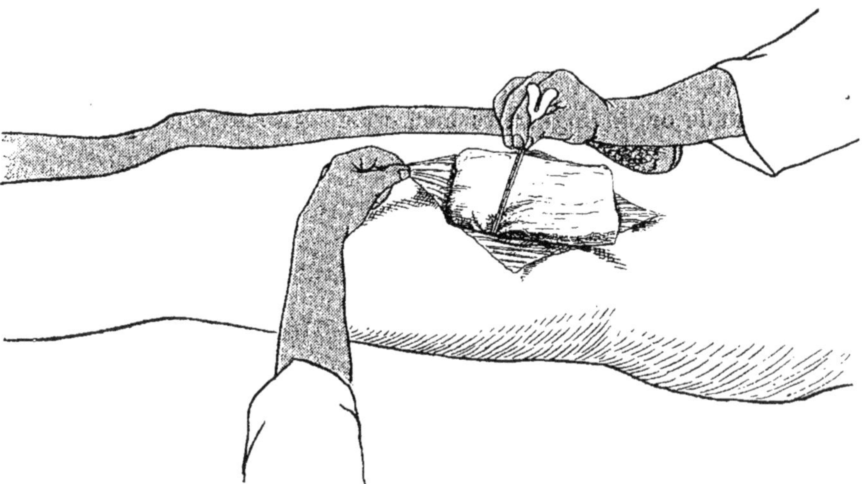

Fig. 99. — Le pansement : au moyen d'une sonde cannelée, on glisse les bords du pansement entre le jersey et la peau, sous les montants de la fenêtre. Disons, dès maintenant, qu'on ne doit jamais laisser ouvertes, ces fenêtres du plâtre, sinon vous verrez bientôt faire hernie par là les téguments et les tissus gonflés : une fenêtre ouverte est une véritable ventouse. Il vous faudra donc recouvrir et maintenir la peau et les tissus par un pansement ou des carrés d'ouate, méthodiquement et assez fortement comprimés avec des circulaires de bandes de mousseline ou de bandes Velpeau. Mais nous reviendrons un peu plus loin sur ce détail important de technique.

Les instruments pour fenêtrer ou fendre le plâtre.

C'est un couteau ordinaire ou un tranchet de cordonnier, ou encore un sécateur, ou les pinces à plâtre (pince de Stille ou pince du Dr Privat); vous pouvez aussi, pour des plâtres durs et secs, prendre la pince emporte-pièce qui sert pour le crâne ou le rachis (ou même un davier Farabeuf qui mord, fragmente et arrache, centimètre par centimètre, les plâtres les plus durs, mais il vaut mieux réserver son emploi pour l'enlèvement des plâtres qu'on peut sacrifier, car ce davier, en tronçonnant ainsi les appareils, les abîme beaucoup).

Mais un couteau, un simple couteau, solide et bien affilé, suffit et fait même une besogne rapide lorsque le plâtre est encore frais (par exemple un quart d'heure après la prise), et c'est le cas ici, où nous parlons de découvrir les plaies, ou de fendre préventivement le plâtre qui doit servir d'appareil de transport.

Vous devez couper méthodiquement millimètre par millimètre, jusqu'à ce que vous ayez une impression nouvelle, et que vous sentiez que vous ne coupez plus une matière dure (relativement), le plâtre, mais un tissu mou, une étoffe (le jersey). Avec un peu d'habitude on distingue très bien ces deux sensations.

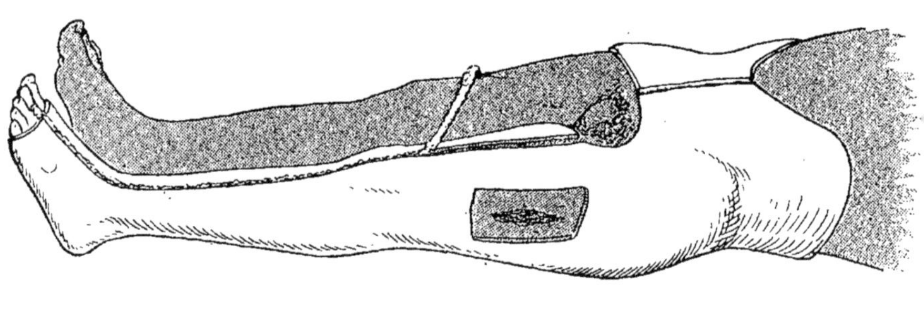

FIG. 100. — Lorsque le plâtre est fait comme appareil de transport (à l'ambulance ou à la gare tête d'étapes), et nous avons vu que c'est l'appareil idéal de transport, qui devrait être adopté partout, à l'exclusion des gouttières; en ce cas, dis-je, pour éviter sûrement tout risque d'étranglement, pour la route et pour les jours qui suivent, je vous conseille de fendre le plâtre un quart d'heure après sa « prise », de le fendre de haut en bas, sur le devant, mais sans écarter ses bords.

En cours de route, il suffira que toutes les 4 heures le médecin ou l'infirmier vérifie que les orteils sont chauds, roses, sensibles et mobiles; s'ils ne l'étaient plus, c'est qu'il y aurait un trouble de circulation : pour y remédier instantanément, il suffirait d'écarter les 2 bords de l'appareil de 1 ou 2 cent. ou un peu plus, jusqu'à ce que les orteils aient repris leurs caractères normaux. — Et l'on conserve ensuite ce degré d'écartement des bords avec une lanière d'ouate insinuée entre eux. On maintient le tout avec une bande de mousseline molle (voir *fig. 102*).

On voit figurée, au-dessous de l'appareil, une lanière rectangulaire d'ouate de 5 centimètres de large et 1 centimètre d'épaisseur (et de la longueur de l'appareil), placée sur la peau par précaution, sur la ligne médiane antérieure, avant de faire le plâtre, et sur laquelle on peut ensuite le couper sans crainte de blesser le malade. On voit aussi dans la fente le cordon d'ouate insinué entre les bords pour maintenir leur écartement (voir encore la *fig. 102*).

A ce moment, lorsque vous arrivez au jersey, arrêtez-vous, écartez un peu les bords du plâtre, le jersey apparaît à nu ; vous couperez celui-ci avec des ciseaux. Vous n'entamerez pas la peau si vous procédez avec attention. Voulez-vous vous donner une entière sécurité, prenez la précaution, avant de faire le plâtre, d'appliquer sur le jersey, au niveau des surfaces ou des lignes où devra travailler le couteau, des carrés ou des bandes d'ouate (voir *fig. 100*) d'une épaisseur de 2 centimètres qui, tassés, se réduiront à moins de 1 centimètre. Au niveau des plaies, la précaution est superflue, puisque le pansement représente ce tissu de protection. Lorsque le plâtre doit être fendu sur le devant pour servir d'appareil de transport, vous pouvez remplacer cette lanière d'ouate par une latte de zinc de 3 à 4 centimètres de large, sur laquelle ensuite

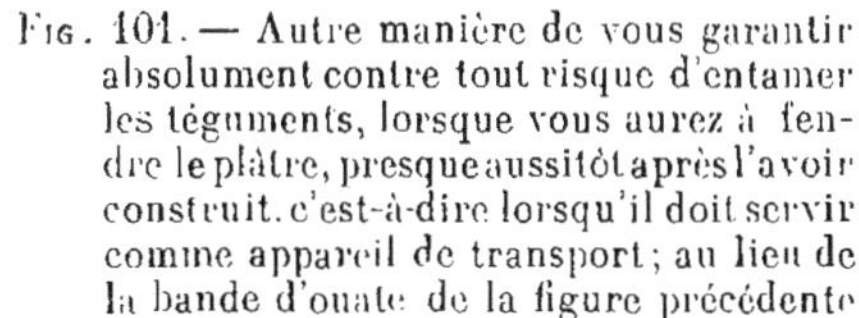

FIG. 101. — Autre manière de vous garantir absolument contre tout risque d'entamer les téguments, lorsque vous aurez à fendre le plâtre, presque aussitôt après l'avoir construit, c'est-à-dire lorsqu'il doit servir comme appareil de transport ; au lieu de la bande d'ouate de la figure précédente (*fig 100*) glissez, sous le jersey, avant de bâtir le plâtre, une lame de zinc, sur laquelle ensuite le couteau va sectionner l'appareil **sans danger** d'érafler la peau du blessé.

On enlève cette latte une fois l'appareil fendu (un quart d'heure par exemple après la prise du plâtre).

vous couperez en toute sécurité, car c'est le meilleur des conducteurs et des protecteurs. On enlève cette latte aussitôt la section faite (*fig. 101*).

Et même le plâtre qui n'est plus frais, le plâtre déjà sec et vieux, peut être, lui aussi, coupé avec un couteau ordinaire, si vous humectez et ramollissez ce plâtre un peu à l'avance, avec de l'eau chaude, au niveau de la future ligne de section. Amorcez une rigole, et faites encore couler dans cette rigole de l'eau chaude au fur et à mesure que votre couteau pénètre plus avant.

Mais cependant, ici, pour couper ces plâtres très durs et très vieux, le couteau vaut moins que le sécateur, et que les pinces spéciales (1) comme celle de Stille et surtout celle de notre assistant, le Dr Privat.

Je vais, sur cette dernière, entrer dans quelques détails — d'autant qu'elle n'a pas encore été présentée au corps médical.

Cette cisaille, que vient de faire construire, chez Collin, mon assistant à Paris le Dr Privat, me paraît être le meilleur et le

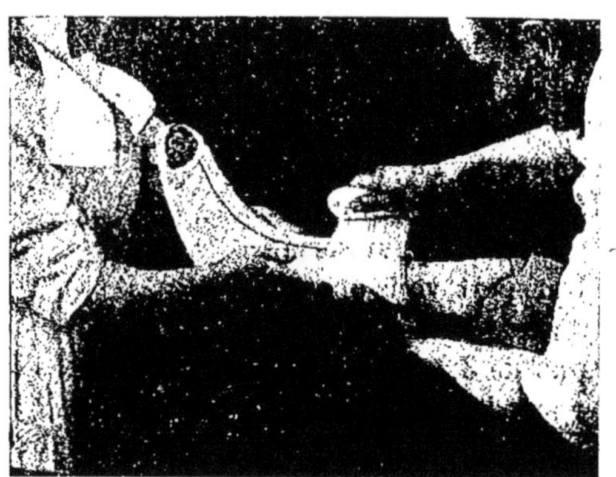

Fig. 102. — Pour montrer comment on maintient les bords en contact (ou à une certaine distance si l'on veut), avec une simple bande molle.

plus commode des instruments inventés jusqu'à ce jour, pour couper les appareils plâtrés. Voici les nombreux avantages que cette pince présente sur celle de Stille, universellement connue.

Supériorité de la cisaille de Privat sur celle de Stille

Les principales qualités que l'on doit demander à un tel instrument sont les suivantes : ne pas blesser le malade, exiger un minimum d'effort pour le maximum de rendement, et enfin être solide et résistante.

(1) Si vous usez de ces pinces spéciales, ayez bien soin de les conduire parallèlement à la surface du membre, et de passer à droite ou à gauche des saillies osseuses (épine iliaque, rotule, crête du tibia, malléoles, calcanéum).

Ne pas blesser le malade. — Dans les deux instruments, la lame glissée sous le plâtre ne coupe pas. Mais la cisaille de Privat permet de la diriger plus facilement pour éviter les saillies osseuses; en effet, cette lame est le prolongement direct de la poignée qui la fait progresser sous le plâtre, tandis que, dans la pince de Stille, la poignée qui la commande n'a pas le même axe, et de plus lui est unie par une articulation (*fig. 104 et 105*).

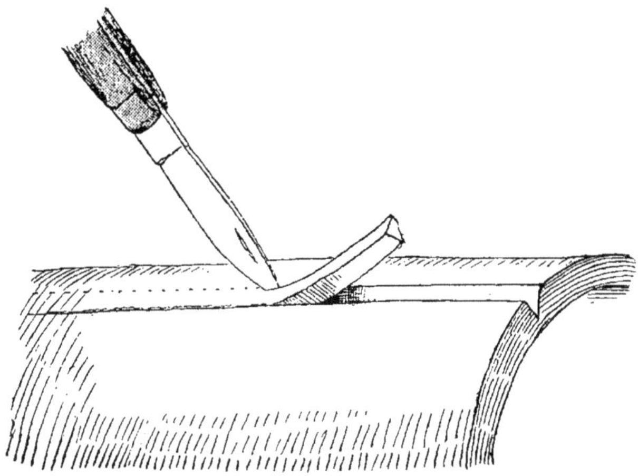

FIG. 103. — Pour fendre un plâtre sec et dur ou le fenêtrer, il faut entamer la paroi de l'appareil de telle sorte que le couteau découpe une sorte de rigole: le plâtre se laisse ainsi entamer plus aisément. Faire couler au fur et à mesure un peu d'eau chaude dans la rigole, ce qui facilite beaucoup le travail du couteau (voir *fig. 97*).

Produire le maximum de travail avec le minimum d'effort. — La cisaille de Privat a deux leviers faisant multiplication, au lieu d'un seul dans la pince de Stille. De plus elle produit une section étroite, la largeur du couteau; la pince de Stille, elle, détache à l'emporte-pièce une surface assez grande de plâtre. Donc, chez la première, puissance plus grande pour un travail à produire moins considérable.

Un autre avantage de la cisaille de Privat est que, ne meurtrissant pas les bords de la section qui restent nets, on peut l'utiliser pour ouvrir une fenêtre dans un appareil qui doit rester en place, ou pour rendre un appareil bivalve.

Etre solide et résistante. — Tous ceux qui ont coupé beaucoup de plâtres avec la pince de Stille savent que la lame qui passe sous le plâtre cède en deux points principaux, soit au niveau de son

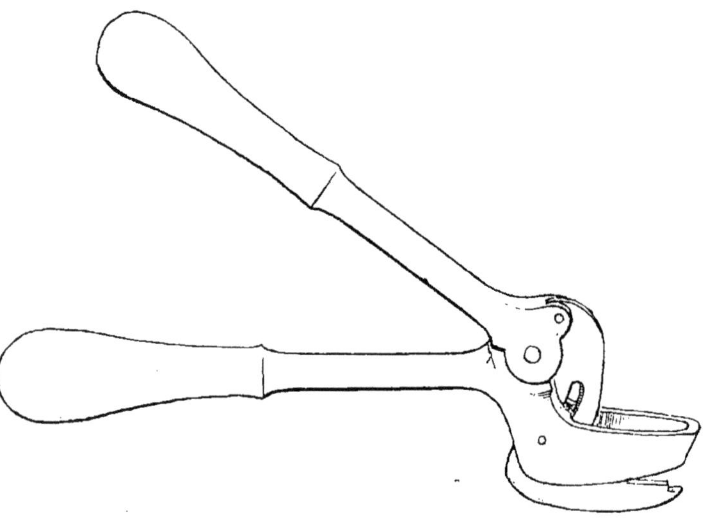

Fig. 104. — Pince de Stille.

coude, soit au niveau de son articulation. Or ces pièces qui subissent le maximum d'effort ne peuvent pas être renforcées. Dans la cisaille de Privat, les points de plus forte pression n'ayant à pas-

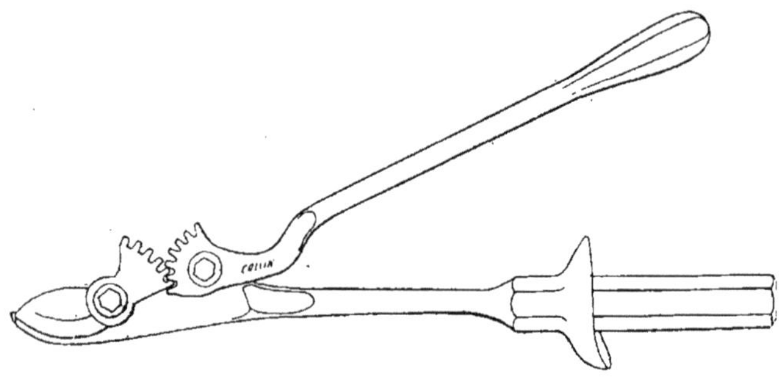

Fig. 105. — Cisaille de notre assistant, le Dr Privat, pour couper les appareils plâtrés — bien supérieure à la pince de Stille, pour les raisons dites dans le texte.

Cisaille de Privat fermée. Sur le manche horizontal, en avant de la poignée, garde retenant la main qui fait avancer la cisaille sur le plâtre.

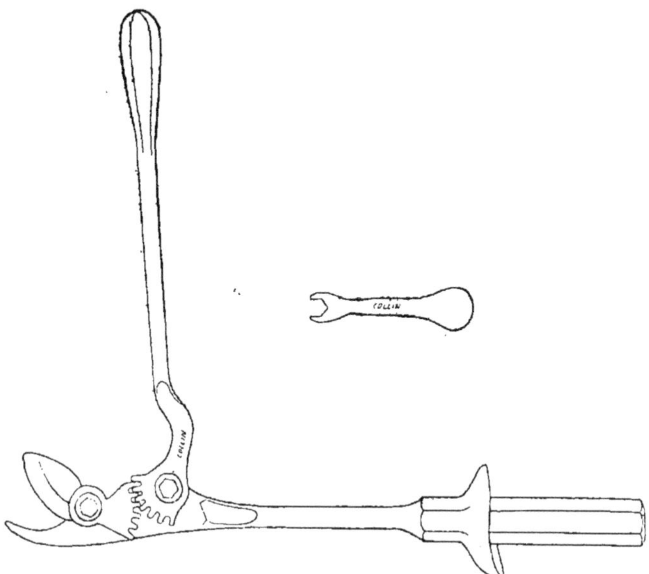

FIG. 106. — Cisaille ouverte. En A. clef permettant de détacher le couteau pour l'aiguiser ou le remplacer.

ser ni sous le plâtre, ni dans une mâchoire, peuvent recevoir toute l'épaisseur désirable et posséder ainsi la solidité nécessaire.

Le plâtre bivalve

Avec les mêmes instruments (couteau, cisaille ou pince spéciale), on transforme le plâtre circulaire en plâtre bivalve. Cela se fait par deux incisions pratiquées sur les deux côtés opposés de l'appareil.

Lorsque cette transformation est décidée d'avance, vous aurez pris la précaution d'appliquer par-dessus le jersey 2 bandes d'ouate au niveau des futures lignes de section, ou mieux encore, lorsque cette transformation doit être faite presque tout de suite, ou quelques heures après avoir construit l'appareil, vous remplacerez ces bandes d'ouate par 2 lattes de zinc sur lesquelles, ensuite, vous couperez sans le moindre danger.

Les 2 lattes dégagées et enlevées après la section, vous réappliquerez très exactement, bord à bord, les 2 valves et les maintiendrez avec des tours de bande de tarlatane pendant encore quelques heures et mieux vingt-quatre heures, sans y toucher, si possible.

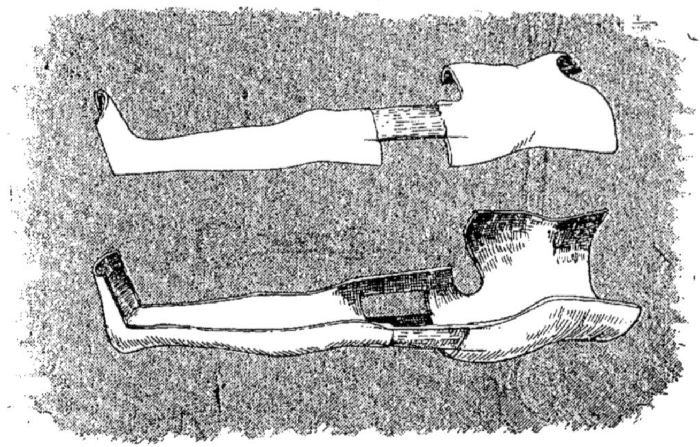

FIG. 107. — Notre grand plâtre transformé en bivalve — puis (à votre gré) restant bivalve ou retransformé (par quelques tours de bande plâtrée), en appareil inamovible.

Mais il ne faudrait pourtant pas abuser de cette facilité de transformer le plâtre circulaire en plâtre bivalve. L'on ne doit en user que dans les seuls cas où l'examen complet du membre est véritablement nécessaire.

Ainsi, le plâtre aura le temps de durcir et l'on évitera tous risques de déformation ultérieure.

Les fenêtres du plâtre

On fenètre le plâtre au niveau des plaies.

Je rappelle qu'on repère les plaies en faisant imprégner de teinture d'iode, au fur et à mesure, les diverses couches de l'appareil, — à l'endroit de chacune de ces plaies, — ou bien encore en faisant marquer avec un crayon de couleur, sur la peau du membre *sain*, les points homologues et symétriques, répondant à la place des plaies.

Si les fenêtres sont larges et multiples, il sera de bonne précaution de consolider les pans intermédiaires en plaquant sur eux des bandelettes supplémentaires de tarlatane plâtrée (*voir fig. 110 et 111*) — l'épaisseur totale du rebord pouvant être portée jusqu'à 2 cent. au moins.

On peut encore renforcer très solidement cette attelle plâtrée par l'accollement d'une attelle de bois brute, non rabotée, de 5 à

6 cent. de largeur, de 1/2 cent. d'épaisseur et d'une longueur telle qu'elle dépasse de 10 centimètres en haut et en bas l'attelle plâtrée.

Pour rendre très intime cette union de l'attelle de plâtre et

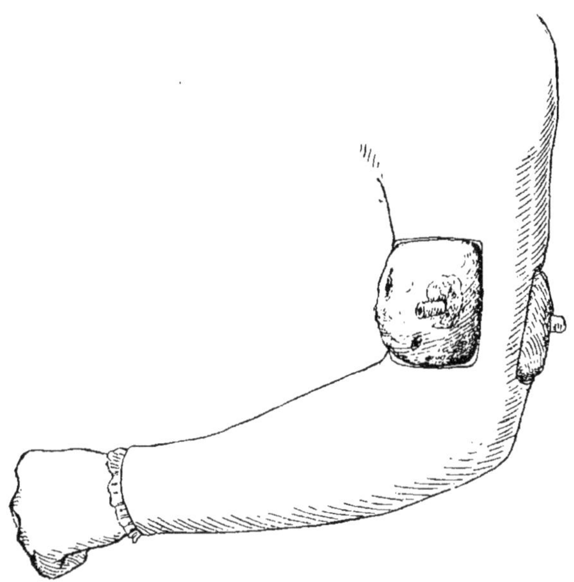

Fig. 108. — Pour montrer encore la nécessité de fermer ces fenêtres et de **maintenir le pansement par une bande assez serrée** (voir figure suivante), **ce qu'on oublie trop souvent**, et alors il arrive que les tissus répondant à ces fenêtres gonflent, prennent un aspect violacé et viennent faire hernie au-dessus du plan du plâtre; la peau prend un mauvais aspect, avec bourgeons exubérants, blafards ou violets. Par suite de cette distension des tissus, les drains sont « avalés » à moins que leurs extrémités ne soient munies d'épingles, auquel cas celles-ci s'enfoncent et disparaissent dans les chairs.

Et que fait-on d'ordinaire en présence de cet œdème jugé « inquiétant » des plaies? Presque toujours on commence par agrandir les fenêtres, **ce qui ne sert à rien**; alors on fend le plâtre du haut en bas, ce qui est tout aussi inutile: finalement on l'enlève. Et l'on a bien tort. — Non, le vrai remède le voici, facile et sûr : c'est de faire sur ces parties herniées un pansement compressif — avec des bandes de mousseline, ou mieux des bandes Velpeau, **serrées** méthodiquement sans doute, mais **assez fortement** : on peut serrer autant que cela ne gêne pas la circulation périphérique du membre, ce que l'on contrôle et reconnaît en observant l'état des orteils et des doigts qui doivent rester, comme vous savez, mobiles, sensibles, roses et chauds.

Et alors, sous l'influence de cette compression méthodique, mais énergique, on voit après le premier pansement ou le deuxième, les tissus herniés s'affaisser, les drains se dégager et les **plaies reprendre un bon aspect**, tout à fait « **louable** » — (sans qu'on ait touché au plâtre).

Nous verrons au chapitre de la réduction des fractures, à quel point ces compressions ouatées nous sont utiles pour assurer la réduction des déplacements des fragments de droite à gauche et d'avant en arrière.

de l'attelle de bois, on fait à celle-ci un lit de bouillie plâtrée de 1 centimètre environ d'épaisseur sur lequel on plaque l'attelle de bois; les deux extrémités de celle-ci sont maintenues en outre et incorporées au reste de l'appareil par deux bracelets de bandes plâtrées.

Grâce à ces renforcements des montants des fenêtres, grâce à ces dispositifs variés (*voir fig. 110 à 113*), vous n'aurez aucun besoin, dans la grande majorité des cas, de construire un tronçon de

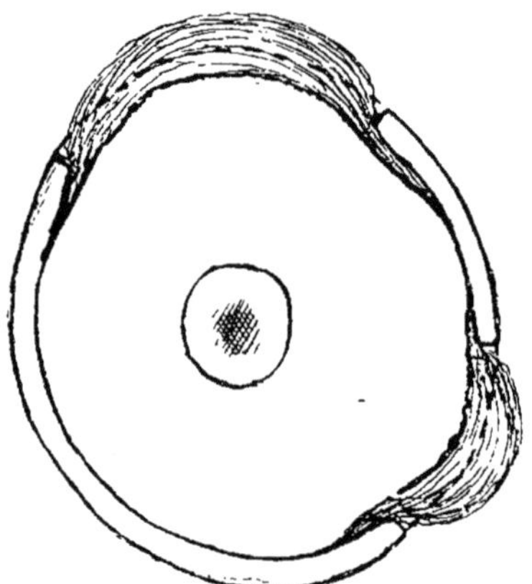

Fig. 109. — Pansement compressif méthodique effectué au moyen de carrés d'ouate dont les bords sont insinués sous les montants de la fenêtre et qui forment une sorte de dôme saillant; la bande appliquée sur ce dôme va le ramener au niveau de la surface du plâtre (traits pointillés) forçant ainsi la masse herniée à rentrer dans le rang.

l'appareil *exclusivement* avec des *matériaux étrangers* (bois ou métal) et ce sera *tant mieux*; car rien n'est aussi bien moulé, aussi précis, aussi contentif, aussi confortable qu'un appareil en plâtre pur (plâtre et tarlatane) ce que paraissent méconnaître, hélas! les médecins qui placent à tout propos, le plus souvent hors de propos, ces appareils en matériaux étrangers. Ils en appliquent à tous ou presque tous leurs blessés, dans des cas où l'on pourrait manifestement s'en passer : par exemple ceux vus par nous où la plaie n'était pas plus large qu'une langue de chat!

Et pourtant, il restera malgré tout des cas où vous ne pourrez pas échapper à cette nécessité de recourir à des matériaux étrangers. Ce sont les deux cas suivants : 1° celui où les pans de plâtre restants, après ouverture de fenêtres suffisantes, n'auront plus assez de résistance, à cause des dimensions trop grandes des plaies; 2° celui où ces pans de plâtre ne pourront pas être préservés des souillures du pus, malgré tous les soins les plus attentifs, à cause du siège des plaies et de l'abondance de la suppuration, auquel cas le plâtre infecté par la plaie deviendrait à son tour infectant pour elle.

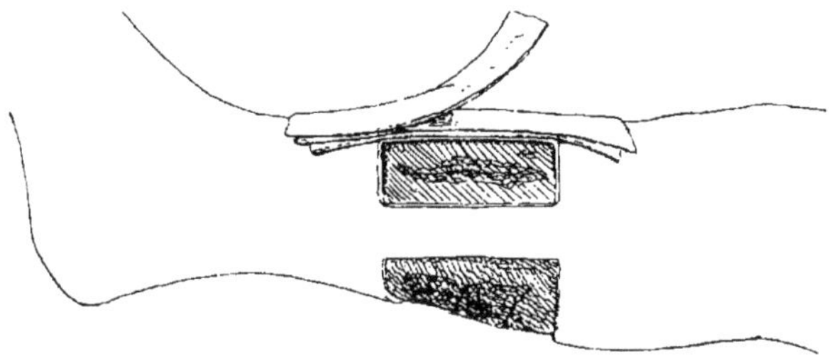

FIG. 110. — Quand les fenêtres sont taillées, on en peut renforcer les montants; pour cela on colle, sur ces montants, des attelles plâtrées faites chacune avec 1 ou 2 feuillets de tarlatane trempée dans la bouillie plâtrée; on superpose ainsi 4, 5, 6 feuillets ou davantage, suivant le cas, c'est-à-dire suivant l'étroitesse des montants de ces fenêtres.

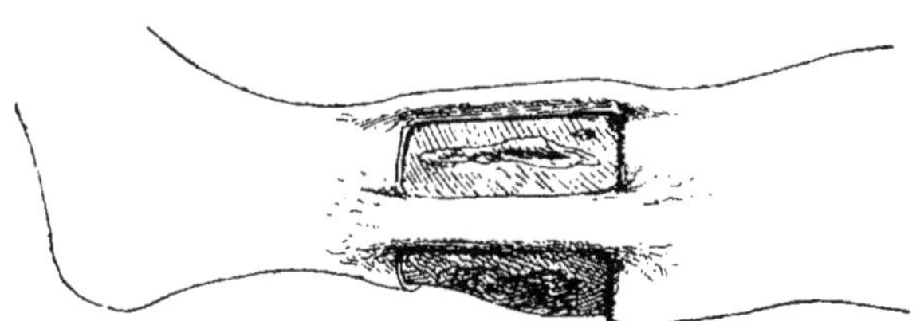

FIG. 111. — Les montants des fenêtres sont « renforcés » au moyen d'attelles plâtrées qui en doublent l'épaisseur et les rendent assez solides pour qu'on puisse se dispenser de l'emploi d'attelles de bois.

En ces deux cas, force vous sera bien d'employer des matériaux capables de conserver, malgré le contact éventuel et accidentel du pus, leur solidité et leur propreté, tout en permettant les pansements.

Mais que du moins en usant de ces appareils vous n'oubliiez jamais l'indication qui prime tout dans les fractures : celle d'immobiliser, caler, et soutenir les extrémités des fragments et les grandes esquilles qui sont si communes dans ces fractures de guerre.

Or, c'est justement cette indication souveraine que paraissent oublier et sacrifier d'un cœur si léger, tous ceux qui préconisent les plâtres à anses, à ponts, à arcs métalliques dont les modèles innombrables sont estimés, par leurs inventeurs, d'autant plus

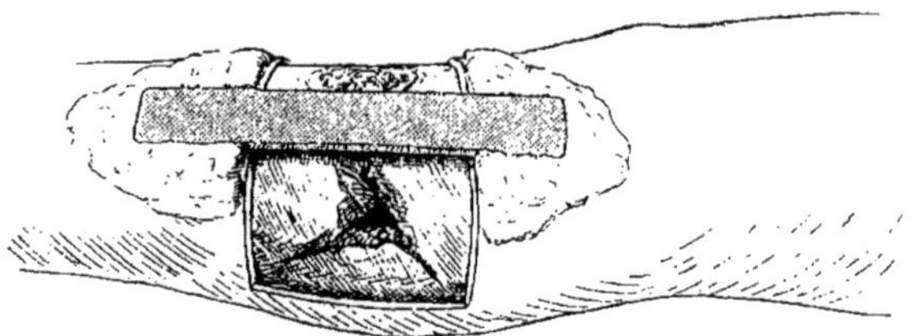

FIG. 112. — Pour donner à l'appareil plus de rigidité dans le cas de fenêtre très étendue, on le consolide au moyen d'une attelle de bois *amovible* dont l'enlèvement au moment des pansements facilite le nettoyage parfait de la plaie.

Sur les bords de la fenêtre, aux points où viendront s'appuyer les extrémités de l'attelle de bois, on dispose deux petits tas de bouillie plâtrée de 3 à 4 cent. de haut où sont noyées de petites lanières de tarlatane pour lui donner davantage de solidité; au moment où cette bouillie va prendre, on met l'attelle de bois en place; elle se creuse, dans le plâtre mou, une sorte de mortaise, de logement. Ses extrémités, préalablement vaselinées, permettront de l'enlever aisément dès que le plâtre sera dur.

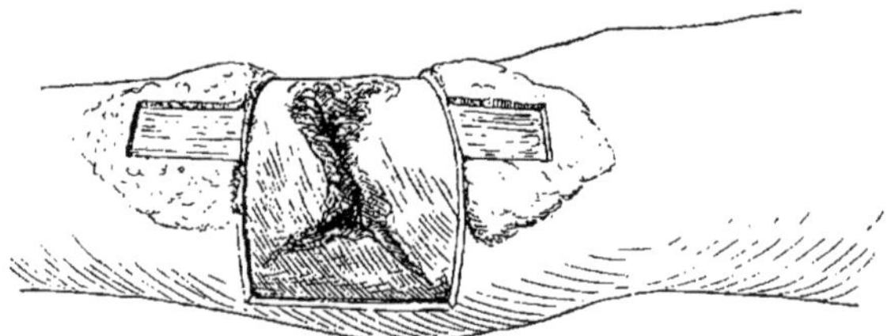

FIG. 113. — La fenêtre après enlèvement de l'attelle de bois: on peut faire le pansement sans se préoccuper de l'attelle: celle-ci viendra se loger dans ses deux mortaises, où la bande la maintiendra en place.

dignes d'admiration qu'ils s'écartent davantage du membre et des extrémités des fragments, au point que les plus épatants (pourquoi ne pas user d'un mot adopté par l'Académie) les plus *épatants* seraient ceux qui ne gardent plus, avec le segment du membre fracturé, aucun point de contact (*fig. 114 à 116*).

Exemple cet appareil proposé pour une fracture de cuisse ou de bras, qui ne touche pas le plus petit point de la cuisse ni même des articulations adjacentes! modèle donné comme le **dernier** mot de la perfection, non par des novices mais par les plus autorisés et les plus distingués des partisans de ces appareils (*fig. 117*).

Ainsi donc, ce n'est pas seulement et même ce n'est pas tant parce que ces appareils à **anses** ne sont aucunement pratiques, étant longs et difficiles à faire, bien que cela doive compter, surtout en chirurgie de guerre, et pourtant **non**! ce n'est pas tant pour cela que nous condamnons ces appareils : c'est parce qu'ils sont **défectueux**, et laissent ballotter librement les fragments osseux, que nous ne pouvons pas les accepter.

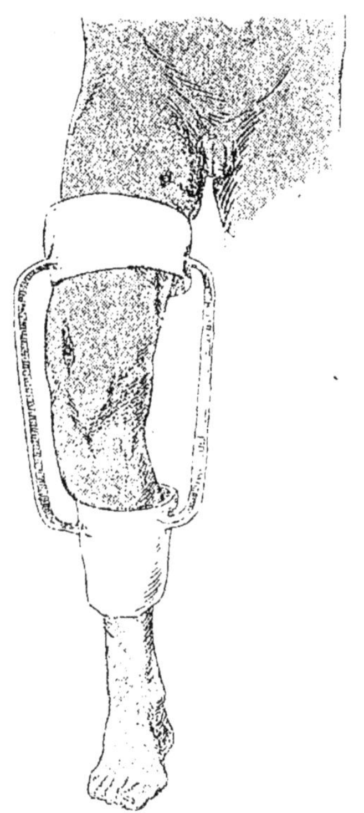

Fig. 114. — **Ce qu'il ne faut pas faire : les plâtres à anses.** — Mauvais modèle de plâtre que nous vous déconseillons, car ces plâtres à anses, certainement ingénieux, ne sont par contre, ni simples ni faciles à faire, ni vite faits : bien souvent on n'aura pas les anses sous la main, donc ils ne sont point pratiques, mais surtout ils ne maintiennent pas exactement les os brisés ni les grandes esquilles dans ces fractures de guerre, toutes ou presque toutes comminutives; les esquilles non calées tombent dans les parties déclives : il se fait là (voir *fig. 116*) ce que j'appelle un **précipité d'esquilles.**

Le mauvais modèle d'appareil que voici (*fig. 114*) a été dessiné d'après nature, sur un de nos blessés à son arrivée à **Berck**, blessé atteint d'une fracture comminutive des condyles du fémur : on voit combien peu efficace est le maintien des fragments avec un appareil ainsi fait.

Et l'on voit aussi, à l'évidence, que dans ce cas particulier, avec une plaie aussi petite, l'on n'avait aucun besoin de faire autant de frais, et si j'osais le dire, autant d'embarras : pourquoi compliquer à plaisir les choses simples et, dans les cas complexes, ajouter encore à leur complexité ? Ici, on le voit, il suffisait manifestement d'ouvrir une fenêtre au plâtre bâti de la manière ordinaire, c'est-à-dire en « plâtre pur », sans addition d'aucune attelle étrangère.

Mais pour vous mettre en mesure de juger vous-même de la valeur de ces appareils si aveuglément acceptés par certains, il nous faudra entrer dans les détails, et nous réservons ce sujet pour le prochain chapitre.

Mais alors, dira t on, si dans ces cas cités plus haut vous n'acceptez pas les appareils à anses, qu'avez-vous à proposer ? ? Où est l'appareil permettant de remplir la double indication capitale de faciliter les pansements, et contenir tous les points des os brisés ? Eh bien ! cet appareil existe, et outre ces deux qualités, cet appareil a celle d'être aussi pratique que les autres le sont peu (voir *fig. 118 à 120*).

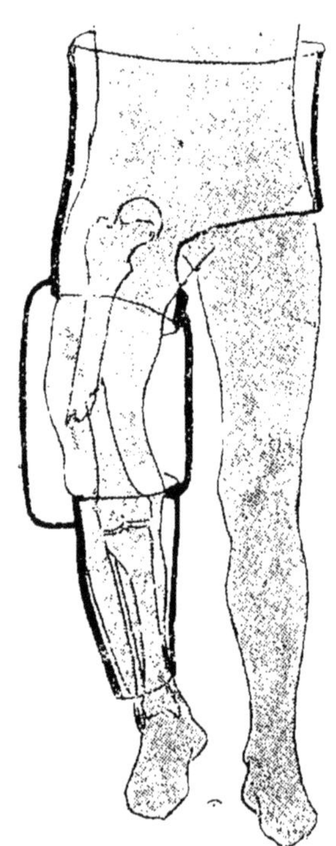

FIG. 115. — **Ce qu'il ne faut pas faire : les plâtres à anses.** — Mauvais modèle de plâtre dessiné d'après nature sur un de nos blessés à son arrivée. Coupe d'un appareil à anses montrant le jeu énorme que peuvent prendre les leviers osseux dans un appareil aussi peu modelé. Or, dans ce cas non plus il n'y avait qu'une plaie assez petite de 7 centim. de long sur 2 centim. de large à la partie postérieure du membre. Et encore ici un appareil en plâtre pur aurait suffi manifestement.

De cet appareil que je vous recommande, voici le dispositif bien simple et la technique bien facile que je vais exposer en deux mots, vous renvoyant pour les longs détails à notre prochain chapitre.

Après que vous avez fait le pansement (provisoire) lui donnant une épaisseur (de gaze et de bandes) d'environ 2 centimètres qui, tassés, seront réduits à 1 centimètre, vous construisez vos deux fourreaux de plâtre tout autour des parties hautes et basses de la région, jusqu'à 4 ou 5 centimètres de ces plaies, et alors vous raccordez ces 2 fourreaux avec 4 attelles mises aux 4 points cardinaux : attelles en métal si vous en avez (nickelées en leur milieu) ou tout simplement attelles en bois, imprégnées de teinture d'iode sur les 2 faces : attelles droites, d'un demi-centimètre environ d'épaisseur et 4 à 5 centimètres de large.

et d'une longueur telle que l'attelle dépasse en haut et en bas d'au moins 10 centimètres la zone des plaies, afin qu'on puisse les bien sceller sur les fourreaux de plâtre, ce qui se fait avec de la bouillie et quelques circulaires de bandes plâtrées.

Tout cela se devine. Mais le détail de technique le plus important, c'est que ces attelles seront posées et fixées à un écartement de 1 centimètre de la peau, ce qui s'obtient facilement en étayant leurs extrémités sur les fourreaux et en plaquant avec une légère pression leur partie moyenne sur ce pansement de 2 centimètres qui, ainsi pressé, se réduira à une épaisseur de 1 centimètre.

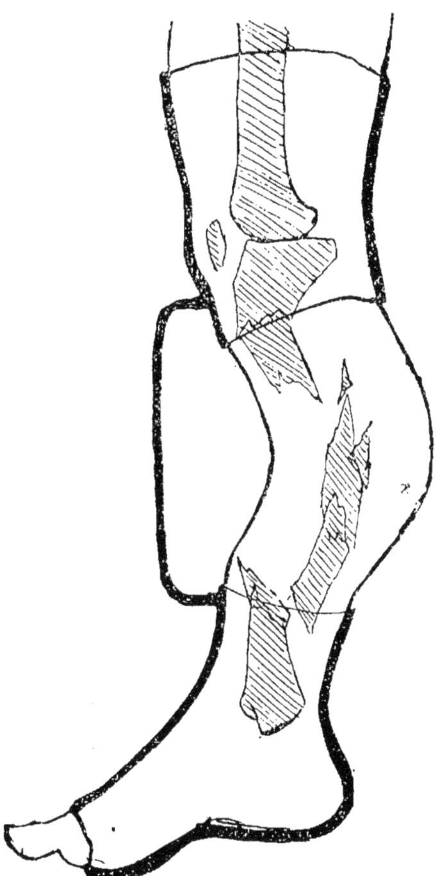

Fig. 116. — Encore un appareil à anses, encore un exemple de ce que j'appelle « un précipité d'esquilles ».

1 centimètre d'écartement, c'est assez et pas trop (voir *fig. 118*).

C'est assez pour assurer la facilité du pansement et la propreté des attelles qu'on nettoie sur les deux faces, à chaque pansement, avec un carré de gaze imprégnée de teinture d'iode.

Ce *n'est pas trop*, parce que cet écartement de 1 centimètre est facile à combler (chaque fois), exactement, complètement, j'allais dire hermétiquement, avec des carrés de gaze, ou si l'on veut un coussinet d'ouate mis entre 2 feuillets de gaze (qui double l'attelle comme le coussin des attelles de Scultet), et grâce à ce « calage » très exact — on assure la contention précise de chacun des points de l'os brisé, tout aussi bien que si le plâtre était continu (donc, comme s'il n'y avait pas de plaie) et même mieux en un certain sens, puisque ces attelles peuvent être utilisées comme base d'appui, pour repousser (en augmentant l'épaisseur des coussinets de gaze), tel fragment d'os saillant... ou au contraire décomprimer tel autre point (en réduisant cette épaisseur).

D'où une immobilité précise de l'os brisé qui, outre qu'elle supprime les douleurs, apaise l'inflammation et favorise la cicatrisation. Mais nous allons développer tous ces points en les illustrant

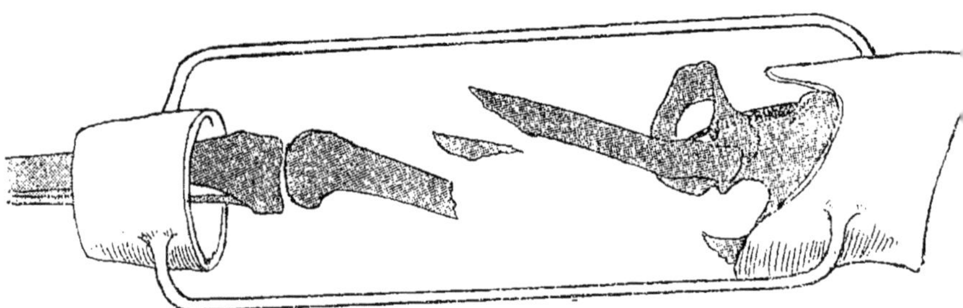

Fig. 117. — **Ce qu'il ne faut pas faire : les appareils à anses.** On voit sur la coupe de celui-ci que rien n'empêche l'écartement latéral des fragments en avant et en arrière; on voit aussi que la contre extension n'est assurée par aucun pont de plâtre, ni sur l'ischion, ni ailleurs : de même pour l'extension, le collier de plâtre appliqué sur le mollet n'empêchera pas la jambe de glisser peu à peu vers la cuisse : le chevauchement viendra s'ajouter à l'écartement et donner ou bien une pseudarthrose, ou bien un raccourcissement, un cal vicieux.

de nombreuses figures — pour établir la valeur comparative de nos appareils et des appareils à anses, et vous permettre ainsi de prendre parti.

RÉSUMÉ ET CONCLUSIONS SUR LA VALEUR DES PLATRES A ANSES

Mais il est temps d'en finir avec les plâtres à anses.

Je vous ai dit que rien n'étant plus pratique ni plus précis que l'appareil en plâtre pur (tarlatane et plâtre), vous devez éviter, chaque fois que vous le pourrez, de **construire un tronçon entier de l'appareil plâtré avec du bois ou du métal** exclusivement. Et j'ai ajouté qu'on peut l'éviter, au moins neuf fois sur dix (*fig. 121 à 123*), tandis qu'il est des chirurgiens qui ont le tort de mettre les appareils à attelles métalliques, si j'ose le dire, à toutes les sauces, et de les employer chez tous ou presque tous leurs blessés.

Vous pourrez vous en passer dans tous les cas où se trouvent réunies les deux conditions suivantes : 1° les pans du plâtre laissés par le découpage de fenêtres suffisantes ont, après renforcement, assez de solidité pour assurer la continuité de l'appareil, sans risquer de se briser; 2° ces pans de plâtre renforcés peuvent, avec de l'attention et des soins, êtres maintenus propres, à l'abri des souillures du pus.

Lorsque ces deux conditions ne sont pas remplies, force vous est bien de mettre, à la place de ces pans de plâtre, des attelles de matière étrangère.

Parfois, il suffit de remplacer un des montants, les autres étant à l'abri des souillures (*fig. 123*). Parfois, c'est la totalité des pans (*fig. 117*) qu'il faudra remplacer par des matériaux étrangers.

Nous avons déjà dit la nature de ces matériaux et la technique de leur emploi. Et nous avons montré que le meilleur système était de prendre quatre attelles de bois droites et de les fixer à 1 centimètre d'écartement de la surface du membre, parce qu

1 centimètre c'est assez pour assurer facilement la propreté de l'attelle et de la plaie; et ce n'est pas trop, cet écartement ou espace libre pouvant à chaque pansement être comblé bien exactement, bien complètement, par un gâteau de gaze de même épaisseur, de manière à assurer le contact, l'union, la solidarité parfaite entre le tronçon du membre et le tronçon de l'appareil qui ne feront plus qu'un, d'où immobilisation précise, possibilité

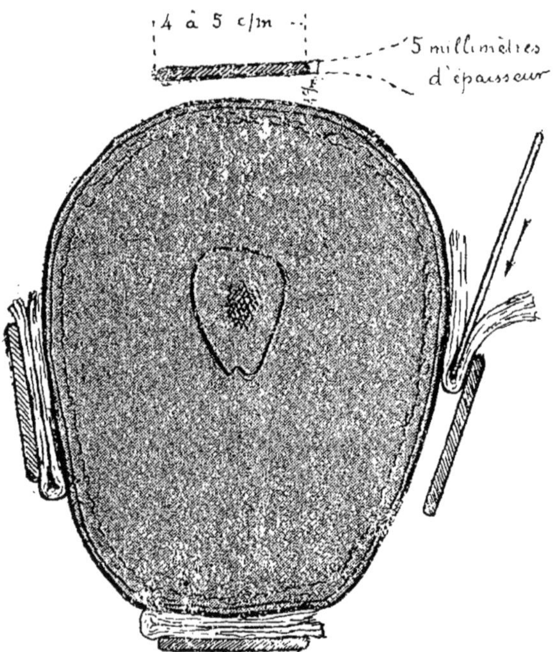

FIG. 118. — Coupe de l'appareil que vous devez faire (voir *fig. 119 et 120*). Comment la contention est réalisée au moyen des attelles de bois, en même temps que la possibilité des pansements complets. Les quatre attelles, de 4 à 5 centimètres de large et de 5 millimètres d'épaisseur, sont disposées à 1 centimètre de la périphérie du membre: elles viennent se souder par leurs extrémités aux manchons de plâtre; au moment du pansement, il est facile de pénétrer dans cet interstice de 1 centimètre pour nettoyer leur surface profonde par des badigeonnages de teinture d'iode, ainsi que les téguments du membre blessé. Des compresses de gaze stérilisée d'épaisseur convenable viennent ensuite combler le vide; disposées aux 4 points cardinaux de la circonférence du membre, elles assurent une immobilisation aussi absolue qu'une paroi de plâtre continue. Evidemment ces attelles peuvent être en métal aussi bien qu'en bois, mais le bois, à poids égal, est plus indéformable que le fer, et le bois est aussi plus facile à se procurer partout — même « sur le front ».

et facilité de caler ou comprimer tel fragment d'os, ou au contraire de décomprimer tel autre point.

Et maintenant comparons ce système, le nôtre, avec celui des chirurgiens qui jettent, entre les deux fourreaux, des anses, des arches, des ponts, sans rien faire pour assurer la solidarité directe, immédiate, entre chaque point de ces anses et chaque point correspondant du tronçon intermédiaire du membre par-dessus lequel elles passent; en faisant tout, au contraire, pour les éloigner, pour les désolidariser le plus possible, d'où les conséquences que vous devinez : c'est que, dans leur appareil, ce tronçon du membre

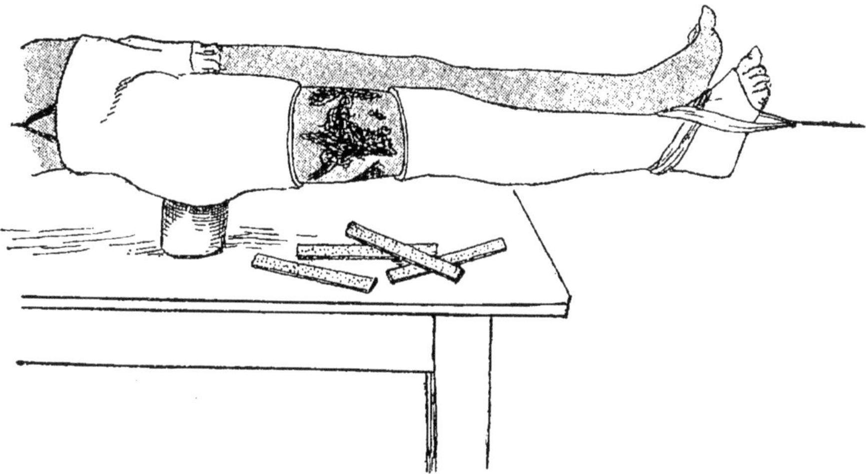

Fig, 119. — L'appareil que vous devez faire (à la place des plâtres à anses) dans les rares cas où les appareils en plâtre pur ne suffisent pas, c est-à-dire le cas où la plaie intéresse toute la périphérie du membre comme ici, ce qui est **rarissime**; et celui où, après ouverture de fenêtres suffisantes, les pans de plâtre ne seraient pas assez solides ou bien seraient souillés par le pus. En ces cas on fait 2 fourreaux de plâtre jusqu'à 4, 5 centim. au-dessus et au-dessous des plaies, puis on réunit les 2 fourreaux avec les attelles de bois (imprégnées de teinture d'iode sur leurs 2 faces).

2 remarques nécessaires à propos de cette figure :

1° C'est que lorsqu'on bâtit le plâtre, les plaies ne sont évidemment pas à nu mais déjà recouvertes par le pansement; nous avons ici montré les plaies, c'est pour la clarté de la démonstration ;

2° Les attelles devraient être plus longues qu'il n'est ici figuré; elles doivent dépasser de 10 centimètres en haut et en bas la distance des fourreaux pour faciliter le scellement de ces attelles aux fourreaux.

Dimensions de ces attelles :

Longueur : celle de la fenêtre + 10 centim. en haut et en bas. — Largeur : 4 à 5 centim. — Epaisseur : un demi-centimètre.

peut s'infléchir et s'affaisser à volonté, aller à droite ou à gauche, obéissant à la pesanteur, aux tractions musculaires, aux chocs et pressions qu'il subira et contre lesquels rien ne vient le défendre. Il se déplacera d'autant plus facilement et fatalement que l'os est brisé à ce niveau en plusieurs tronçons, lesquels, encore une fois, ne sont plus soutenus par rien.

Les partisans des anses vont objecter :

« Mais si les deux extrémités épiphysaires de l'os brisé sont saisies et bien saisies par les fourreaux de plâtre, ces extrémités

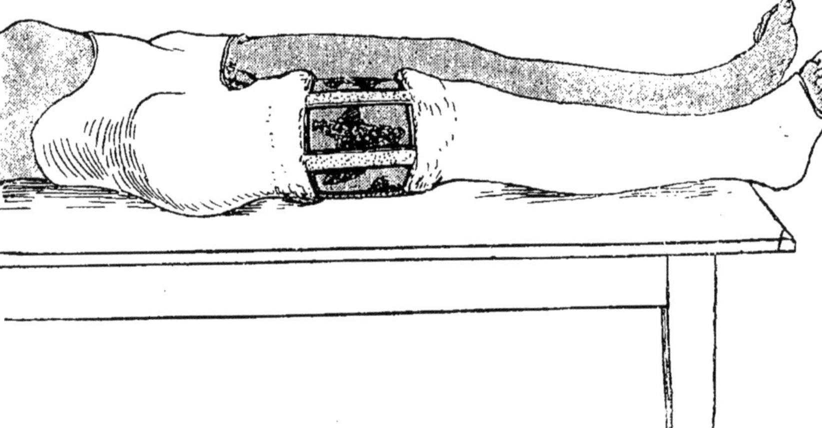

Fig. 120. — Les extrémités des attelles de bois sont noyées dans un lit de plâtre et scellées aux 2 fourreaux au moyen de quelques tours de bande plâtrée.

conservant une distance invariable, les fragments ne pourront se chevaucher. »

Je leur répondrai que :

1° Ils ne saisissent pas toujours les extrémités épiphysaires dans leurs appareils : exemple les modèles que voici (dessinés d'après nature), où l'on est allé chercher le point d'appui des arches sur un segment du membre autre que le segment brisé (*fig. 117, 126, 130, 133, 136*).

2° Lorsqu'ils saisissent les extrémités épiphysaires de l'os brisé, ils ne les saisissent pas bien; je dois ajouter que jamais, dans les modèles de plâtres à anses que j'ai eus sous les yeux, je n'ai trouvé trace, chez leurs auteurs, de cette préoccupation d'un modelage très exact des extrémités, par opposition à Delbet ou à nous qui le recherchons avec tant de souci;

3° Ils auraient cette préoccupation comme nous, que, pas plus que nous, ils ne seraient certains de réussir tout à fait à prendre un point d'appui ferme et invariable sur ces membres infiltrés et informes où les saillies osseuses épiphysaires, sans appuis naturels, se détachent si mal;

4° Ils arriveraient à immobiliser ces extrémités (cela n'est pas, mais accordons-le pour un instant), qu'ils ne réussiraient pas pour cela à empêcher le déplacement des parties moyennes de l'os brisé.

Ils auraient beau tirer de toutes leurs forces pour comprimer les épiphyses de l'os brisé, qu'ils n'empêcheraient pas la chute et la

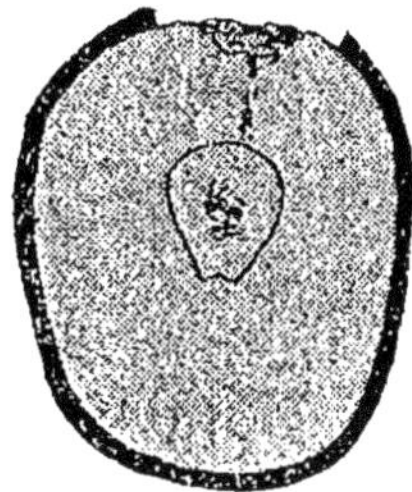

Fig. 121. — Plaie peu étendue de la face antérieure du membre; il suffit d'une simple fenêtre pour permettre les pansements. Les bords de la fenêtre sont garnis de lanières d'ouate *non* hydrophile enduites de vaseline, ce qui les préserve de toute souillure.

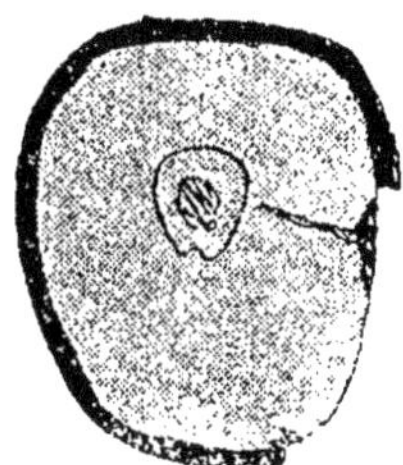

Fig. 122. — Plaie sur la face latérale du membre; la fenêtre va jusque sur la face postérieure, si les bords de la fenêtre sont garnis d'ouate cardée ordinaire enduite de vaseline, le pus, en s'écoulant, ne peut salir l'appareil; ce dernier est encore largement suffisant pour assurer la contention.

déviation des bouts des fragments diaphysaires qui ne sont plus soutenus directement — pas plus que dans le fil de télégraphe l'on ne peut arriver, en tirant simplement sur les extrémités du fil, à supprimer la courbe, plus ou moins marquée, appelée « chaînette » par les mathématiciens.

Et puis et surtout, les fragments osseux détachés — ces grandes esquilles si communes dans les fractures de guerre, presque toutes comminutives — ne sont pas restés dans le rang, n'étant calés ni *soutenus par rien* dans ces appareils à anses; ces pièces osseuses détachées vont tomber dans les parties déclives pour former ce que nous avons appelé des « précipités d'esquilles ».

Tandis que, avec notre système, ces pièces osseuses étant étayées directement point par point, elles peuvent rester à leur place ou y rentrer sous l'action de nos compressions locales directes et immédiates.

Donc, pas de comparaison possible entre les deux manières : la leur et la nôtre. Mais au fait, sur une pareille question, la démonstration par l'image valant toujours beaucoup mieux que les plus longues dissertations, voici des figures (*fig. 125 à 143*) qui

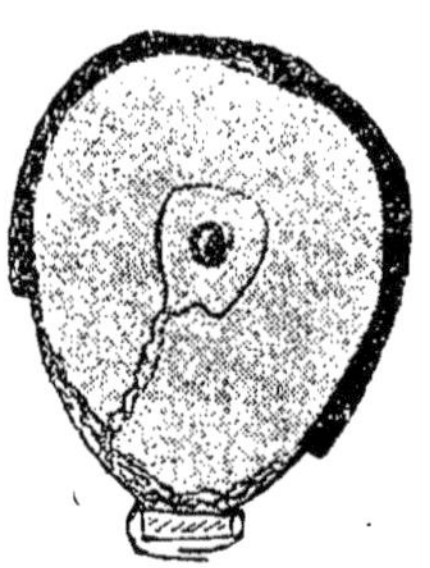

Fig. 123. — Bon appareil plâtré — Large plaie de la face postérieure : l'aire de la fenêtre est coupée par une attelle de bois recouverte de tissu imperméable passée à l'étuve et facile à nettoyer pendant qu'on fait le pansement ; pour faciliter celui-ci on retournera le sujet sur le ventre.

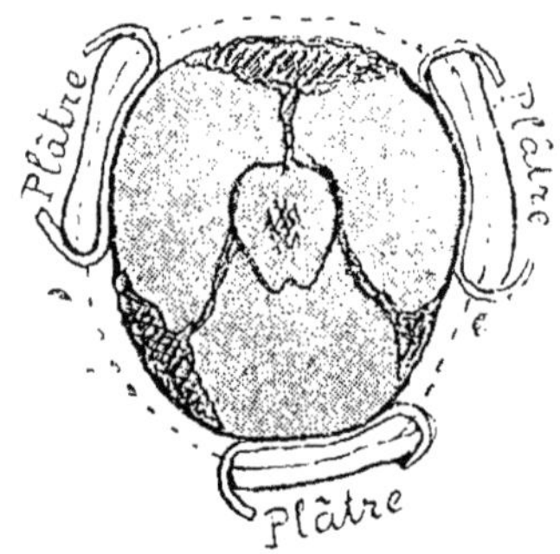

Fig. 124. — Trois plaies, trois fenêtres. En ce cas les montants des fenêtres sont *renforcés* au moyen d'attelles plâtrées ; on peut aller jusqu'à une épaisseur totale d'au moins 2 centimètres.

vous permettront de juger de la valeur respective des deux systèmes :

1° Pour maintenir *la correction du chevauchement suivant la longueur* (*fig. 125* A) nous avons, nous (en plus du modelage très exact du membre) soit les deux arrêts du plâtre au niveau de l'ischion et des condyles fémoraux (*fig. 127*, C), soit, et mieux encore, l'extension et la contre-extension faites de la manière que voici représentée (*fig. 128*, D).

Et eux ne font, que je sache, ni l'un ni l'autre (*fig. 126*, B).

2° Pour corriger le déplacement de droite à gauche (*fig. 129*, A) :

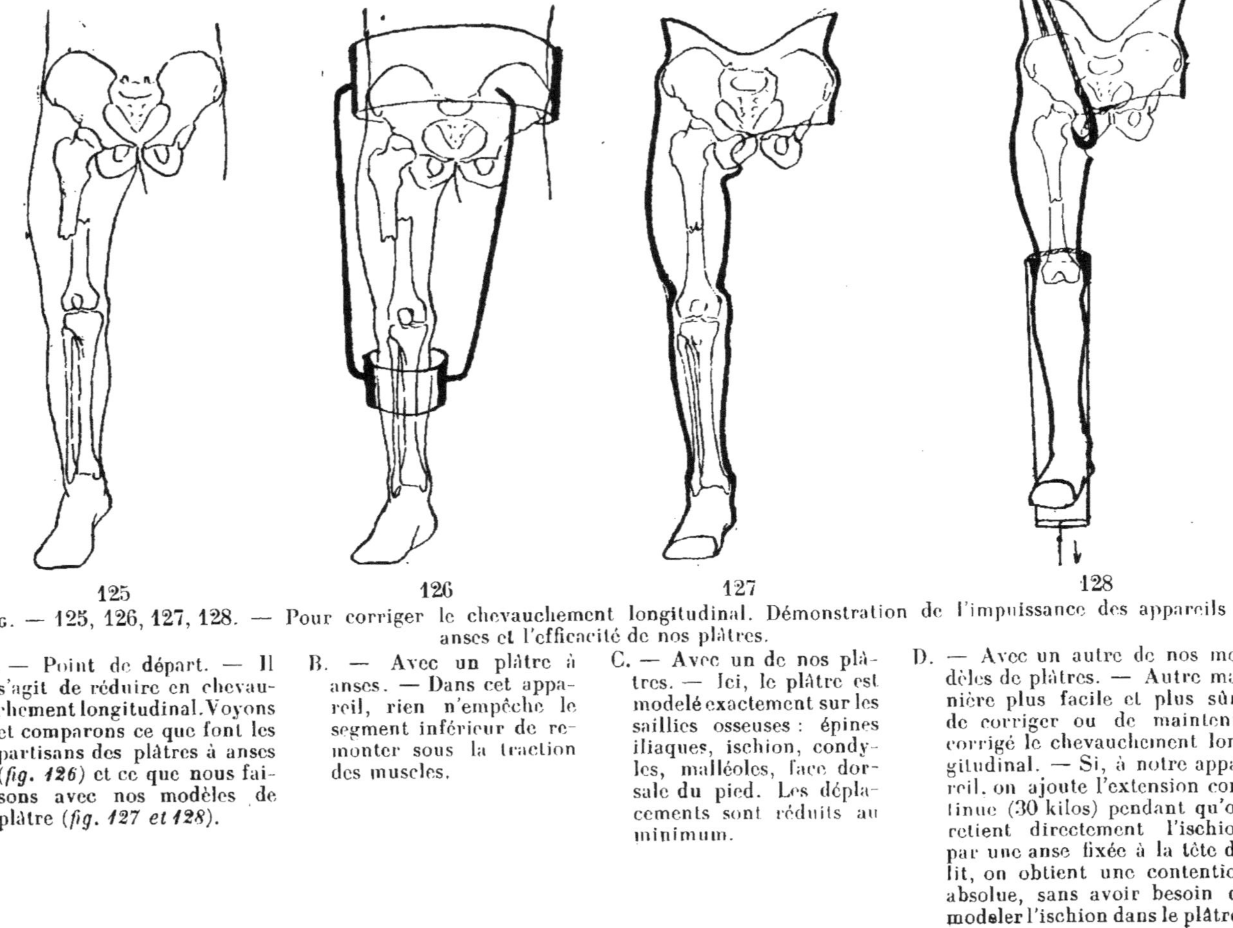

FIG. — 125, 126, 127, 128. — Pour corriger le chevauchement longitudinal. Démonstration de l'impuissance des appareils à anses et l'efficacité de nos plâtres.

A. — Point de départ. — Il s'agit de réduire en chevauchement longitudinal. Voyons et comparons ce que font les partisans des plâtres à anses (*fig. 126*) et ce que nous faisons avec nos modèles de plâtre (*fig. 127 et 128*).

B. — Avec un plâtre à anses. — Dans cet appareil, rien n'empêche le segment inférieur de remonter sous la traction des muscles.

C. — Avec un de nos plâtres. — Ici, le plâtre est modelé exactement sur les saillies osseuses : épines iliaques, ischion, condyles, malléoles, face dorsale du pied. Les déplacements sont réduits au minimum.

D. — Avec un autre de nos modèles de plâtres. — Autre manière plus facile et plus sûre de corriger ou de maintenir corrigé le chevauchement longitudinal. — Si, à notre appareil, on ajoute l'extension continue (30 kilos) pendant qu'on retient directement l'ischion par une anse fixée à la tête du lit, on obtient une contention absolue, sans avoir besoin de modeler l'ischion dans le plâtre.

Voici comment nous y arrivons (*fig* 131, C).

Et eux, que font-ils (*fig.* 130, B)? Rien.

3° Pour corriger le déplacement d'avant en arrière (*fig.* 132, A).

Nous procédons de la manière que voici (*fig.* 134, C).

Et eux (*fig.* 133, B)? Ils ne font rien.

4° Pour corriger l'angularité des fragments (*fig.* 135, A).

Voyez comme cela nous est facile aussi (*fig.* 137, C).

Et eux, que font-ils (*fig.* 136, B)? Encore rien.

5° Pour corriger la rotation des fragments (*fig.* 138, A).

Nous y arrivons aisément (*fig.* 140, C).

Et eux (*fig.* 139, B)?

6° Et enfin pour la réduction des esquilles (*fig.* 141, A).

Voici comment nous les ramenons et maintenons dans le rang (*fig.* 143, C).

Et eux, que font-ils pour cela (*fig.* 142, B)? Toujours rien.

Ainsi donc, quant à la valeur orthopédique, pas de comparaison possible entre les deux systèmes (1).

Et qu'ils ne disent pas qu'ils vont laisser le plâtre à anses jusqu'à la cicatrisation des plaies, après quoi ils s'occuperont du résultat orthopédique en appliquant un plâtre plein.

Et c'est aussi, d'ailleurs, ce que disent les partisans des gouttières.

Non! car alors il sera trop tard pour les uns comme pour les autres. Ou il se sera produit une pseudarthrose, ou des travées osseuses se seront déjà formées entre les deux fragments osseux laissés en attitude vicieuse pendant les longues semaines et même les *mois* qu'aura demandés la cicatrisation de ces larges plaies (je les appelle larges puisqu'elles leur avaient paru nécessiter la construction d'un plâtre à anses).

Le mal sera fait, il sera trop tard pour corriger ces cals vicieux, à moins de recourir à une opération sérieuse. L'enseignement qu'il en faut tirer, c'est qu'on devra, dès la première heure,

(1) On peut lire dans la *Presse Médicale* du 17 janvier 1916 (Marquis) : « la nouveauté des appareils à anses a mieux mis en relief leurs mérites que leurs inconvénients. »

« Pour que l'expérience d'hier profite à la pratique de demain, il faut garder le souvenir de ces fractures de cuisse qui après l'ablation de l'appareil à anses présentaient 6cm. et plus de raccourcissement.

même au cas de grandes plaies, placer les os dans la meilleure attitude possible; cela est très facile à ce premier moment, sans aucun déploiement de force, sans aucune violence, sans traumatisme, sans nuire à l'évolution de la plaie et du foyer de la fracture, pourvu que l'on procède avec un peu de méthode.

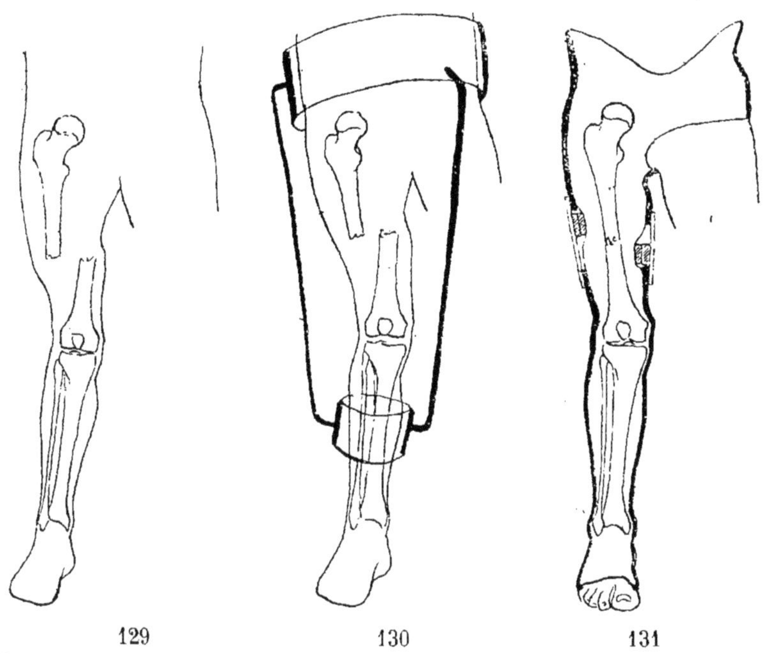

Fig. 129, 130 et 131. — Pour corriger le déplacement transversal des fragments. Démonstration de l'impuissance des plâtres à anses, et de l'efficacité de nos modèles de plâtres.

A. — Point de départ

B. — Avec un plâtre à anses. — Avec cet appareil on ne peut songer à corriger le moindre déplacement. Pas d'action directe sur les fragments.

C. — Avec un de nos plâtres. — Avec ces appareils on peut brider exactement les fragments et les ramener dans le rang par des compressions méthodiques.

L'on peut même soutenir que c'est en ramenant d'emblée les fragments à leur position normale qu'on diminuera et combattra le mieux les spasmes musculaires et l'inflammation, ce spasme et cette inflammation étant entretenus par la situation anormale des os, des muscles et de tous les tissus. De même que dans le cas de luxation traumatique de l'épaule, le meilleur moyen de faire tomber l'inflammation, c'est de remettre les os en place.

Ainsi donc, au lieu de nous occuper exclusivement de la plaie dans une première période et de remettre à une deuxième période le soin de la réduction, **nous devons mener les deux choses de**

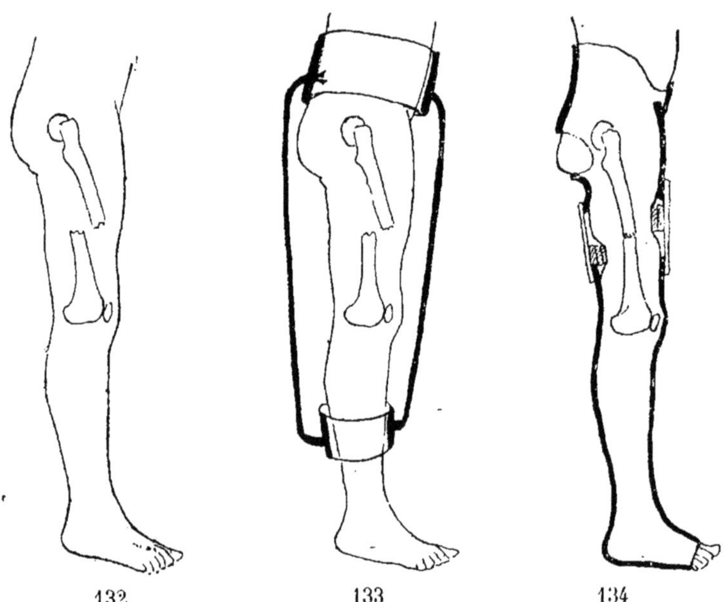

Fig. 132, 133 et 134. — Pour corriger le déplacement antéro-postérieur. — Démonstration de l'impuissance des appareils à anses et de l'efficacité de nos plâtres.

A. — Point de départ.

B. — Avec un plâtre à anses. — Rien ne vient brider le segment supérieur et l'empêcher de monter en avant.

C. — Avec un de nos plâtres. — Les extrémités osseuses sont remises en place et maintenues par des coussins placés sous les attelles de bois.

pair (j'en puis parler par expérience; ayant usé de l'une et l'autre manière, j'ai vu les inconvénients de la première et les avantages de la seconde, comme j'aurai l'occasion de le dire dans un autre chapitre).

Mais les partisans des plâtres à anses vont encore objecter que la plaie sera plus facile à soigner et à tenir propre avec leur appareil qu'avec le nôtre.

Et pourquoi donc?

Est-ce parce qu'ils se servent d'attelles métalliques?

Mais qui nous empêche d'en user aussi?

Si nous proposons de simples attelles de bois, c'est parce qu'on les trouve partout, même sur le « front », et que, badigeonnées

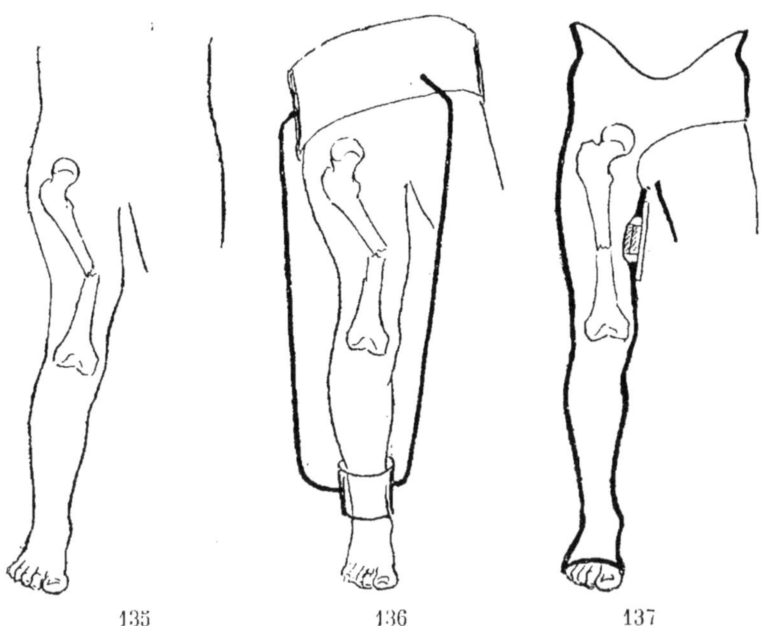

135 136 137

Fig. 135, 136 et 137. — Pour corriger l'angularité. — Démonstration de l'impuissance des appareils à anses et de l'efficacité de nos plâtres.

A. — Point de départ. B. — Avec un plâtre à anses. — On voit qu'ici rien ne vient empêcher la déviation angulaire. C. — Avec un de nos plâtres. — Dans cet appareil, la compression agissant sur l'angle saillant l'a forcé à disparaître et nous a rendu la rectitude.

de teinture d'iode sur les deux faces à chaque pansement, elles peuvent être tenues très propres, et par conséquent elles suffisent.

Mais libre à vous, évidemment, de leur préférer les attelles métalliques, si vous pouvez vous en procurer.

Quant à la propreté de la plaie, en quoi est-elle plus difficile à assurer avec nos attelles droites qu'avec vos anses? L'écartement de 1 centimètre nous suffit pour cela, et cet écartement est ensuite comblé très exactement par un coussinet de gaze (d'où à la fois des pansements faciles et une contention précise).

Et quant à l'évolution de la plaie et du foyer de la fracture, dans les deux systèmes, par cela seul que le nôtre assure infiniment mieux l'immobilisation de ce foyer et de cette plaie, il favo-

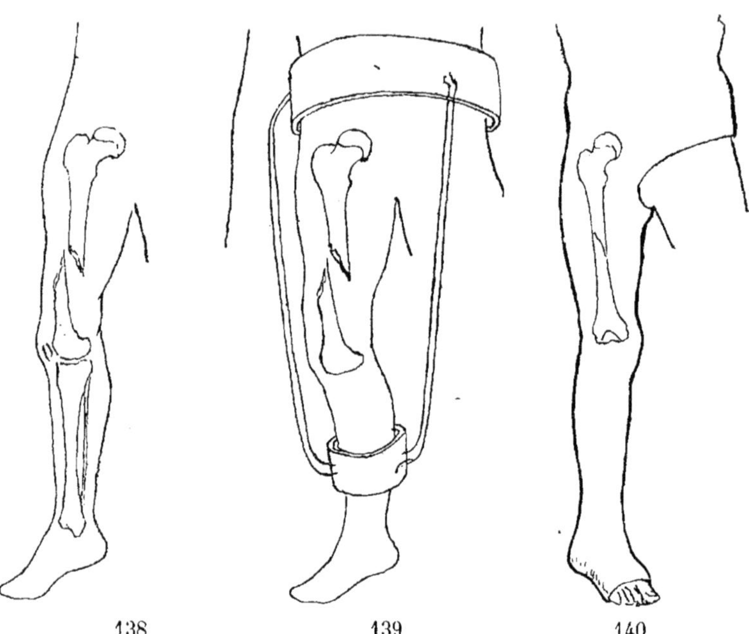

Fig. 138, 139 et 140. — Pour corriger le déplacement par rotation. — Démonstration de l'impuissance des appareils à anses et de l'efficacité de nos plâtres.

A. — Point de départ.

B. — Avec un plâtre à anses. — Dans cet appareil, la jambe peut tourner dans le bracelet inférieur : rien ne corrige la rotation.

C. — Avec un de nos plâtres. — Ici, au contraire, le pied étant pris et tout le membre étant moulé dans le plâtre, la rotation défectueuse ne peut se reproduire.

rise et hâte leur guérison beaucoup mieux que le système appelé « plâtre à anses ».

L'immobilisation apaise l'inflammation et diminue la suppuration.

L'immobilisation parfaite est le meilleur antiphlogistique des plaies et favorise au maximum leur cicatrisation.

Nous avons indiqué, dans notre article précédent, la manière d'appliquer les attelles. Nous n'ajouterons qu'un mot :

Combien faut-il d'attelles?

Pour bien assurer la fixité du membre, 4 attelles de 2 à 4 centimètres de large. On les met généralement aux 4 points cardinaux.

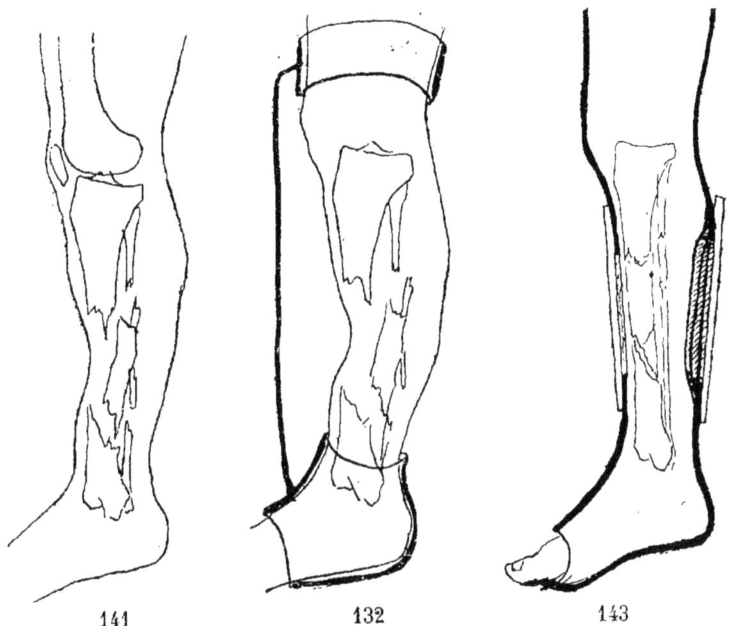

Fig. 141, 142 et 143. — Pour coapter les fragments multiples. — Démonstration de l'impuissance des appareils à anses et de l'efficacité de nos modèles de plâtres.

A. — Point de départ.

B. — Avec un plâtre à anses. — Ici rien n'arrête la chute des fragments en arrière.

C. — Avec un de nos plâtres. — Ici, au contraire, on peut aisément, par des compressions, ramener dans la ligne les esquilles.

Avec ces 4 attelles, on retourne facilement le malade sur le ventre pour visiter la face postérieure du membre; mais ceci n'est que rarement nécessaire pour faire le pansement.

A la rigueur, 3 attelles : 1 postérieure et 2 latérales suffisent pourvu que l'on ne retourne pas le malade, même pour le pansement; si l'on veut pouvoir retourner complètement le malade, afin de mettre la face postérieure bien sous les yeux, on ajoute une quatrième attelle antérieure, soit fixe, soit amovible; dans ce deuxième cas, on la plaque par-dessus le pansement, dans une mortaise improvisée (*fig. 112 et 113*); ou même sans mortaise, en fixant ses deux extrémités avec quelques lanières de bande de tarlatane, ou même 2 boucles, supérieure et inférieure, à la façon des attelles d'un appareil de Scultet. Mais il vaut encore mieux, d'une manière générale, employer l'attelle fixe inamovible.

N'est-il pas à craindre que les tissus ne se « coupent » sur les attelles, malgré les matelas de gaze qui les doublent? *Non*, car les tissus répondant aux intervalles des attelles doivent être comprimés méthodiquement, mais énergiquement par de grands carrés d'ouate superposés et des bandes de mousseline gommée; vous n'avez pas oublié que cette pression est nécessaire pour éviter le gonflement œdémateux de ces tissus et leur hernie à travers les fenêtres du plâtre.

Et ainsi la pression exercée par les tissus est au moins aussi vigoureuse dans les intervalles des attelles qu'au niveau de celles-ci.

Les appareils plâtrés dans les lésions articulaires

Faut-il dire que nos appareils rendent au moins autant de services dans le traitement des lésions articulaires que dans celui des fractures?

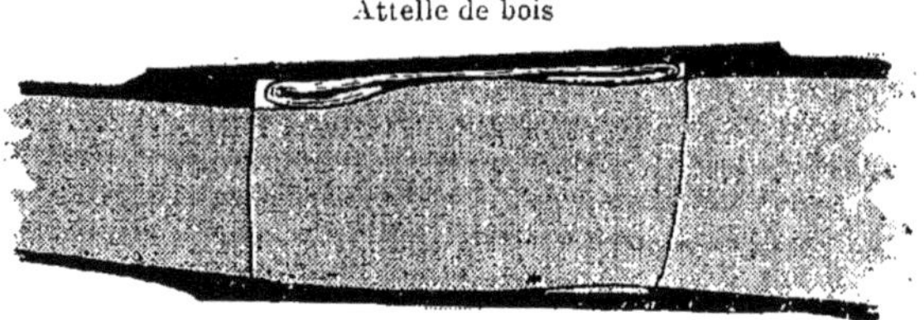

Fig. 144. — Lorsque l'attelle de bois passe au-dessus d'une région présentant des saillies et des creux (genou par exemple), on a soin de glisser entre le bois et la peau des compresses de gaze repliées sur elle-même dans les points correspondant aux creux.

Et en particulier pour les traumatismes si graves du genou, je ne crains pas de dire que si l'on pouvait appliquer toujours et d'emblée nos appareils, on changerait l'évolution et le pronostic de ces blessures. On éviterait ainsi bien des morts, bien des amputations et bien des mutilations.

Car ils immobilisent infiniment mieux que les plâtres à anses. Avec tous les plâtres à anses, les mouvements qui persistent, incessants, petits ou grands, produisent mille fois par jour tantôt la déhiscence, tantôt le resserrement des lèvres ou plutôt des parois de la plaie articulaire, — et dès lors on comprend l'impossibilité (ou du moins la difficulté) pour les adhérences curatrices de se constituer, l'impossibilité pour la réparation et la consolidation de se faire, — ce travail de réparation et de cicatrisation étant annihilé (ou contrarié) à chaque instant par le va et vient perpétuel des extrémités osseuses articulaires (1).

Résumé et conclusion

L'appareil en plâtre pur (en tarlatane et plâtre) suffit chez les 9/10 des blessés.

Si l'on est obligé, par l'étendue des lésions de la peau, de bâtir un tronçon de l'appareil exclusivement avec des matériaux étrangers, faisons que les pièces en soient placées à la fois assez près pour pouvoir, par l'intermédiaire d'un coussinet, bien caler le membre et les os, assez loin pour assurer la propreté complète des pansements. Cet écartement doit être de 1 centimètre.

Ces appareils sont aussi simples et aussi faciles à faire, en un mot aussi pratiques que les appareils à anses le sont peu.

Aussi vite faits que les appareils à anses sont longs à construire. Dans nos plâtres, la mise en place des attelles (en matériaux étrangers) demande deux à trois minutes, tandis que dans les plâtres à anses, elle a demandé quelquefois deux à trois heures.

---

(1) Lorsqu'il s'agit du genou, nous pouvons faire cintrer des attelles métalliques légèrement sur le plat pour reproduire la courbe générale du genou, chaque point de l'attelle devant rester ainsi à 1 centimètre de la surface du membre. Il est vrai qu'on peut se dispenser de modifier la forme de l'attelle et qu'il est bien plus facile d'arriver au but avec une attelle droite de bois ou de métal en modifiant simplement (au lieu de l'attelle) l'épaisseur du coussinet de gaze placé sous cette attelle : coussinet auquel on donnera un peu plus d'épaisseur au niveau des parties rentrantes du membre, un peu moins au niveau des parties saillantes, de manière à caler le membre avec la même exactitude sur tous ses points (*fig. 144*).

Si la rotule fait un très gros relief, on haussera d'autant le piédestal (c'est-à-dire les deux talus plâtrés) des extrémités de l'attelle antérieure.

Les appareils que nous préconisons sont aussi précis que les plâtres à anses le sont peu.

Ils assurent un bien meilleur résultat orthopédique que les plâtres à anses, parce qu'ils immobilisent mieux.

Ils assurent une meilleure évolution des plaies, encore parce qu'ils immobilisent mieux.

Ils assurent bien davantage la disparition des douleurs, encore et toujours parce qu'ils immobilisent mieux.

Que reste-t-il donc à l'actif des plâtres à anses?? Le seul prestige de la chose compliquée; une qualité aussi négative suffira-t-elle à faire oublier leur imprécision si flagrante et tous leurs autres défauts?

CONSEILS POUR ÉVITER LES ESCHARES ET LES SOUILLURES DU PLATRE (PAR LE PUS)

A. — Comment protéger les bords des fenêtres contre les souillures du pus ?

Il y faut une grande attention ; les uns y réussissent, les autres pas ; c'est affaire de petits soins et de surveillance continue dont les uns sont capables et les autres pas.

Voici pourtant quelques conseils :

Renouveler les pansements très souvent (à vous de voir si c'est tous les jours ou plusieurs fois par jour) pour éviter ces souillures.

Avec un plâtre fenêtré, ce renouvellement des pansements est bien facile pour vous et pas fatigant pour le blessé.

D'un pansement à l'autre, protéger les bords de la plaie avec des lanières d'ouate cardée (non absorbante) et vaselinées (*fig. 145*) — et sur la plaie, entre ces lanières, mettre des carrés d'ouate hydrophile et donc absorbante ; — que ces lanières d'ouate cardée non absorbante soient bien plaquées sur la peau, surtout à la partie déclive de la plaie ; vous pouvez en outre, par delà ces lanières, entre elles et le bord du plâtre, appliquer une toile imperméable.

Voici la manière de faire de mon assistant, le Dr Bergugnat, d'Argelès-Gazost (*fig. 146*) :

Lorsqu'on bâtit le plâtre, mettre par dessus le carré de gaze et d'ouate recouvrant la plaie, un carré de tissu imperméable, taffetas gommé ou taffetas chiffon, dépassant très largement les limites qu'on donnera à la future fenêtre.

Ensuite, aussitôt le plâtre pris, et la fenêtre ouverte, c'est-à-dire le petit couvercle de plâtre enlevé, couper en croix cette toile imperméable et en rabattre les pans par dessus les bords de la fenêtre (la partie profonde de ces pans restant engagée plus ou moins loin entre le plâtre et la peau saine).

Après quoi, on installe entre cet imperméable et les bords de la plaie les lanières d'ouate cardée, que vous pouvez enduire de vaseline (ou de notre pâte au spermaceti ou à la lanoline [1]) et au milieu, sur la plaie, vous placez les carrés épais de gaze et d'ouate hydrophile.

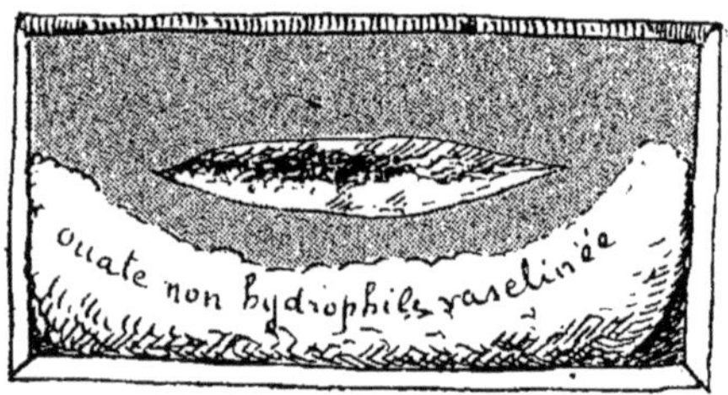

Fig. 145. — Pour protéger le plâtre, on garnit la partie déclive de la fenêtre d'un croissant d'ouate non hydrophile, fortement vaselinée, qui empêchera les liquides coulant de la plaie de s'infiltrer entre le plâtre et les téguments.

Il sera bon également de laisser le drain saillir en dehors de la plaie d'une longueur de 4 à 6 centimètres (et d'éviter qu'il ne soit troué juste au ras de la peau), afin de porter le pus un peu loin dans les pièces du pansement et de ne pas le laisser baver librement sur la surface du membre (*fig. 147*).

Autant de petits moyens, de petites ressources et de petits trucs qui vous permettront d'éviter la souillure des bords des fenêtres. Mais le meilleur truc, c'est encore d'y regarder souvent, et de faire vous-même le pansement, ou de ne le confier qu'à un **aide consciencieux, propre** et **non pressé**. Parmi vos infirmiers ou infirmières, vous en trouverez un ou une qui, bien dressés par vous, vous donneront toute garantie.

Car, encore une fois, c'est bien plus à l'incurie, au défaut de surveillance et de soins, qu'à une difficulté particulière de l'éviter, qu'est due cette souillure des bords du plâtre par le pus.

(1) Dont la formule a été donnée par nous dans un précédent chapitre.

Si vous ou vos aides n'avez pas réussi à l'éviter, vous pouvez, si la souillure ou la tache est superficielle, l'enlever en grattant le plâtre, puis rendre à celui-ci sa résistance, en même temps que sa blancheur, avec quelques languettes de tarlatane plâtrée.

Il est même facile, lorsque les pans sont trop souillés, de les changer en entier au moyen de quelques attelles plâtrées.

Et enfin, si dans tel cas particulier il est vraiment impossible, mais ce sera bien rare, d'éviter la souillure des pans de plâtre (à cause de l'abondance extrême de la suppuration), il vous restera toujours la ressource de les remplacer par une attelle de matière étrangère (bois ou métal). C'est alors ou jamais que ces attelles sont indiquées.

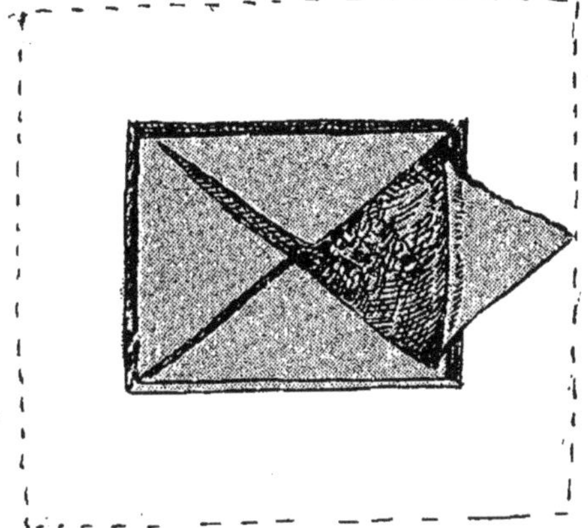

Fig. 146. — On place par dessus le pansement, avant de faire l'appareil, un large carré de taffetas beaucoup plus grand que la future fenêtre; quand celle-ci est ouverte, on fend en croix le taffetas, dont on rabat les pans sur les montants de l'ouverture. (En pointillé les dimensions du carré de taffetas.)

On les place, comme il a été déjà dit, à 1 centimètre d'écartement de la peau.

Mais vous voyez que de ces attelles en bois ou métal, on peut se passer chez les 9/10 au moins des blessés, même au cas de plaies multiples et larges.

Et ce sera tant mieux; répétons-le : le principe est de s'en passer le plus possible, l'appareil en plâtre pur restant le plus confortable, le plus précis, le plus pratique et par conséquent le meilleur de tous les appareils.

B. — Sur les eschares

A ce que nous avons déjà dit sur les eschares, nous voulons ajouter quelques mots, en accordant une mention particulière aux eschares du talon et à celles du sacrum.

1° Eschares du talon.

On peut les observer avec le plâtre, ou avec l'extension continue, ou avec l'association des deux.

Ces eschares sont évitables.

Ainsi notre assistant de Berck, le Dr Fouchet, a réussi à les éviter toujours sur plus de 30 fractures du fémur, pourtant de forme grave et supportant des extensions continues de *15 à 30* kilos (fixées sur le plâtre).

Voici une note qui résume sa pratique :

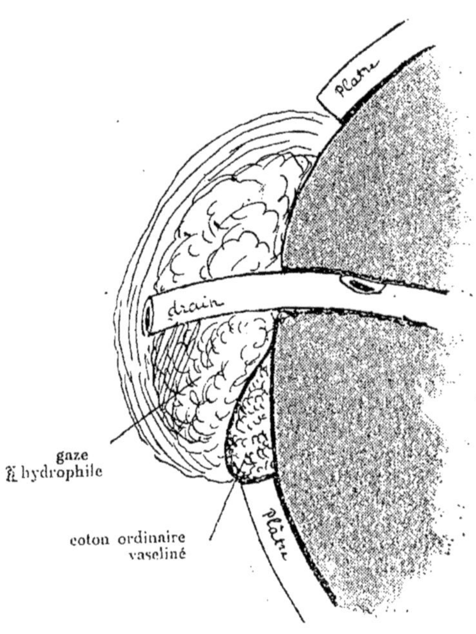

Fig. 147. — Coupe du pansement.

« Commencer, dit il, quand on n'est pas trop pressé, par faire une bottine, ou mieux une botte plâtrée bien modelée au genou et au pied, en avisant à ce que le pied soit dans l'axe de la jambe (2e espace intermétatarsien sur le prolongement de la crête du tibia), c'est-à-dire sans adduction ni abduction, en se gardant bien d'exercer aucune pression sur le sommet du talon et *sur* les malléoles.

Quelques heures après (ou le lendemain), quand la botte plâtrée est indéformable, faire l'extension au treuil par l'intermédiaire de cette botte plâtrée et construire la partie supérieure de l'appareil. Il faut bien **soigner le raccord** : pour cela, glisser une lanière d'ouate sous le bord supérieur de la botte plâtrée; au besoin, éverser un peu le bord supérieur; appuyer avec une main sur le dessus ou le dessous du rebord, pour éviter qu'il ne presse inégalement sur les chairs en quelque endroit.

Insistons sur la nécessité de mettre le pied non seulement à angle droit, mais encore dans l'axe de la jambe, sans adduction ni abduction, faute de quoi le plâtre, par suite de la traction, appuiera trop sur l'une ou l'autre malléole et donnera des eschares.

3 ou 4 de mes « blessés » (ajoute le Dr Fouchet), sur plus de 30 cas de fractures de cuisse, se sont plaints du talon. J'ai pratiqué une petite fenêtre et trouvé la peau un peu rouge, par suite d'une pression de plâtre sur le sommet du talon; cette pression était due à une faute de technique et à un manque d'attention de l'aide qui avait maintenu le pied (1).

Cela n'a rien été, j'ai appliqué un peu de vaseline, un carré d'ouate dont les bords ont été insinués régulièrement sous les bords de la petite fenêtre et j'ai refermé, aussitôt après, cette fenêtre avec quelques carrés de tarlatane plâtrée; tout est rentré dans l'ordre, la douleur a cessé.

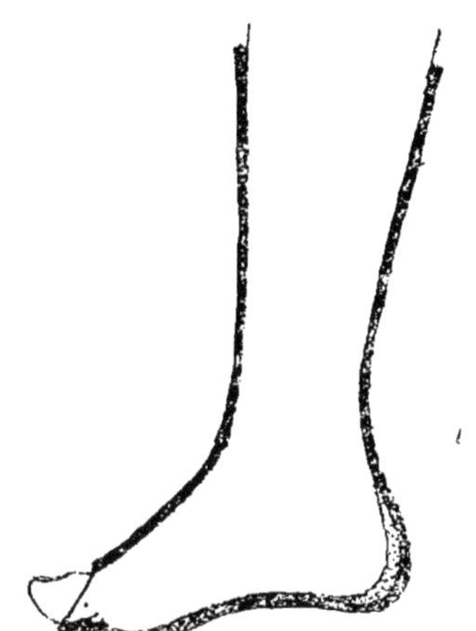

Fig. 148. — Le talon doit être logé dans une sorte de cavité du plâtre, de telle sorte qu'il n'y ait pas de contact entre les téguments et le plâtre.

Grâce à ces petites précautions, j'ai pu toujours éviter l'eschare du talon » (2).

On pourrait résumer ainsi ce qui regarde les eschares :

Elles sont dues à deux causes, l'une *mécanique* et l'autre *trophique*.

Dans le premier cas, l'eschare est imputable au médecin, c'est-à-dire à une faute de technique; dans le deuxième, au malade, c'est-à-dire à son mauvais état général (fièvre, infection, cachexie ou albuminurie, ou glycosurie).

Et très souvent, lorsque apparaissent des eschares chez nos blessés, les deux causes (mécanique et trophique) sont associées.

1° **Les causes mécaniques** étant notre fait, nous pouvons les supprimer. Elles sont au nombre de deux :

(1) On verra un peu plus loin comment il faut tenir le pied.

(2) Dr Fouchet (de Berck).

a) *Irrégularité* du plâtre, pli des bandes ou des attelles plâtrées. Ainsi donc, éviter, en roulant les bandes, de faire des cordes, étaler soigneusement bandes et attelles (de la manière dite dans un de nos précédents chapitres).

b) *Pression* du plâtre *sur* les saillies osseuses (épines iliaques, sacrum, malléoles, calcanéum).

Tantôt cette pression est produite par les mains :

Sur les *épines iliaques* directement, par les mains de l'aide qui aurait dû appuyer non pas sur, mais autour;

Au *sacrum* indirectement, par la pesée exercée de haut en bas *sur* le bassin pour plaquer celui-ci sur la table au moment du modelage;

Au *calcanéum* et aux *malléoles*, par l'aide chargé de tenir le pied qui a pesé sur ces saillies osseuses.

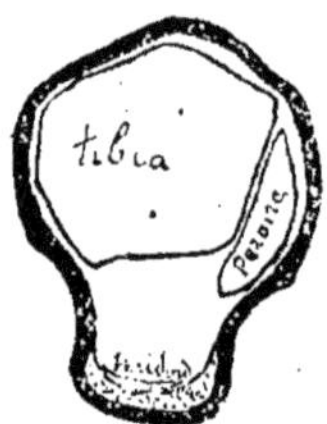

Fig. 149. — Coupe d'un appareil au niveau des malléoles, pour montrer les gouttières qu'on modèle en arrière des malléoles, tout en laissant le tendon d'Achille flotter dans un creux du plâtre.

Tantôt cette pression est produite simplement par le plan de la table sur laquelle on a posé un plâtre encore trop mou (c'est-à-dire avant la prise) et alors le plâtre s'aplatit contre la table, par exemple, au niveau du talon.

D'après cela, vous voyez clairement ce qu'il faudra faire pour éviter les eschares.

L'aide qui tient et tire le pied doit se garder de presser sur la pointe du talon (ou sur les malléoles), il doit recevoir le sommet du talon dans le creux de sa main, tandis qu'il enfonce la pulpe des doigts dans les rainures situées de chaque côté du tendon d'Achille pour bien modeler ces rainures (*fig. 148 et 149*).

Et l'on doit se garder de poser le talon sur la table avant la prise du plâtre.

De plus, lorsqu'on voudra installer sur le plâtre une extension continue (exemple le cas de fracture rebelle du fémur), on s'arrangera de manière que la presque totalité de cette extension porte au-dessus du genou sur les condyles fémoraux, parce que les condyles sont toujours mieux matelassés de muscles que les points d'appui qu'on trouve au pied (talon, malléole, face dorsale du pied).

Pour faire porter le maximum de l'extension sur les condyles, il est nécessaire de modeler très exactement l'appareil au genou (autour des condyles, autour des tubérosités du tibia, et de chaque côté de la rotule).

Encore une petite précaution utile ; c'est de saupoudrer la peau du talon et du cou de pied avec du talc et de doubler le jersey à ce niveau avec un carré de gaze bien étalée de 5 ou 6 épaisseurs ; on peut aussi (par-dessus ou par-dessous le jersey) mettre deux petites lanières d'ouate au niveau des rainures latérales de chaque côté du tendon d'Achille.

2° **Les eschares du sacrum.**

Elles sont dues aussi à des plis des bandes et des attelles et très souvent à l'une et à l'autre cause.

Nous pouvons toujours supprimer les causes mécaniques, à savoir les irrégularités du plâtre et les pressions localisées *sur* le sacrum : pour cela l'on évitera de peser d'avant en arrière (c'est-à-dire de haut en bas) sur le bassin posé sur la table, ou du moins si l'on a été forcé de le faire pour compléter une correction, on aura soin, une fois le plâtre « pris », de retourner le malade sur le ventre, de relever avec un manche de cuiller, introduit entre la peau et le plâtre, toutes les parties affaissées de celui-ci (au niveau du sacrum et des épines iliaques postérieures) et de laisser ainsi le malade sur le ventre pendant 10 à 15 minutes, jusqu'à ce que le plâtre ait bien pris ce pli nouveau (en consolidant au besoin l'appareil dans cette nouvelle attitude avec quelques carrés de tarlatane plâtrée).

Ici comme au talon vous pouvez, avant de construire l'appareil, appliquer sur la peau un grand carré de gaze ou d'ouate (d'un demi-centimètre d'épaisseur, saupoudré de talc).

Les eschares de cause trophique

N'oublions pas que certains sujets « font » des eschares du sacrum sans avoir de plâtre.

Les anciens, avec Malgaigne, disaient que les eschares suivaient de près l'apparition de la fièvre, faisant remarquer que des sujets étaient restés 1, 2, 3 mois sans fièvre et sans eschare, puis tout à coup (pour des raisons diverses) était survenue de la fièvre, et 48 heures après apparaissait une eschare grande comme la main.

Mais il faut noter aussi que l'eschare est parfois le fait primitif et la cause de la fièvre.

Une eschare peut donner 40°, a dit mon bon maître Fernet..., mais cependant assurez-vous, avant d'attribuer à l'eschare une

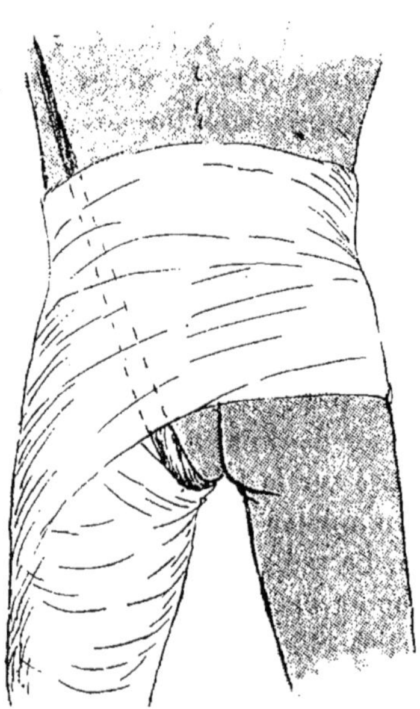

FIG. 150. — Face postérieure de la partie iliaque de l'appareil plâtré : les tours de bande ne recouvrent qu'en partie l'anse de contre-extension de l'ischion ; avant de supprimer l'action des poids, on peut recouvrir cette anse par une attelle plâtrée formant plateau, comme le montre la figure suivante.

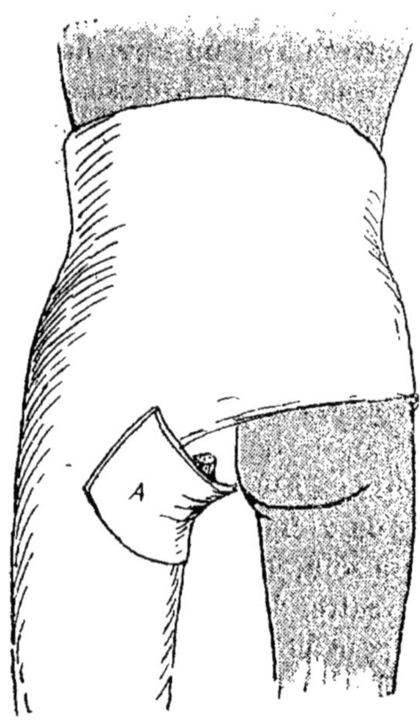

FIG. 151. — L'attelle A, recouvrant l'anse de contre-extension, forme plateau d'appui pour l'ischion ; une fois le plâtre pris on peut couper, au ras, l'anse de contre extension et enlever, en tirant par le haut en avant et en arrière, les chefs sectionnés.

fièvre pareille, assurez-vous toujours avec attention qu'il n'y a, nulle part ailleurs, de rétention de pus.

Comment traiter les eschares du sacrum?

Par un des topiques innombrables que vous savez, leur nombre même témoignant qu'il n'en est aucun de souverain.

Personnellement, nous employons notre poudre (1); mais ce qui importe plus encore que le choix des topiques, c'est : 1° de modifier l'état général, de faire cesser l'infection et la fièvre qui presque toujours existe avant l'eschare, nous l'avons dit; et c'est 2° de supprimer toute pression à l'endroit de l'eschare, et pour ceci de fenêtrer largement l'appareil à ce niveau. Après quoi on renforce les rebords latéraux de cette large fenêtre par des talus de plâtre (construits avec de petites attelles plâtrées), destinés à soulever le bassin du malade et à décharger complètement de toute pesée et de toute pression la région de l'eschare qui se trouvera ainsi dans le vide. Dans le même but de supprimer toute pression sur l'eschare, mettez le malade sur pieds, dans la journée, si c'est possible.

Le modelage de l'ischion et la crainte des eschares

Vous vous étonnerez peut-être de ce que je n'ai encore rien dit du modelage de l'ischion.

Il semble que ce modelage de plâtre à l'ischion avec son complément en bas, le modelage des condyles fémoraux, ce soit la condition nécessaire pour empêcher le chevauchement des fragments du fémur brisé.

Oui, c'est parfait en théorie; mais dans la pratique c'est trop souvent irréalisable ou illusoire, car ce modelage est très difficile à bien faire; on fait trop ou pas assez; trop lâche et libre, cette languette de plâtre ne sert à rien, et n'empêchera pas le chevauchement; trop pressée contre l'ischion, la languette (ou plateau de plâtre) n'est pas tolérée; elle cause des eschares; alors, on sera obligé de rogner le rebord du plâtre, et le chevauchement se produira très librement.

Comme j'aime mieux vous conseiller d'aller au but par le moyen suivant qui est, lui, très sûr et très inoffensif.

Il consiste à placer un écheveau à l'aine pour la contre-extension sous l'appareil, et à installer votre extension sur le plâtre de manière qu'elle porte surtout au-dessus du genou; ainsi vous

(1) Dont la formule sera donnée dans le chapitre du traitement des plaies.

atteindrez le double résultat d'empêcher sûrement le chevauchement de se produire et d'éviter l'eschare : l'extension n'en donnera pas, si elle porte sur les condyles fémoraux très bien matelassés, et le lien de la contre-extension n'en donnera pas non plus, car vous pouvez soulager l'ischion, autant que vous voulez, et même complètement si vous le voulez, de la pression de ce lien de la contre-extension, en supprimant les oreillers et traversin et levant les pieds du lit, auquel cas le poids du corps fera toujours une contre-extension plus que suffisante (même lorsque l'extension sera portée à 30 kilos).

Je vous conseille de recourir à ces moyens plutôt que de demander à un plateau de plâtre, à une console de plâtre, soutenant l'ischion modelé et rembourré, d'empêcher le chevauchement des fragments.

Si pourtant vous voulez essayer de ce dernier moyen, voici comment l'employer (*fig. 150 et 151*).

Le blessé installé sur le pelvi-support avec son extension et sa contre-extension, celle-ci assurée par le bourrelet ouaté que nous avons représenté (*fig. 94*), il suffira de recouvrir ce bourrelet avec quelques languettes de tarlatane plâtrée (formant attelle transversale) prenant la forme du bourrelet et le calant contre l'ischion; en réalité, ces petites languettes viennent simplement renforcer les bords de la bande plâtrée passée à ce niveau au moment où vous avez construit l'appareil.

Après quoi, le plâtre étant « pris », vous pouvez couper de chaque côté du bourrelet (enfermé dans le plâtre) les deux chefs de la bande de la contre-extension devenus maintenant sans emploi, et que vous enlevez (*fig. 151*).

Encore une fois, ce plateau du plâtre moulé contre l'ischion en haut et les plateaux du plâtre moulés au-dessus des condyles fémoraux devraient empêcher le chevauchement de se reproduire. Mais, je l'ai dit, c'est un peu théorique, et il s'en faut de beaucoup que les choses se passent toujours ainsi dans la pratique. En effet, ou bien le plateau de l'ischion ne sera pas assez étroitement appliqué contre celui-ci, et alors il sera inutile; ou bien ce plateau sera trop pressé contre l'os, et alors une eschare pourra se produire (malgré le bourrelet d'ouate); vous serez obligé par l'escharc de rogner de 2, 3, 4 centimètres, le plâtre qui, dès lors, ne produira plus l'effet mécanique attendu et espéré, c'est-à-dire ne jouera plus du tout son rôle de heurtoir.

CONCLUSION.

Au lieu de faire ce modelage si *infidèle* et si *incertain* de l'ischion faites donc la contre-extension et l'extension de la manière très *simple* et très *sûre* que nous avons dite (1).

---

(1) Mais pas dite encore assez clairement, peut être, pour emporter toutes les hésitations, et c'est pourquoi nous reviendrons sur cette *association du plâtre* et de *l'extension* (Voir chapitre XI).

ENCORE UN MOT SUR LES SOINS CONSÉCUTIFS A LA CONSTRUCTION DU PLATRE

Le pansement définitif. — L'appareil une fois émondé et les fenêtres ouvertes, vous allez profiter de ces fenêtres pour remplacer le pansement provisoire par le pansement définitif, qu'il sera dès lors très facile et très expéditif de renouveler aussi souvent qu'il le faudra.

Manière d'installer l'extension continue

On fixe la corde de l'extension soit contre une arête de l'appareil, arête construite avec quelques circulaires de bandes plâtrées, soit dans une rainure circulaire sus rotulienne de l'appareil, qu'on obtient par une pression exercée sur celui-ci en même temps qu'on fait le modelage du genou (voir *fig. 152 à 154*).

Nous dirons un peu plus tard comment vous pourrez appliquer une traction de 15 à 30 kilos, sans danger d'eschare, en faisant porter ainsi la presque totalité de la traction sur les condyles fémoraux, toujours beaucoup mieux matelassés que le talon et les malléoles. Pour se garder de l'eschare du talon, éviter avec soin toute irrégularité des tours de bande plâtrée au cou-de-pied. Mais nous avons déjà traité ce point important en reproduisant les indications précises et précieuses données par notre assistant de Berck, le Dr Fouchet, pour éviter les eschares du talon.

Manière de prendre et d'emporter un malade plâtré pour ne pas briser son appareil

Il n'est pas d'infirmiers à qui vous ne serez pas obligé d'apprendre, car ils l'ignorent, comment ils doivent prendre et soulever ces malades plâtrés.

Vous verrez vos infirmiers se mettre à deux pour saisir le blessé, l'un par la tête et les épaules, et l'autre par les pieds. Et cette manœuvre, en pliant le tronc du malade sur les cuisses, est le plus sûr moyen de briser le plâtre à l'aine, s'il n'est pas très solide.

Recommandez aux infirmiers de soulever les blessés en les maintenant toujours bien à plat. Pour cela, chacun des deux aides mettra une main sous le bassin du malade plâtré tandis que la deuxième main du premier soutiendra les jarrets, et la deuxième main du second les épaules, le blessé lui-même s'accrochant par les bras à celui-ci.

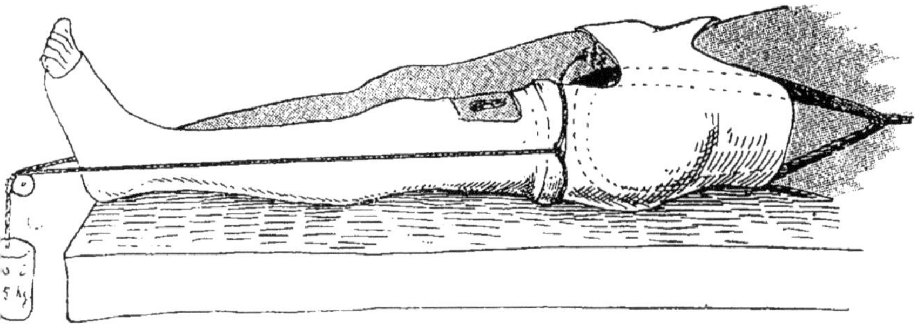

Fig. 152. — Extension continue installée au-dessus d'une arête circulaire du plâtre.

En un mot les infirmiers soulèveront le malade en le *maintenant dans la position horizontale*, évitant tout mouvement susceptible de contrarier la position donnée au membre et de faire jouer les articulations prises dans l'appareil.

Le blessé reporté dans son lit, on laisse à nu la jambe plâtrée, le talon soulevé pour que la dessiccation se fasse aussi vite au-dessous qu'au-dessus de l'appareil.

Il ne faut pas confondre cette dessiccation avec la prise du plâtre, celle-ci ne demande que 10 minutes tandis que celle-là demande quelques heures au moins; et pendant ce temps, il faut se garder de trop remuer le blessé, car le plâtre, tant qu'il reste un peu humide, est susceptible de se déformer un peu ou même de se briser sous un mouvement violent.

Au reste, s'il se brise jamais, il sera bien facile de le réparer de la manière que nous allons dire.

Le moyen de consolider le plâtre

Si le plâtre paraît trop faible (que ce soit quelques minutes, ou quelques heures, ou quelques jours après), voici comment le renforcer :

a) C'est la totalité de l'appareil qui a besoin d'être renforcée. On commence par appliquer sur toute sa surface une couche de colle plâtrée (deux verres et demi de plâtre pour deux verres d'eau froide sans sel) puis par-dessus cette colle, on étale deux attelles à deux épaisseurs de tarlatane trempées dans cette bouillie; on étale l'une des attelles en avant, l'autre en arrière de la région, et par-dessus on roule une ou deux bandes plâtrées qui les solidarisent avec l'appareil ancien.

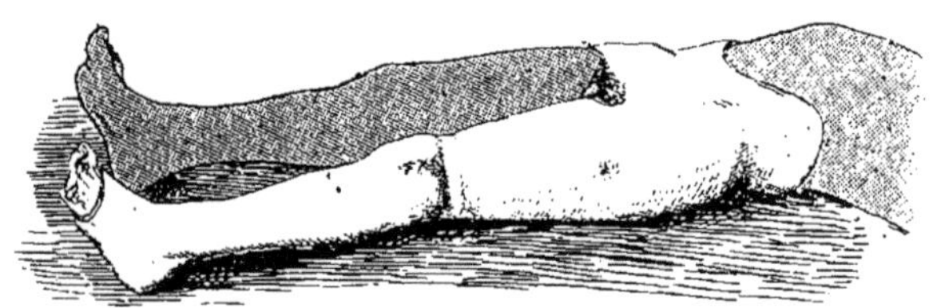

FIG. 153. — Extension installée dans une rainure circulaire du plâtre.

b) Ce n'est qu'en un ou deux **points** que le plâtre est trop faible. On applique à ce niveau, en dépassant les limites de la partie faible, une couche de cette même colle, puis on superpose quelques carrés de tarlatane plâtrée, à une seule épaisseur, et enfin 3 ou 4 circulaires de bandes plâtrées pour les rattacher intimement à l'appareil.

Comment réparer le plâtre

Lorsque le plâtre se fendille ou se brise complètement (fêlure ou fracture), plus ou moins longtemps après la construction, on n'a généralement pas besoin de le remplacer et on peut très bien le réparer et le remettre à neuf, en procédant à peu près de la même manière que pour le consolider. On commencera par soulever les débris du plâtre qui bordaient la fente, puis on gratte la surface avec un couteau; on y creuse à coups de pointe de petites dépressions, comme on prend appui sur la glace à petits coups de pic; on humecte ensuite cette surface irrégulière abrupte avec une couche de bouillie claire (parties égales de plâtre et d'eau).

Le secret pour réussir ces réparations immédiates ou tardives qui passent pour difficiles, c'est de ne pas employer de bouillie trop épaisse ni des attelles de plus de 2 feuillets de tarlatane, car les nouvelles pièces trop épaisses ne se fondraient pas avec l'ancien plâtre, tandis qu'en prenant de la bouillie claire vous serez aussi habiles à faire le « vieux » que le « neuf » (voir *fig. 156 et 157*).

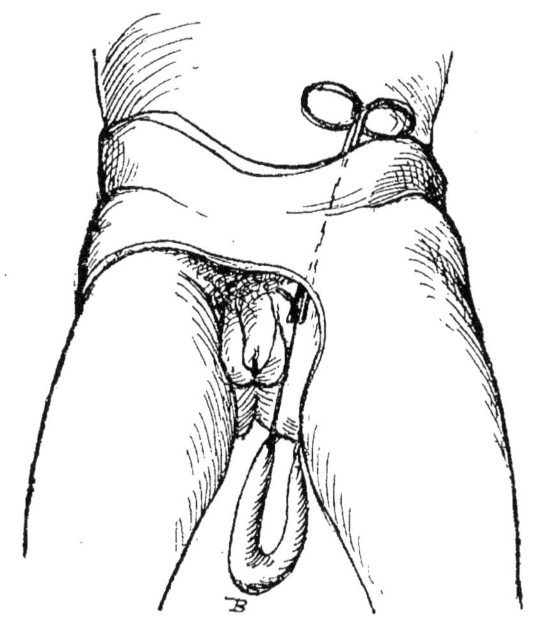

Fig. 154. — Pour faire, après coup, la contre-extension on fait, avec de la toile et du coton cardé, une sorte de boudin B dont chaque extrémité porte une cordelette. Une pince, glissée sous le plâtre, vient saisir l'extrémité de cette cordelette, en avant sur l'abdomen, en arrière sur la fesse : le plein du bourrelet vient s'appliquer sur l'ischion ; les extrémités des cordelettes sont nouées ensemble ; on a ainsi une anse qui reliée à la tête du lit, assurera la contre-extension.

Par la même technique vous saurez, lorsque ce sera nécessaire, réparer et consolider le plâtre sur les bords des fenêtres.

Vous saurez même (si ce besoin est, c'est-à dire en cas de souillure) remplacer entièrement ces montants avec des attelles plâtrées dont les extrémités sont raccordées au reste de l'appareil par des circulaires de bandes.

On procède à ces remplacements des divers pans, successivement, et non pas simultanément, ce qui serait cependant possible pourvu que le blessé fût soumis pendant ce temps-là à une extension de 20 à 30 kilos, la contre-extension étant faite avec un écheveau placé sous l'aine malade (par la technique déjà dite et figurée par nous).

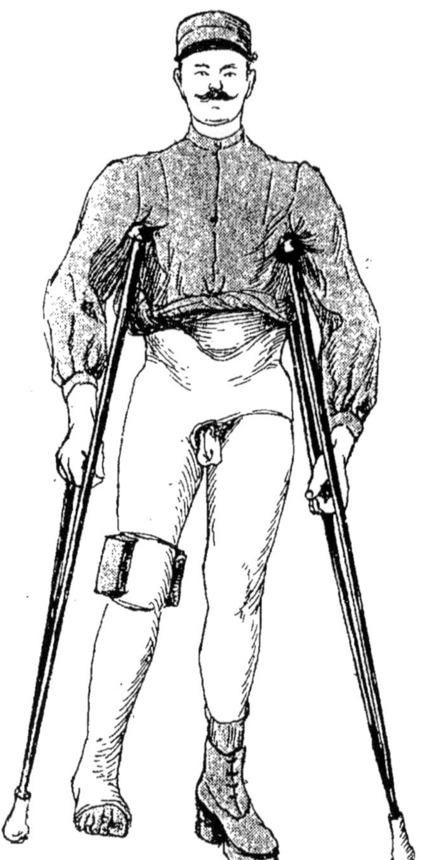

Fig. 155. — Manière de combiner la marche à béquilles et l'extension continue; le pied sain est surélevé par une chaussure à haute semelle : on suspend, au-dessus du genou plâtré, des bottes métalliques remplies de grenaille de plomb, balles de shrapnell, ou toute autre matière très lourde; ce qui, ajouté au poids du plâtre, assure une extension continue très efficace.

Comment nettoyer un plâtre sali. — Lorsque le plâtre est sali, on peut lui rendre sa blancheur en grattant la surface et appliquant ensuite une couche de la même bouillie claire.

Lorsqu'il est ramolli par l'urine ou par le pus, on enlève de même au couteau la partie mouillée et on la remplace par quelques carrés ou attelles platrés maintenus par des tours de bandes également plâtrées.

Mais rappelez-vous qu'en principe, il vaut mieux ne pas faire marcher ces malades — à moins d'indication particulière personnelle, à savoir : danger de congestion hypostatique, ou eschare sacrée, pour faciliter la cicatrisation de celle-ci en diminuant la durée du décubitus.

Comment enlever le plâtre (*fig. 158 et 159*)

Le moment venu de supprimer ou de changer le plâtre, on le fend en avant de la manière dite pour les appareils de transport, avec cette différence que, lorsque le plâtre vient d'être construit, ou même encore quelques heures plus tard, on le coupe avec facilité, tandis que, vieux de quelques semaines et surtout de quelques mois, il ne se laisse que difficilement entamer. C'est pour cela,

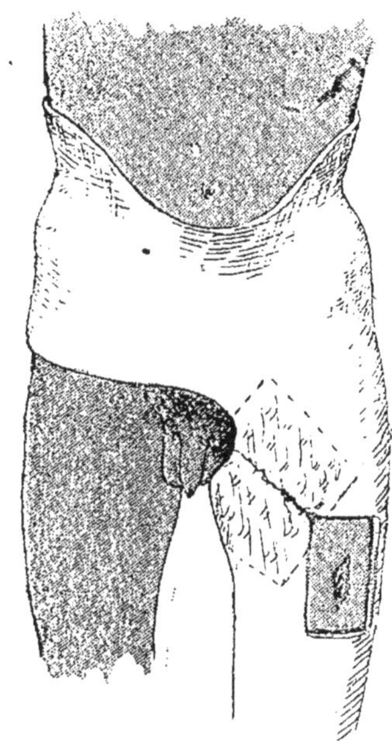

Fig. 156. — Réparation et consolidation du plâtre. — Si l'appareil vient à se casser au niveau de l'aine, par exemple, gratter au couteau la surface du plâtre, largement autour de la cassure ; humecter abondamment avec de la bouillie très claire.

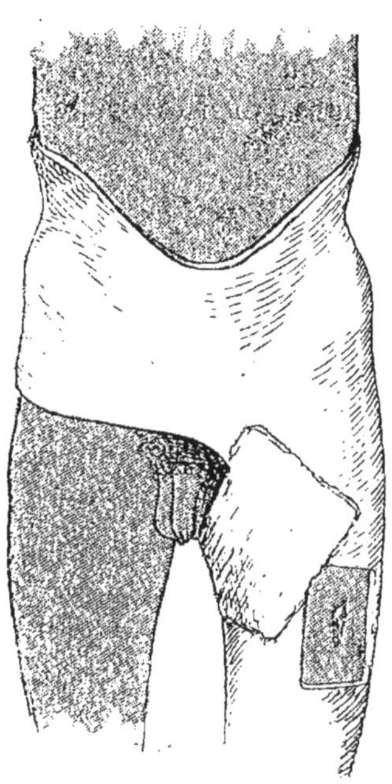

Fig. 157. — Préparation et consolidation du plâtre (*suite*). — L'on applique ensuite une ou plusieurs attelles plâtrées pour réparer et renforcer le point défectueux. Il est prudent de passer ensuite quelques tours de bande plâtrée en spica.

pour ramollir ce vieux plâtre avant de le couper, qu'il sera bon de plonger le membre dans un bain de 15 à 20 minutes chaque fois que cela se pourra pratiquement. Aussitôt sorti du bain, le plâtre se laisse couper comme du carton mou. On peut facilement en écarter les bords et l'enlever en 1 minute ou 2. Ce ramollissement préalable dans le bain vous donne une sécurité absolue pour le travail du couteau, car les bords de ce plâtre mou se laissent soulever suffisamment par un effort des doigts pour qu'on puisse glisser un manche de cuiller ou une latte de zinc vaselinée entre la peau et le point de plâtre voisin de celui où travaille le couteau; et l'on coupe ensuite hardiment sur ce conducteur improvisé que l'on fait avancer, au fur et à mesure jusqu'à l'autre extrémité de l'appareil.

S'il vous est impossible de faire tremper le plâtre dans un bain, vous pouvez toujours le ramollir un peu avec une serviette ou des tampons d'ouate hydrophile imprégnés d'eau chaude qu'on applique

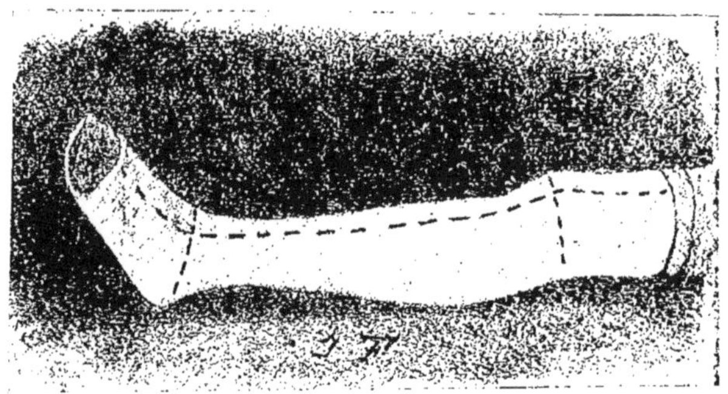

Fig. 158. — Lorsqu'on veut enlever un plâtre, voici les lignes de section faites à la pince coupante, ou simplement au couteau. Cette section est très notablement facilitée, si le plâtre a été préalablement ramolli par un bain, et, lorsque cela n'est pas possible, par des compresses mouillées dans l'eau chaude appliquées au niveau de ces lignes de section.

sur le plâtre quelques minutes avant de le couper, sur la ligne que suivra le couteau. On facilite ainsi grandement le travail de celui-ci, et dès que le couteau a commencé à mordre dans le plâtre, on continue à verser de l'eau chaude dans la rainure ou rigole amorcée et l'on va ainsi mouillant et coupant jusqu'au jersey exclusivement; on coupe le jersey avec des ciseaux. Si l'on a mis de l'ouate à la place de jersey, on la déchire avec les doigts ou une pince.

A noter qu'avec la pince de Privat ou de Stille (que nous avons représentées ailleurs) ce travail de section et d'enlèvement du plâtre est très facilité et demande 1 ou 2 ou 3 minutes à peine.

Quel que soit l'instrument employé, dès qu'on arrive au cou de pied l'on est un peu arrêté par le coin du plâtre qui répond à l'angle de flexion du pied sur la jambe. Mais si l'on procède avec quelques précautions, l'on coupe aussi cette arête plâtrée sans jamais érafler la peau.

Dès que le plâtre est ainsi fendu de haut en bas sur la ligne médiane antérieure, on va écarter et soulever ses bords. Cependant, au cou-de-pied, l'appareil résiste encore et je vous conseille de faire là une deuxième section perpendiculaire à la première, avant de soulever les bords, et même cette deuxième section

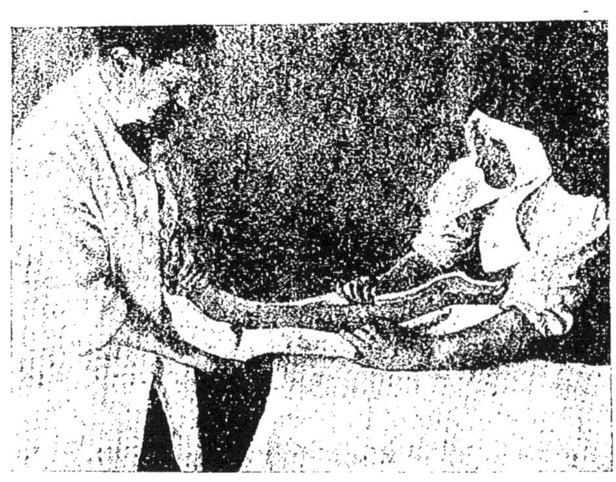

Fig. 159. — Pour enlever le plâtre, 1 ou 2 aides en écartent les bords pendant qu'un autre, saisissant vigoureusement les orteils et l'avant-pied, soulève la jambe en tirant très fortement sur elle.

transversale est presque indispensable chaque fois que le plâtre n'a pas été ramolli dans un bain.

Faites-en une autre au genou.

Lorsqu'on procède à l'écartement des bords, surtout si le plâtre n'a pas été baigné, on doit aller avec prudence et méthode en faisant un effort égal et symétrique sur les deux valves du plâtre. Sinon, l'on risquerait, surtout dans le cas, ordinaire ici, d'un squelette de résistance amoindrie, de tordre, de plier ou de fracturer le cal.

Une bonne précaution pour éviter tout accident, c'est de confier à un aide le soin de tirer *très fortement* sur le pied, tandis que vous procédez seul, ou mieux en vous faisant aider, à l'écartement des deux valves de l'appareil.

Toilette de la peau avant le renouvellement du plâtre. — Si le plâtre doit être supprimé, on est libre de faire la toilette complète en plusieurs fois; mais si l'on doit replâtrer le membre aussitôt, on fait sa toilette immédiatement.

On se sert pour cela d'eau chaude et de savon, puis on passe de l'éther et de l'eau de Cologne.

Si la peau est très squameuse, on peut commencer par la frotter légèrement, pendant quelques minutes, avec de la vaseline, ce qui a pour effet de ramollir ces squames, après quoi on décape avec un tampon d'ouate, et enfin on passe un peu d'éther ou d'alcool.

On soulève la jambe et l'on retourne doucement le sujet pour faire la toilette complète de la partie postérieure du membre.

Si l'on constate après l'enlèvement du plâtre quelques petites altérations de la peau, on les soignera avec des applications de pâte à l'oxyde de zinc ou de talc stérilisé, mais en ce cas, afin de pouvoir renouveler les pansements, il sera bon de transformer ce nouveau plâtre en plâtre bivalve.

Cette transformation se fera 24 heures après sa construction, par deux sections latérales symétriques pratiquées avec une des pinces spéciales ou simplement avec un couteau.

LES APPAREILS PLATRÉS POUR FRACTURES DU MEMBRE SUPÉRIEUR (1)

Ici, comme au membre inférieur, vous **préférerez** les **plâtres circulaires** aux gouttières, parce qu'ils sont à la fois **plus précis, plus confortables, plus faciles à faire** et **plus vite faits.**

Ici, comme à la jambe, ces plâtres seront ouverts préventivement lorsqu'ils devront servir d'appareils de transport,

Le modèle d'appareil à construire?

Un plâtre qui comprend non seulement le segment du membre brisé, mais encore les deux articulations adjacentes (*fig. 160*). Pour les fractures de l'avant-bras et celles de la main, aucune difficulté d'interprétation et de réalisation. Mais pour celles de l'humérus cette difficulté existe.

Les appareils les plus employés pèchent par insuffisance flagrante d'immobilisation. Ainsi, l'appareil classique de Hennequin n'immobilise pas les fragments, comme le montre clairement la figure 161.

Si nous voulons réaliser une contention précise de l'humérus, il nous faudra comprendre dans le plâtre la ceinture scapulaire en totalité, ce qui veut dire les deux épaules et non pas une seule, comme l'ont cru jusqu'à ce jour ceux qui ont immobilisé le plus et le mieux. Ce mieux est encore très insuffisant; passer du côté sain quelques tours de bande sous l'aisselle, ce n'est pas assez : il faut, en outre, embrasser le dessus du moignon de cette épaule saine, et même ajouter au corset un « col officier », comme dans

(1) Ces mêmes appareils servent aussi pour les fractures de la clavicule; permettant d'exercer en tel ou tel point soit une compression, soit une décompression (*voir plus loin*).

notre deuxième modèle d'appareils plâtrés pour mal de Pott.

(Si vous ne remplissez pas cette condition, vous n'êtes pas assuré d'empêcher les déplacements des fragments.)

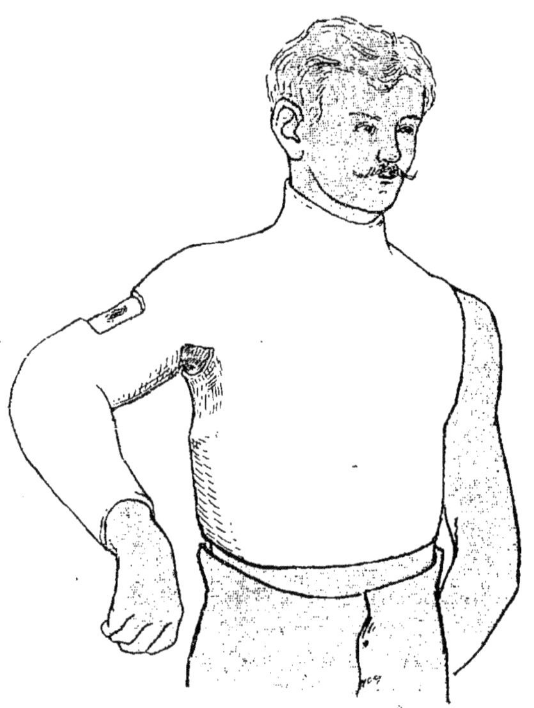

Fig. 160. — Le bon appareil pour fractures de l'humérus (ou de la clavicule) : le creux axillaire est à découvert : donc, pas de compressions à craindre : dans cet appareil, la contention des fragments est quasi absolue. On peut la parfaire avec des carrés d'ouate ou de feutre introduits par la fenêtre.

Position à donner aux divers segments du membre

En règle générale et à moins d'indications spéciales :

Le *bras* sera placé dans une légère *abduction*, 20° à 25° environ.

L'*avant-bras* à angle droit et mieux encore à angle légèrement (1) aigu de 70° à 80°.

---

(1) Dans le cas de fracture sus-condylienne de l'humérus du type ordinaire (par extension), on plâtre l'avant-bras à angle très aigu, de 20 à 25°, et en supination. (Voir à la fin de ce chapitre, les 3 figures *173 bis*, *173 ter*, *173 quatuor*, qui représentent cette position.)

La *main* en légère hyperextension, faisant en arrière un angle de 160°.

De plus, l'avant-bras sera placé dans une position intermédiaire entre la pronation et la supination, le pouce en haut.

J'ai dit **à moins d'indications spéciales :** Réserve nécessaire. Voici, en effet, diverses positions (*fig. 162* et *163*) dans lesquelles on a été amené, *quelquefois*, à immobiliser le bras pour des fractures de l'humérus. Pourquoi des positions si paradoxales? Parce qu'il est des cas où la réduction ne peut être obtenue que dans l'une de ces deux positions : exemple, dans les fractures sous-cervicales, où le fragment inférieur est plaqué contre l'aisselle (ces fractures qui en imposent pour des luxations de l'épaule), et ce fragment inférieur se porte même plus en avant, quelquefois jusque sous l'apophyse coracoïde, venant soulever la peau à ce niveau, tandis que le fragment supérieur, très court, reste sous la voûte acromiale, la surface cruentée regardant non pas en bas, mais en dehors, et quelquefois même en dehors et en haut.

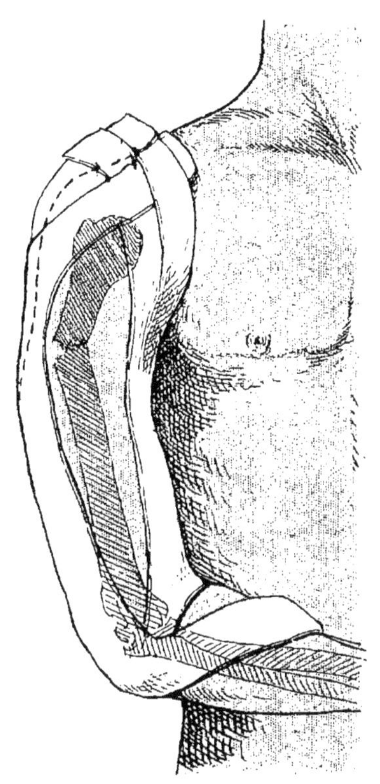

FIG. 161. — Type de mauvais appareil : c'est l'appareil classique des fractures de l'humérus, tout à fait insuffisant ; il suffit de tendre un peu plus l'écharpe de suspension de l'avant-bras pour faire bâiller le haut du plâtre et provoquer des mouvements au niveau du foyer de la fracture : la déviation est fatale.

Et Malgaigne avait déjà noté ces cas où le fragment supérieur est dans une position qui répond à la plus forte élévation du bras dans l'état normal, et le fragment inférieur, au contraire, dans une position qui répond presque à son plus grand abaissement.

En pareil cas, force nous est bien, si nous voulons remettre le fragment inférieur au contact de ia surface cruentée du fragment supérieur, de placer et d'immobiliser le bras dans la direction que voici figurée (*fig. 163*).

La technique de la construction du plâtre du membre supérieur

Cette série de figures vaut mieux que la plus grande description (*fig. 165 à 173*).

Comme revêtement de la peau, vous prendrez un jersey, —

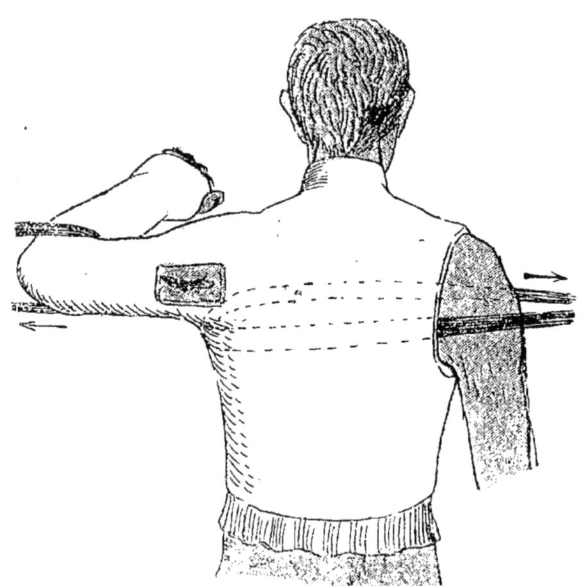

FIG. 162. — Manière d'assurer l'extension et la contre-extension dans le cas de fracture humérale immobilisée dans une abduction de 90°. La bande de contre-extension passe sous le plâtre, l'extension se fait sur le plâtre, au pli du coude.

en complétant avec la manche du côté sain, le revêtement de l'avant-bras et de la main, car je vous conseille, dans les fractures de l'humérus comme dans celles de l'avant-bras. de faire descendre votre plâtre jusqu'à la racine des doigts. D'un coup de ciseaux, vous faites (dans ce fourreau mou) une boutonnière pour laisser passer le pouce.

Par-dessus le jersey (*fig. 165*), vous appliquez : 1° *sur le devant de la poitrine*, un carré d'ouate de 1 à 2 centimètres d'épaisseur. — allant d'une épaule à l'autre et de la ligne des clavicules au niveau de l'appendice xiphoïde; 2° *autour du cou*, une petite cravate ouatée de 1 centimètre d'épaisseur.

Comme au membre inférieur, vous construirez ici le plâtre avec des bandes et des attelles. Vous faites la première assise de plâtre avec des bandes, la deuxième avec des attelles et la troisième avec encore des bandes.

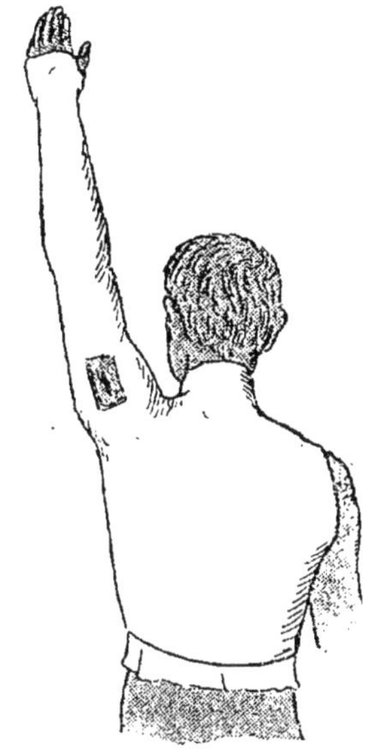

Fig. 163. — La position paradoxale dans laquelle on est quelquefois obligé de placer et d'immobiliser le bras, pour obtenir la réduction de certaines fractures sous-cervicales de l'humérus (voir aussi figure suivante).

La 1re bande. — La figure 166 vous représente la manière la plus simple et la meilleure de conduire cette première bande. Commencez par des circulaires à la racine du pouce (ou même à la racine des autres doigts, comme je l'ai dit). Vos tours circulaires se chevauchent au tiers.

Ne faites pas de renversés, ce n'est pas nécessaire avec ces bandes minces et mouillées; puis, lorsque vous êtes arrivé au niveau de l'aisselle, passez en diagonale au-dessus de l'épaule saine, puis derrière elle, et descendez en diagonale jusqu'au niveau inférieur, fixé par vous, à la partie thoracique de l'appareil.

De là, vous remontez, en faisant des tours circulaires jusqu'à la ligne axillaire.

Et enfin, vous passez quelques 8 de chiffre autour des épaules (*fig. 167*), et c'est fini pour la première assise de bandes, qui absorbe généralement une bande et demie (la bande plâtrée ordinaire ayant 5 mètres de long et 15 centimètres de large). Vous coupez d'un coup de ciseaux votre bande, lorsque le premier revêtement est achevé.

Après quoi, vous appliquez vos attelles.

Attelles. — Les voici indiquées (*fig. 168*) avec leurs dimensions moyennes et leurs formes, soit :

2 attelles égales, larges et courtes, pour renforcer le devant et le dos de la partie thoracique de l'appareil ;

1 attelle plus longue, de 15 à 20 centimètres de large, allant des précédentes jusqu'à la main, en passant sur la face postéro-externe du bras (*fig. 170*). A la place de cette attelle unique, on pourrait aussi placer deux attelles plus étroites, comme dans la *fig. 169* ;

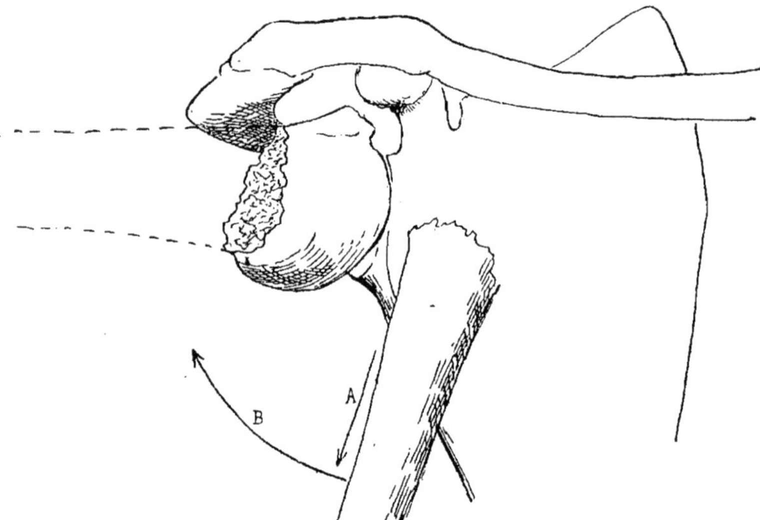

Fig. 164. — Dans certaines fractures de l'extrémité supérieure de l'humérus (fractures sous-cervicales), le déplacement est tel, que le fragment supérieur se met dans la position d'élévation extrême : on ne peut arriver à la réduction qu'en portant le fragment inférieur en abduction forcée. Les flèches A et B indiquent les 2 temps de cette manœuvre, qu'on peut faciliter en faisant exercer des pressions de haut en bas sur le fragment supérieur, par un aide ayant placé ses pouces immédiatement au-dessous de la voûte acromiale.

L'on agira, par contre, sur l'extrémité du fragment inférieur de la façon suivante : pendant qu'un 2e aide tire sur lui d'abord dans la direction de la flèche A, puis dans la direction de la flèche B, pressez vous-même sur l'extrémité de ce fragment pour le pousser d'abord de dedans en dehors, puis de bas en haut.

Il est certain que si le premier aide réussit à faire basculer un peu en bas la tranche du fragment supérieur, cela abrégera le chemin à parcourir par le fragment inférieur, et par conséquent facilitera beaucoup la réussite de la réduction (c'est-à-dire la mise en contact des 2 tranches de l'os fracturé).

Déjà Malgaigne avait vu, par des manœuvres faites sur le cadavre (dans une autopsie de fracture sous-cervicale de l'humérus), que si l'on veut réduire il ne faut pas tirer en bas le fragment, mais le tirer en haut et en dehors.

Enfin, une petite attelle qui sera disposée en cravate circulaire (*fig. 169* et *170*).

Par-dessus les attelles, vous ferez, avons-nous dit, un dernier revêtement avec des bandes plâtrées, ce qui demande encore une bande et demie. Les bandes se chevauchent toujours au tiers.

Entre les assises de l'appareil, vous étalerez une couche de

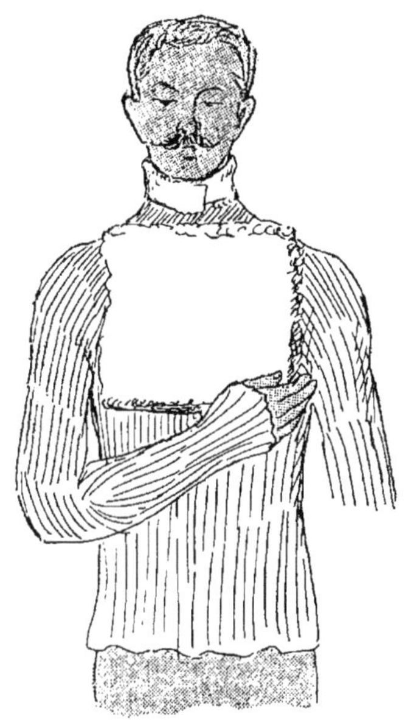

FIG. 165. — Construction du plâtre. — Le blessé est revêtu d'un jersey; on voit autour du cou une cravate ouatée, un carré d'ouate sur la poitrine.

N. B. — Le bras devrait se trouver dans une abduction plus grande qu'il n'est ici figuré, car cette abduction plus grande facilitera beaucoup par la suite les pansements et les compressions qui peuvent être nécessaires sur la partie interne du bras.

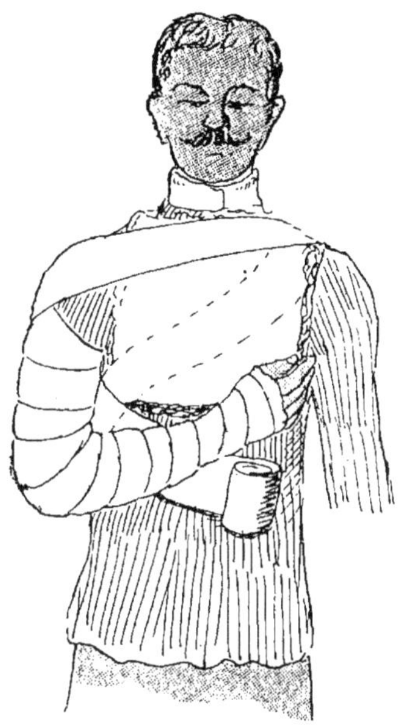

FIG. 166. — Construction du plâtre. — On applique la première bande plâtrée. On commence par des circulaires, en remontant du poignet jusqu'à l'épaule. Arrivé là, le jet de bande est dirigé sur l'épaule opposée, croise le dos pour s'enrouler ensuite en circulaires autour du tronc, en remontant jusqu'aux aisselles.

bouillie plâtrée, pour les solidariser en un bloc bien homogène.

Et vous obtiendrez, après émondage et polissage, les appareils des *fig. 160*, *162* et *163*.

Comment construire le plâtre sur un bras fracturé où a été

installé, pour la réduction, le dispositif classique d'extension et de contre extension?

De la manière la plus simple, comme le montrent les *fig. 171, 172, 173.*

On passe les liens de l'extension et de la contre-extension par-dessous le jersey, troué en deux points pour laisser passer ces liens. On les vaseline à ce niveau pour les empêcher de faire corps avec le plâtre et pour faciliter ainsi leur enlèvement ultérieur. Cet enlèvement se fait de la manière figurée plus loin (*fig. 173*).

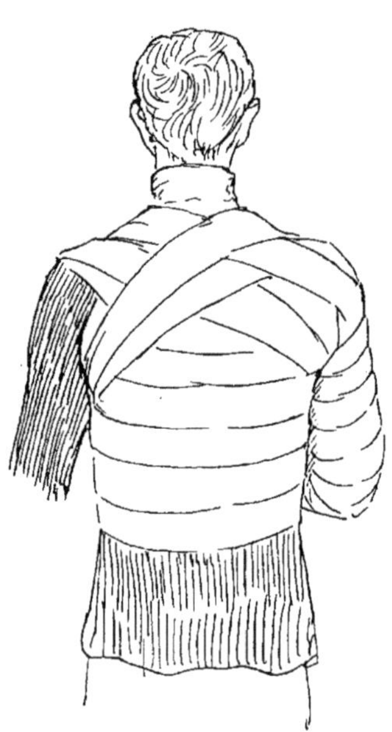

Fig. 167. — Application de la première bande plâtrée (suite). — Parvenu au niveau des aisselles, on termine le premier revêtement des bandes plâtrées par des huit de chiffre.

Pour faciliter l'enlèvement de l'anse de l'avant-bras, on place entre la peau et l'angle arrondi de cette anse un carré d'ouate de 2 centimètres d'épaisseur au niveau duquel on pourra couper ensuite en toute sécurité.

Enfin, voici un appareil fenêtré au niveau de la plaie et de plus un dispositif permettant d'exercer une extension sur le bras plâtré, la contre-extension étant réalisée, sur le tronc, avec un écheveau (*voir la fig. 162*).

Vous devinez, si vous vous rappelez les *fig. 125 à 143* se rapportant à la correction des déplacements des fractures du membre inférieur, combien il est facile avec ces appareils de repousser tel fragment et d'en décomprimer tel autre, au moyen de carrés d'ouate introduits par des fenêtres du plâtre.

Par exemple, dans les fractures de l'humérus sus-condyliennes transverses *par extension*, on repousse d'avant en arrière l'extrémité du fragment supérieur et *on fait l'inverse* dans les fractures sus-condyliennes transverses *par flexion*.

Dans chaque cas, ici comme au membre inférieur, on se conduira d'après la variété du déplacement qui nous est indiqué soit par la radiographie, soit par l'examen clinique.

A propos de la réduction du *chevauchement longitudinal* dans les fractures de l'humérus, sachez que si votre blessé supporte mal ou ne supporte pas du tout la traction reconnue nécessaire, dans son cas particulier, vous **pouvez l'endormir dans la position assise**

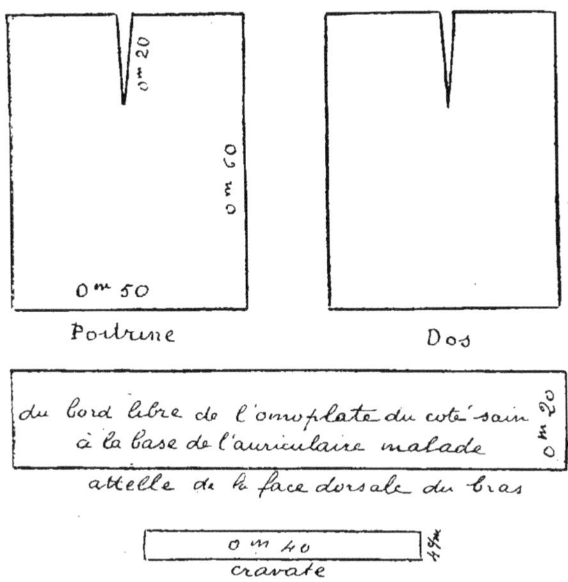

FIG 168. — Les attelles (à trois épaisseurs) pour appareil du membre supérieur.

sans **avoir rien à craindre**. Nous l'avons fait, soit pour nos blessés et fracturés du bras, soit pour nos sujets atteints du mal de Pott, nous l'avons fait plusieurs centaines de fois depuis vingt ans (1); nous avons montré que, **contrairement à la tradition classique, le chloroforme est étonnamment bien toléré dans la position assise**, en prenant simplement la précaution de soutenir le menton avec la sangle qui nous sert pour la construction de nos corsets de mal de Pott. Les extrémités supérieures des chefs

(1) Et depuis cette époque, bien d'autres chirurgiens l'ont fait à notre suite.

de la sangle mentonnière sont fixées au crochet de la contre-extension (*fig. 171*), ou à la tringle transversale employée pour la construction des plâtres du mal de Pott (1).

Prenez simplement la précaution de faire maintenir la tête et le tronc par des mains solides pendant les premières bouffées de

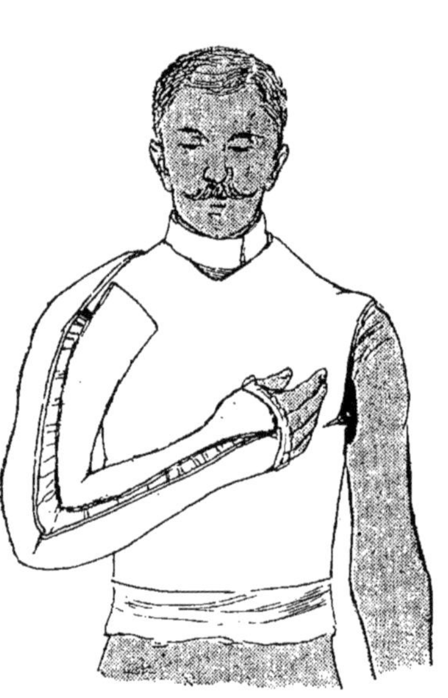

FIG. 169. — Les attelles mises en place (face antérieure.) Vous noterez qu'ici nous représentons deux attelles pour le bras, tandis que dans la *fig. 168* il n'y en a qu'une externe. Et, en effet, pour un bras maigre cette attelle externe suffit; pour un bras gros, vous ajouterez une attelle interne, comme il est ici figuré. Cette attelle interne aura moitié de la largeur et les 2/3 de la longueur de l'attelle externe.

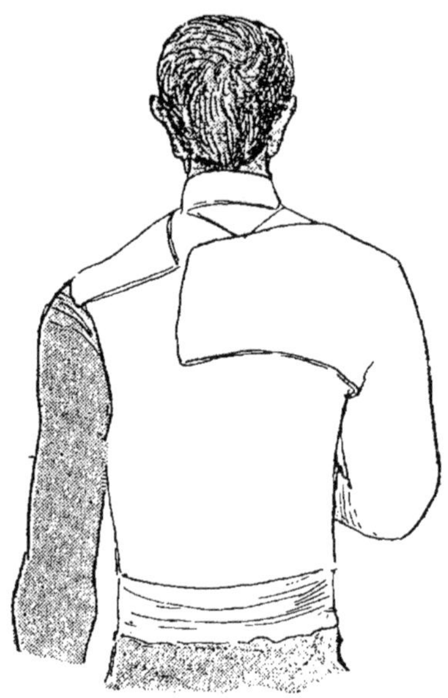

FIG. — 170. — Les attelles plâtrées mises en place (face postérieure).

chloroforme. On pourrait aussi évidemment endormir le blessé dans la position couchée, la contre-extension fixée à la tête de la

(1) Voir, pour les détails, notre **Orthopédie indispensable** (7e édition), chez Maloine, éditeur.

table d'opération et l'extension (fixée au coude fléchi) étant faite par des poids pendant en dehors des pieds de la table, — mais

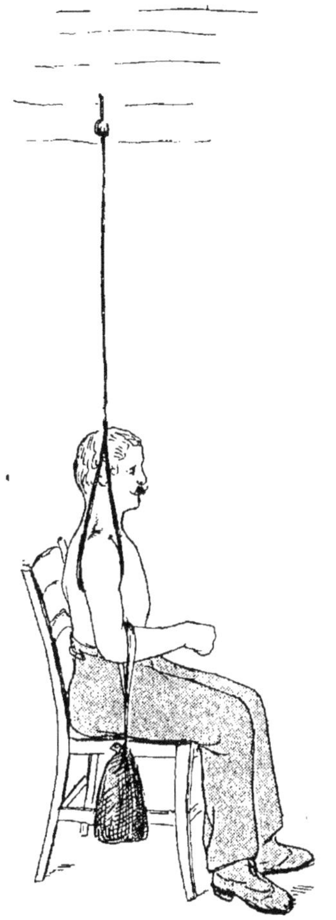

FIG. 171. — Une anse de bande, passant sous l'aisselle et reliée à un anneau ou à un crochet fixé au plafond assure la contre-extension. Une deuxième anse de bande passant sur « la saignée » du coude, fléchi à 90°, supporte un poids de quelques kilogrammes et permet d'assurer l'extension.

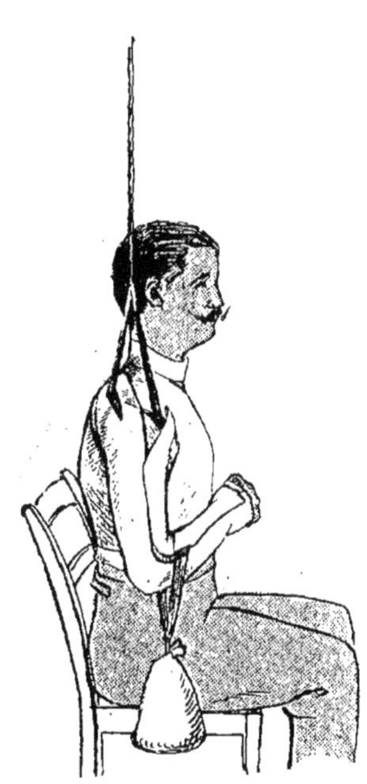

FIG. — 172. — Comment construire le plâtre par-dessus les bandes d'extension et de contre-extension. Il est facile de passer les tours de bande et les attelles plâtrées : ces dernières sont fendues au besoin pour passer de chaque côté des anses.

ceci est beaucoup moins commode, surtout pour la construction du plâtre.

Un mot sur le traitement des fractures de la clavicule

Nous aurons certainement l'occasion d'y revenir.

Disons, dès maintenant, qu'il y a deux manières de les traiter :

Ou bien une réduction relative est facile à obtenir, et de cette réduction approximative vous vous contentez, vous et votre blessé; alors tenez-vous-en à la simple écharpe classique de *Mayor*, qui

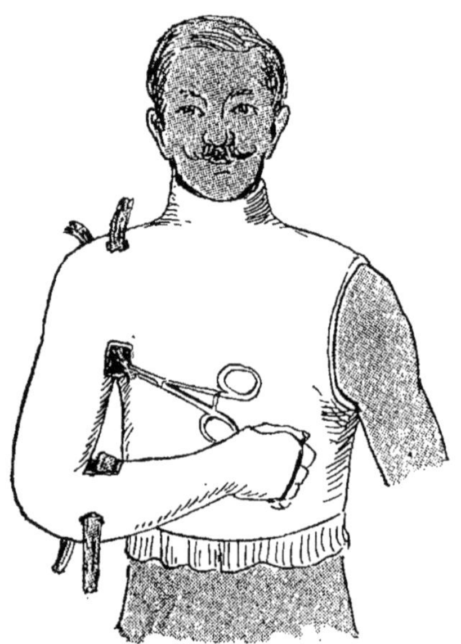

Fig. — 173. — Quand le plâtre est pris, on pratique des fenêtres au creux de l'aisselle et au pli du coude : on peut ainsi couper les anses des bandes d'extension et de contre-extension et les enlever en tirant avec une pince. On ouvre ensuite autant de fenêtres qu'il faut, soit pour le pansement des plaies (*fig. 162*), soit pour la correction des divers déplacements, en s'inspirant des procédés que nous avons représentés dans les fig. 125 à 143, pour la correction de toutes les fractures de déplacement dans les fractures du membre.

donne parfois, chacun a pu le noter, des résultats très satisfaisants;

Ou bien la réduction est très difficile à obtenir, ou encore vous recherchez la correction optima et maxima, et alors vous ferez le traitement de Couteaud, qui condamne le malade à la position couchée; ou encore, et *mieux*, vous fixerez la position de réduction avec un plâtre du modèle donné dans les pages précédentes qui procure au blessé la possibilité d'aller et venir.

Est-il un autre appareil qui mieux, et même aussi bien que celui-ci, vous permettra de remplir les quatre indications capitales du traitement des fractures de la clavicule : à savoir, maintenir le **fragment externe en haut, en arrière, en dehors**; et **maintenir** le **fragment interne** en bas?

Est-il un autre appareil qui vous permette aussi bien que celui-ci de maintenir telle autre attitude, que la palpation, contrôlant le résultat des diverses manœuvres, vous aura fait reconnaître meil-

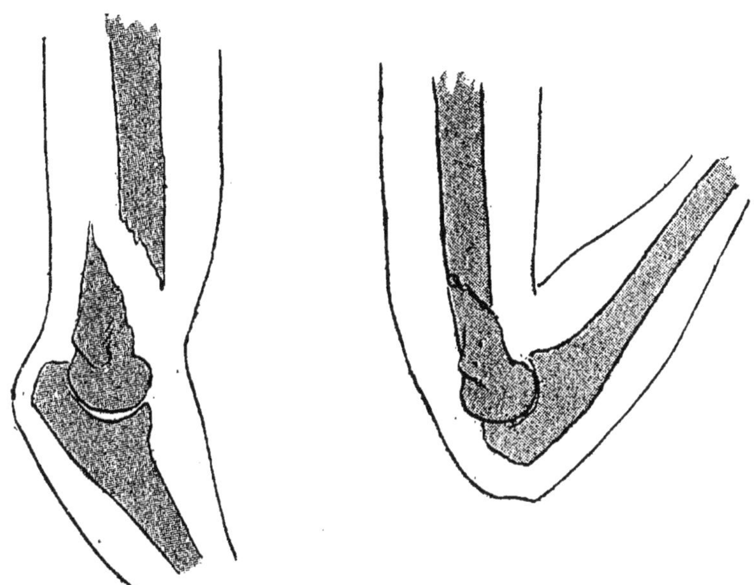

FIG. 173 *bis*. — Fracture sus-condylienne de l'humérus, type ordinaire (par extension).

FIG. 173 *ter*. — La même. La réduction est obtenue par la mise en flexion à angle aigu de l'avant-bras (pendant qu'on pousse, avec les doigts, le fragment supérieur d'avant en arrière, et le fragment inférieur d'arrière en avant, en y ajoutant une pression latérale, appropriée, au cas d'une déviation, surajoutée, en dedans ou en dehors.

leure que l'attitude classique, chez tel de vos malades, en particulier? Car il faut bien savoir qu'il est des cas où les procédés classiques de réduction échouent et où un autre procédé, une autre attitude, différente ou même opposée, donnera la réduction (le doigt posé sur le siège de la fracture vous renseignera à cet égard). Dans les cas difficiles, il faudra donc, suivant le conseil de

Malgaigne, essayer, l'un après l'autre, tous les procédés de réduction (sans négliger la pression directe qui aide à la réduction et à la coaptation des fragments), et dès que vous aurez, par le palper, déterminé l'attitude la plus efficace, il vous faudra la fixer aussitôt avec un plâtre du modèle de ceux que nous avons figurés pour le traitement des fractures de l'humérus.

Je n'ai pas besoin d'ajouter qu'il suffit de fenêtrer ce plâtre au

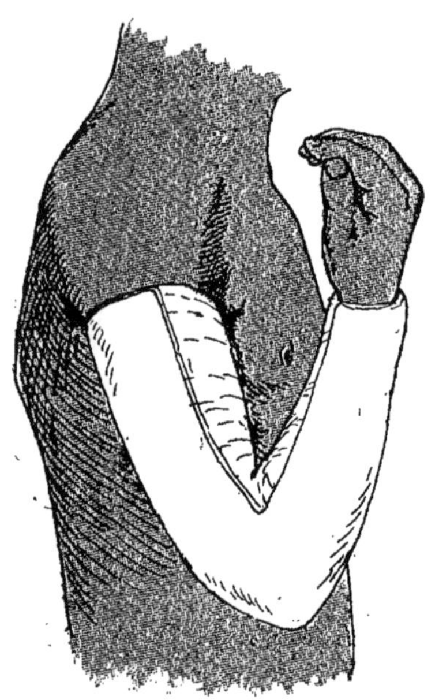

Fig. 173 *quater*. — La même. — Le plâtre à faire en pareil cas : en position de flexion à angle aigu et de supination. En règle générale, la supination doit être plus accentuée qu'on ne l'a figuré ici. Attacher toujours une grande importance à la réduction des déplacements latéraux afin d'éviter la consolidation en valgus ou varus.

niveau du siège de la fracture, pour être à même de contrôler l'exactitude de la réduction et de parfaire, si besoin est, cette réduction à l'aide de carrés d'ouate superposés, placés sur l'une ou l'autre extrémité osseuse, carrés maintenus ensuite par des bandes de mousseline gommée.

CHAPITRE IV

LE TRAITEMENT DES FRACTURES ACCESSIBLE A TOUS (1)

Si nous avons commencé ces études par le traitement des fractures, c'est à cause du rôle capital qu'elles jouent dans la genèse des invalidités de guerre et aussi des responsabilités si graves et si directes qu'elles entraînent pour les médecins.

Voulez-vous être édifiés sur ce dernier point? Ecoutez Delorme : « Le sort des fracturés, dit-il, dépend de la valeur de ceux qui les soignent. » Et ailleurs, il n'a pas hésité à porter ce jugement terrible (que je rapporte sans commentaires, pour l'instant) : « Les cals difformes traduisent le défaut de compétence de ceux qui ont donné des soins aux fracturés. »

Mais, direz-vous, tout le monde sait soigner convenablement une fracture. Si vous dites cela, c'est que vous n'avez jamais eu sous les yeux une série de radiographies de fractures traitées. Vous y verriez que la presque totalité des soi-disant corrections n'ont de la correction que le nom et ne sont même pas des corrections approximatives.

« Voulez-vous avoir le plus beau musée des horreurs (a dit je ne sais plus qui)? Faites collection de radiographies de fractures. »

Mais sans même en appeler à la radiographie, si vous voulez regarder d'un peu près aux résultats que la clinique nous montre,

(1) Quoi qu'on ait dit.

voici ce que vous trouverez : Dans l'immense majorité des cas, des raccourcissements et des déviations; un membre désaxé et tordu, des cals difformes ou anguleux, une raideur ou même une ankylose des articulations voisines, une atrophie ou une impotence plus ou moins notable du membre, parfois une pseudarthrose.

Vous croyez que j'exagère? Voici des chiffres :

Une statistique, portant sur plus de 2.000 cas de fractures de toutes sortes, donne 14 0/0 d'*infirmités complètes*, ce qui veut dire d'*estropiés incapables de travailler*.

Une autre statistique portant sur 200 fractures de jambes, donne seulement 16 0/0 de guérisons complètes : tous les autres malades, soit 84 0/0, conservent une incapacité (définitive) qui va de 5 à 50 0/0 (Bérard).

Tel est le bilan réel et vous voyez qu'il n'est pas joli. J'ai donc le droit de dire que le chapitre le plus important de la chirurgie de guerre, est celui des fractures.

Et quant à la difficulté de ce traitement, Delorme la juge telle qu'il veut réserver le traitement des fractures « *toujours* » aux « seuls chirurgiens de carrière ».

Qu'en dites-vous, optimistes qui prétendiez que tout le monde sait soigner une fracture ? Cependant après vous avoir combattus, je dois combattre à son tour le pessimisme de Delorme, car il est également injustifié, et s'il faut se garder de croire que le traitement d'une fracture est chose banale, il n'est pas vrai non plus que ce traitement soit à ce point difficile qu'il doive être enlevé aux praticiens et rester le monopole de quelques spécialistes.

Je répondrai à M. Delorme : Etes-vous pour la réduction opératoire immédiate des fractures, êtes-vous pour le traitement sanglant, avec emploi des plaques et des vis de Lane (de Londres) ou de Lambotte (d'Anvers) ? Si oui, vous avez raison de réserver toutes les fractures aux chirurgiens de carrière. Mais si vous n'êtes pas pour le traitement opératoire (et je sais par vos écrits que vous n'en êtes pas partisan), si vous êtes pour le traitement classique de la réduction par manœuvres externes suivie de la contention par un bon appareil, eh bien, cela s'appelle à proprement parler de l'orthopédie. Et donc si vous voulez pousser la logique jusqu'au bout, ce n'est pas aux chirurgiens de carrière que vous devez réserver le traitement des fractures, mais aux seuls chirurgiens orthopédistes — de même que leur appartient en propre le traitement de toutes les autres déviations ou difformités congénitales ou acquises.

Et, en effet, si vous refusez de réserver les fractures aux seuls orthopédistes (notez bien que je ne le demande pas non plus) pourquoi voulez-vous que les chirurgiens de carrière sachent mieux faire un appareil que les praticiens? Or l'appareil, je l'ai dit, est tout, ou presque tout dans le traitement d'une fracture.

Par exemple, il est impossible de bien maintenir une fracture du col du fémur ou une fracture de cuisse sans l'emploi de notre grand plâtre de coxalgie qui va des fausses côtes jusqu'aux orteils (voir *fig. 15*). Impossible de bien maintenir une fracture de l'humérus ou de la clavicule sans le grand plâtre circulaire prenant, en plus du bras et de l'avant-bras, la ceinture scapulaire et le cou (*fig. 16*).

Un chirurgien de carrière est-il mieux préparé qu'un praticien de petite ville ou de campagne à construire ces appareils? Ne connaissez-vous pas de grands chirurgiens très habiles à suturer une veine cave et peut-être incapables de construire un de ces grands plâtres à la fois précis et « confortables », c'est-à-dire maintenant bien et ne gênant pas? Ont-ils, plus souvent que le praticien, construit de ces appareils; ont-ils par eux-mêmes soigné un plus grand nombre de fractures?

Le grand professeur de chirurgie de Bruxelles, Depage, l'un des maîtres pourtant qui s'intéressent personnellement le plus au traitement des fractures, a eu la loyauté de dire : ... « Malheureusement, dans la plupart de nos hôpitaux, les fractures sont négligées; le chirurgien, lorsqu'il sort de la salle d'opérations, est fatigué, il ne se sent plus le courage de s'occuper *lui-même* des fractures qui se trouvent dans son service, il confie le soin d'appliquer les bandages et les appareils à son adjoint, qui si souvent passe la main à un sous-ordre. »

Et, je vous le demande, est-ce seulement dans les hôpitaux de nos alliés que les choses se passent ainsi?

Mais je ne veux pas prolonger ces considérations que je ne pouvais cependant pas omettre, et je conclus en disant :

Le traitement des fractures est du domaine de tous et doit rester du domaine de tous, car il y a vraiment, nous l'avons montré dans les pages précédentes, un traitement pratique des fractures que tous peuvent apprendre. Mais, pour lui faire donner son plein effet, nous avons besoin, les uns et les autres, d'y apporter toute notre attention — moyennant quoi nous changerons le pronostic et les résultats des fractures, si médiocres à l'heure actuelle.

Pour cela, notre premier devoir est de rechercher la cause des insuccès, ou plutôt les causes, car elles sont au nombre de trois.

La première, c'est que la *réduction* est mal faite, ou incomplètement, ou pas du tout (1). Je parle d'une manière générale et des seuls cas évidemment où les fragments sont déplacés, car il est des cas où ce déplacement n'existe pas. C'est ce qui donne beau jeu à ceux qui se vantent d'avoir obtenu des corrections complètes : la plupart ont eu affaire à des fractures sans déplacement, et se flattent d'avoir corrigé des raccourcissements ou déplacements qui n'ont jamais existé. Une double radiographie (de face et de profil) avant et après leur traitement, et une mensuration bien faite leur auraient montré leur erreur.

La deuxième cause, c'est que la *contention* est insuffisante. Si l'on ne sait pas réduire, on sait encore moins maintenir, — on fait des appareils ou trop courts ou trop lâches, sans aucune précision, « comme des sacs » ou des « cages de pendules », en tout cas très insuffisants pour maintenir une réduction supposée bien réussie.

La troisième cause, et la pire à mon sens, c'est que de cette double défectuosité ou insuffisance de sa réduction et de sa contention, le médecin ou chirurgien n'a pas conscience ; il « ne sait pas qu'il ne sait pas », état d'esprit désastreux excluant toute idée et tout désir d'amendement, et par conséquent toute possibilité de progrès.

Je veux dire qu'en règle générale, on marche à l'aveuglette, au petit bonheur, sans contrôle, sans se rendre compte si l'on fait

---

(1) Quoi qu'on ait pu dire, ***bien réduire et bien maintenir est la première condition pour bien guérir.*** Plus nos réductions approcheront de la perfection anatomique, plus nos résultats seront beaux de toutes façons. Une réduction plus précise conduit à une soudure des os plus solide et aussi plus rapide, et donc les raideurs auront moins le temps de se constituer, et d'autre part, nous arriverons plus vite pour nous en occuper et les guérir.

bien ou si l'on fait mal ou si l'on ne fait pas assez ; — on ignore si le traitement est en défaut et sur quel point il est en défaut.

Je n'exagère rien. Tout le monde a pu voir des médecins s'obstiner à tirer « comme des sourds » en s'y mettant à 3 ou 4, sur des fractures où n'existait aucun déplacement, et qui n'avaient donc aucun besoin d'être réduites. Par contre, on en peut voir tous les jours qui, en présence d'une fracture de cuisse avec chevauchement marqué, tirent sur la jambe avec 1 ou 2 mains, tout seuls, sans chloroforme, pendant 1 minute ou 2, après quoi, estimant que la réduction doit être suffisante, passent la main, je devrais dire la jambe, à un aide quelconque chargé de la maintenir pendant qu'on va appliquer l'appareil plâtré.

Cependant, en réalité, ils n'ont pas obtenu un millimètre de correction, parce que, comme nous le verrons, il faut généralement des tractions soutenues de 50 kilog et plus, pour faire démarrer les fragments, même sous chloroforme, et une seule personne réalise à peine une traction de quelques kilos ; d'ailleurs, l'eussent-ils obtenue ainsi, cette réduction, que l'aide l'aurait laissée se perdre 100 fois pendant les 20 ou 30 minutes que demande la construction de l'appareil.

Et de l'insuffisance de la réduction ou de la contention, le médecin ou chirurgien, encore une fois, se doute si peu, qu'il attend ensuite avec pleine confiance, « béatement », l'échéance qui doit, pense-t-il, lui apporter un résultat parfait. Lorsque, à cette échéance, au moment de l'enlèvement de l'appareil, au lieu du succès escompté il se trouve en présence d'un raccourcissement et d'une déviation marqués, il déclare n'y pouvoir rien comprendre, car, dit-il, j'avais pourtant fait les manœuvres classiques de réduction et appliqué moi-même l'appareil. Finalement si vous l'obligez à conclure, il conclura comme dans les rapports officiels, vous savez bien, par exemple, lorsque s'écroule une passerelle : ce n'est jamais la faute de l'architecte, ni du constructeur, c'est toujours la faute de la passerelle...

Il serait temps de ne plus nous payer de mots et d'avouer que si nous avons des résultats généralement médiocres, c'est la faute de notre technique qui est mauvaise. Et si nous savions mieux notre métier, si nous avions appris à réduire et à maintenir, nous éviterions les insuccès, presque toujours, je n'ose pas dire toujours parce qu'il peut rester, malgré tout, quelques cas de fractures soit déjà un peu anciennes, soit à difformité tellement complexe que la réduction est impossible (comme cela se voit dans les luxations même fraîches de l'épaule). Mais ces cas d'irréductibilité seront bien exceptionnels. Ils le seront surtout si après les avoir dépistés dès la première heure, après avoir dès nos premières tentatives de réduction constaté notre insuccès, nous recommençons nos manœuvres en leur donnant, cette fois, le maximum de force et de durée (que nous avons déjà précisé) et en y ajoutant l'appoint du chloroforme. Ainsi nous finirons presque toujours par atteindre sinon cette correction tant cherchée, tout au moins une correction relative, une correction qui nous permettra d'éviter la réduction sanglante; car cette opération, outre qu'elle entraîne un risque de mort, ne donne pas toujours, en ces cas difficiles, un résultat sensiblement supérieur à celui du traitement non sanglant.

Vous voyez que la première condition du progrès, c'est que le médecin ait toujours la claire conscience de ce qu'il fait et de ce qu'il obtient, et si, dans ces conditions, il lui arrive d'échouer, du moins pourra-t-il se rendre le témoignage que personne sans doute n'aurait mieux fait en pareil cas. D'autre part, ayant reconnu, dès le début, cette impossibilité d'arriver à mieux, le médecin le déclarera franchement à l'intéressé au lieu de le laisser sur l'issue du traitement dans une illusion qui, bientôt déçue, se changerait fatalement en récriminations très aigres.

C'est pourquoi nous avons le devoir d'indiquer les moyens de contrôle qui nous permettront de nous guider à chaque étape du traitement.

Vous pensez immédiatement à la radiographie; eh oui sans doute, mais c'est aussi, à côté d'elle ou à son défaut, un examen clinique : à savoir une mensuration et une palpation précises que rien (pas même la radiographie) ne peut remplacer. Et c'est une ressource indispensable que fort heureusement vous aurez toujours sous la main, ce qu'on ne saurait dire pour la radiographie.

CHAPITRE V

VALEUR COMPARÉE DE LA RADIOGRAPHIE ET DE L'EXAMEN CLINIQUE DANS LE TRAITEMENT DES FRACTURES

La radiographie. — *Ses services et ses mérites, mais aussi ses limites et les erreurs qu'elle peut faire commettre dans la pratique. Elle a le tort de faire négliger l'examen clinique. Or, une* **mensuration** *bien faite dit plus sûrement qu'une radiographie quel est le raccourcissement réel, celui qu'on doit corriger.*

Avant de parler de réduction, il faut bien nous assurer qu'il y a réellement quelque chose à réduire. Et en effet, les fractures sans déplacement ne sont pas rares — bien qu'elles soient cependant beaucoup moins fréquentes qu'on ne l'a dit, car si le déplacement n'existe pas d'emblée, il a pourtant les plus grandes chances de se produire dans la suite, du fait des chocs et des secousses sans nombre subis par le malade pendant ses longs et pénibles transbordements, depuis le moment où il est tombé sur le champ de bataille (l'os déjà brisé) jusqu'à ce qu'il soit installé dans le lit d'hôpital de l'intérieur, où sera institué le traitement définitif de sa fracture.

Comment nous renseigner sur l'existence du déplacement et sur sa nature?

Par la radiographie et aussi par l'examen clinique.

La radiographie

Son usage se généralise, c'est très heureux et certes je vous conseille d'y recourir autant que possible, car elle vous donnera les renseignements les plus précieux sur la disposition des fragments, la forme des esquilles, les corps étrangers, etc.

Demandez toujours deux images, l'une de face, l'autre de profil,

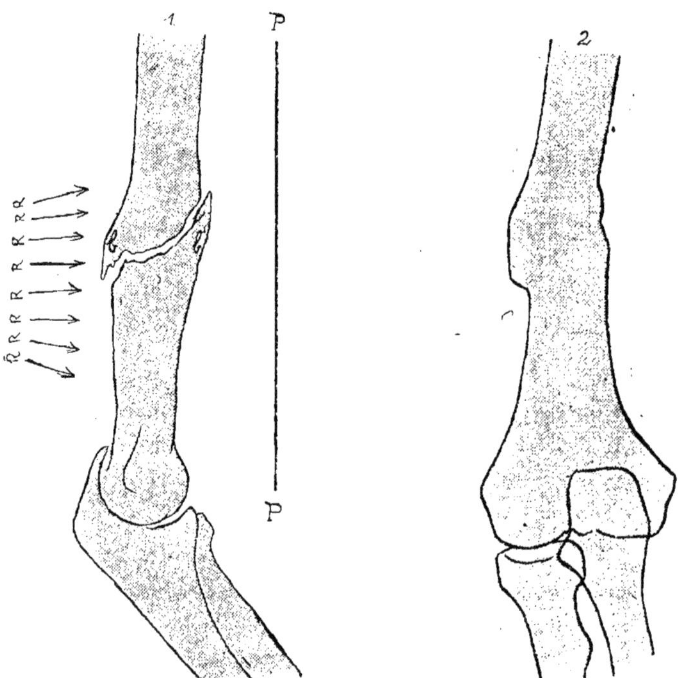

FIG. 174 et 175. — Deux images (face et profil) d'un humérus fracturé (pseudarthrose)

Dans la 1re image (profil) : on voit nettement le trait de fracture oblique : pour la prise de la 2e image (face) les rayons R R, traversant le membre d'arrière en avant, la pointe osseuse *b* vient superposer son ombre à celle de la pointe *b'* sur la plaque P P' ; le trait de fracture n'est plus visible et l'image donne l'impression d'un cal solide.

et si l'on reprend de nouvelles radiographies, après les manœuvres de redressement ou en cours de traitement, que ce soit toujours dans les mêmes conditions (ampoule à la même distance et à la même inclinaison) afin de pouvoir bien comparer les résultats.

Il faut se garder, lorsqu'on va prendre ces radiographies, de donner au malade une position capable d'aggraver le déplacement des fragments.

Ainsi, par exemple, lorsqu'on veut radiographier de profil une fracture du fémur, qu'on se garde de coucher le blessé franchement sur la face externe ou sur la face interne de la cuisse; car le porte-à-faux des fragments serait le moyen presque infaillible

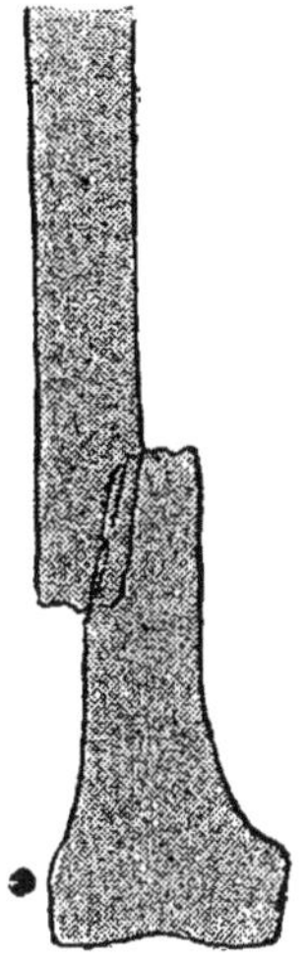

Fig. 176.

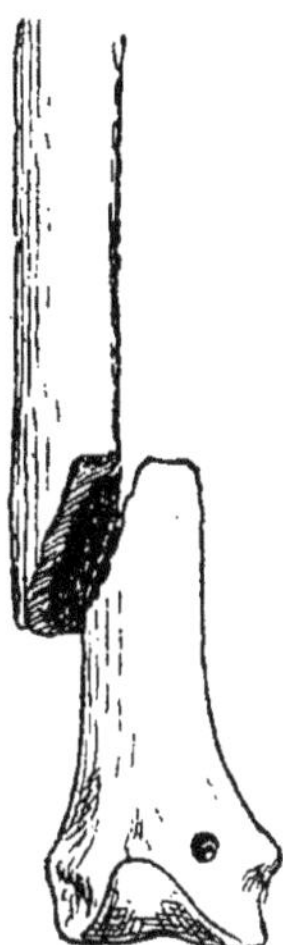

Fig. 177.

La radiographie (*fig. 176*) ferait croire à un chevauchement qui n'existe pas en réalité, ainsi que le démontre la figure de droite (*177*).

d'augmenter leur séparation, et, si elle n'existait pas, de la produire. On prendra cette radiographie, le sujet restant toujours couché à plat sur le dos, et l'on mettra et tiendra la plaque verticale en dedans ou en dehors du membre.

Usez donc de la radiographie aussi souvent que vous le pourrez.

Mais vous ne le pourrez pas toujours, soit parce que vous serez à plusieurs lieues de toute installation de rayons X, soit parce que l'état du blessé est tellement grave qu'un déplacement, même de quelques centaines de mètres, serait ou impossible ou très fâcheux pour lui. En ces cas, force vous est bien d'instituer votre traitement sans les rayons X, avec les seules indications fournies par l'examen clinique. Le peut-on? Oui. Je vais même plus loin. Les données de la clinique sont à ce point précieuses, que, s'il me fallait choisir entre les deux, s'il me fallait me passer de l'une ou de l'autre, je préfèrerais me passer de la radiographie.

Cela peut paraître étonnant, c'est pourtant la réalité. A côté du chapitre des services et des mérites de la radiographie, chapitre qu'il est inutile d'écrire, parce que trop connu, il faudrait écrire,

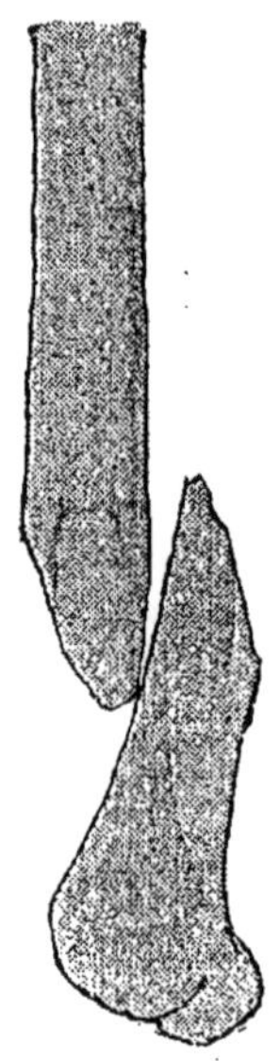

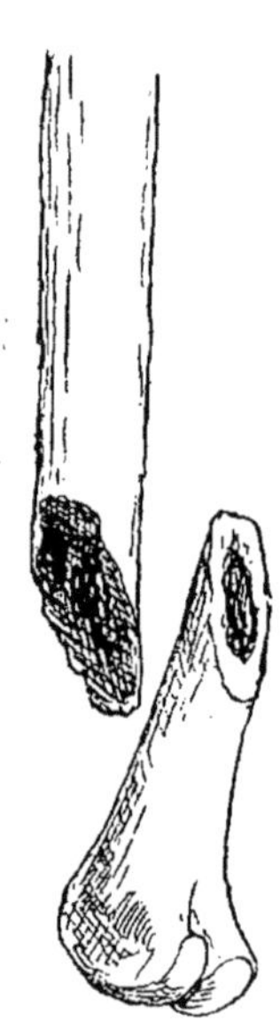

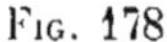

FIG. 178. FIG. 179.

Dans le cas ici figuré, il en est de même; pas de chevauchement : mais torsion suivant l'axe du segment inférieur, telle que les biseaux des traits de fracture regardent dans des directions différentes.

parce que trop peu connu, le chapitre des *erreurs de la radiographie*, ou plus exactement des *erreurs qu'elle fait commettre dans la pratique*.

Tantôt dans un sens trop optimiste : elle fait croire à des soudures et des consolidations osseuses qui n'existent pas. La radiographie de la *fig. 175* nous dit que la soudure est solide et définitive. Or un examen clinique, même rapide, de ce blessé, nous montre indiscutablement une certaine mobilité des deux fragments, et donc que la soudure est sûrement incomplète.

La figure 174 et la légende vous expliquent de quelle manière la radiographie a pu nous induire en erreur dans des cas pareils.

Tantôt dans un sens trop pessimiste : elle fait croire à des raccourcissements qui n'existent pas.

Voici un cas (*fig. 176*) où un simple coup d'œil sur la radiographie fera dire : raccourcissement de 5 cent., et l'on va se mettre aussitôt en mesure de les rattraper par une très vigoureuse traction. Vains efforts, rien ne vient. Alors, on recommence les

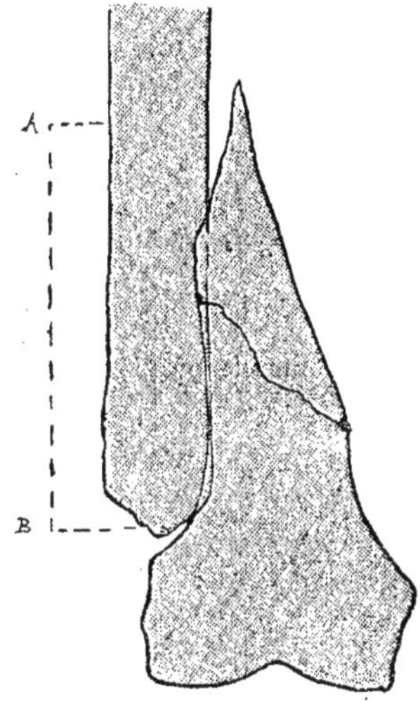

FIG. 180. — Radiogramme d'une fracture du fémur : il semble à première-vue qu'il y ait ici un chevauchement énorme, hors de proportion avec les renseignements fournis par l'examen clinique, et qui se mesurerait par la distance A B.

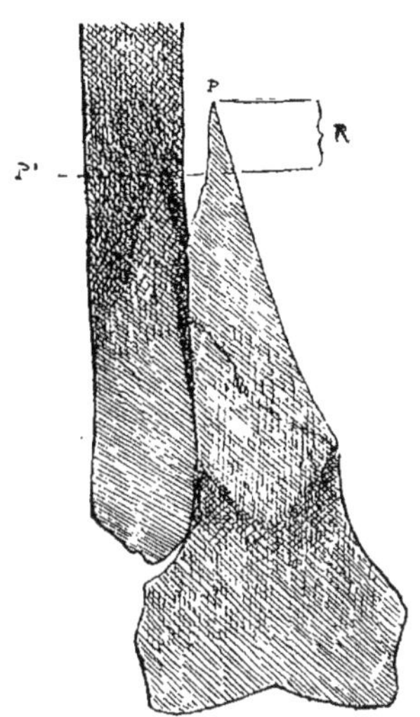

FIG. 181. — Même malade que figure 180. Un bon cliché bien détaillé et une interprétation exacte de la radio peuvent montrer l'image du biseau formé par le trait de fracture : la pointe P du fragment inférieur correspond, non pas à l'extrémité du fragment supérieur comme le ferait croire la figure précédente, mais en réalité au point P' très visible sur la radio : le chevauchement se mesure donc par la distance verticale qui sépare les points P P'.

tentatives, mais cette fois sous chloroforme hélas ! sans plus de succès : naturellement, on déclare bien haut que voilà un raccourcissement impossible à corriger, au moins par le seul traitement orthopédique, et pour qui tiendrait absolument à effacer le raccourcissement, voilà un cas qui serait justiciable de la réduction sanglante. Or, savez-vous quelle est la valeur exacte du raccourcissement dans ce cas particulier? Zéro. *Il n'y a point de raccourcissement.* Et vous avez été tout simplement la dupe d'une apparence trompeuse et d'un mirage, mirage dont cette figure 177 *et* sa légende vous donneront l'explication.

Les figures 178 et 179 représentent un cas analogue.

Autre exemple (*fig. 180*). Voici un cas où, en jetant les yeux

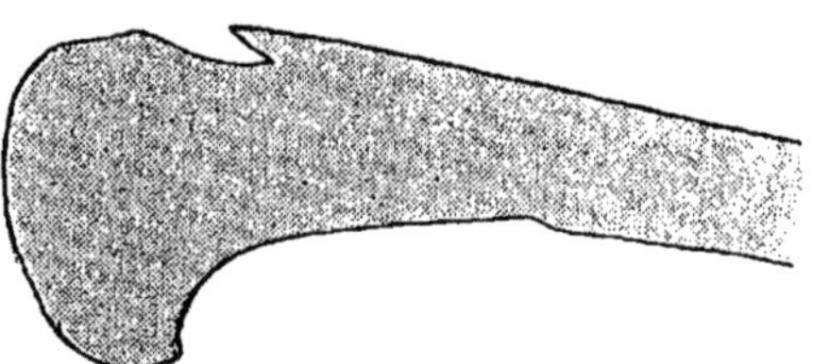

Fig. 182. — Même malade que dans la *fig. 183*. Cette radio de profil ne donne qu'une idée incomplète de la fracture.

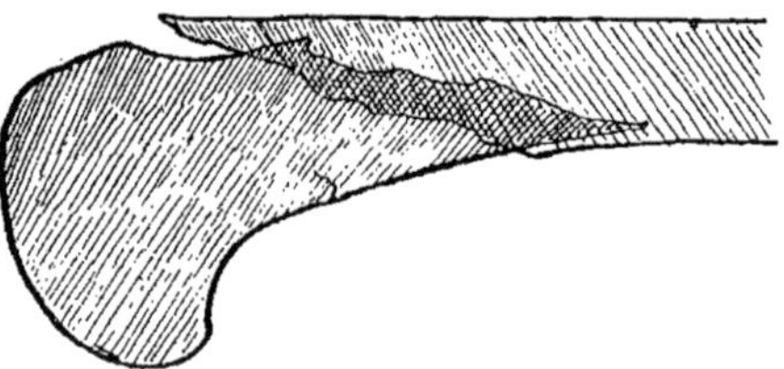

Fig. 183. — Même radio que ci-dessus : profil montrant les détails que doit donner un bon cliché.

sur la radiographie, vous direz aussitôt : raccourcissement de 14 à 16 centimètres. Vous vous éreinterez encore et vous éreinterez le malade pour les rattraper : bien vainement, hélas! et bien inutilement aussi, car au lieu de 16 centimètres, le raccourcissement, en réalité, n'a que 4 centimètres, pas un de plus (voir *fig. 181, 182 et 183*).

Une bonne mensuration vous l'aurait appris tout de suite et sans réplique.

Si encore ici l'on avait pris les **deux os homologues** sur la

même plaque radiographique (1), sous le même angle, la même incidence, cette précaution aurait permis de soupçonner l'erreur, **mais on ne le fait pas.**

Je ne veux pas qu'on dénature mes paroles, et je sais très bien ce qu'on va me répondre : qu'il n'y a pas là d' « erreurs de la radiographie », mais bien des « erreurs d'interprétation ». D'accord, mais cependant si cette erreur d'interprétation est à ce point difficile à éviter, que dans la pratique courante la moitié, et je devrais dire les 9/10 des chirurgiens ou médecins s'y laisseront prendre, et si cette erreur si facilement commise peut être à ce point préjudiciable, qu'elle est capable de conduire tels chirurgiens très interventionnistes à un traitement sanglant (lequel ne va pas sans quelque risque de mort); si cela est, n'avons-nous pas le droit de dire que, dans certains cas de fracture, la radiographie a beaucoup plus de chances de faire du mal que de faire du bien, plus de chances de fausser vos idées que de les éclairer?

Or voilà une critique et un reproche qu'on ne pourra jamais adresser à l'examen clinique, dont les renseignements ne prêtent pas à l'erreur.

Dans la pratique, une mensuration bien faite vous renseignera plus facilement et beaucoup plus fidèlement que la radiographie sur la valeur d'un raccourcissement réel, celui qu'il faut corriger.

L'on me dira : Pourquoi ne pas associer les deux modes d'examen? Evidemment c'est ce qu'il faut toujours faire et je ne réclame pas autre chose. Le malheur est, justement, qu'avec la radiographie tant de médecins aujourd'hui se dispensent de tout examen clinique, du moins de tout examen sérieux, se dispensent, par exemple, de mesurer comparativement les deux membres, mensuration qui les garderait des erreurs auxquelles prête si souvent la radiographie.

Je n'exagère rien. Et tout comme moi, vous savez comment les choses se passent dans la pratique. En présence d'un blessé arrivant avec l'étiquette de fracture, d'emblée, sans l'examiner, on l'envoie au radiographe et sans faire d'examen clinique (pas plus après qu'avant) on procède à la réduction de la fracture.

---

(1) Cela aurait dissipé ou du moins atténué l'erreur. On devrait donc dans la pratique toujours demander au radiographe de prendre sur la même plaque, l'os fracturé et son homologue.

En réalité tous ces modes d'examen devraient être associés, et l'on ne devrait pas plus se priver des ressources de l'examen clinique que des ressources de la radiographie : je n'ai pas voulu dire autre chose.

Donc apprenons à faire un bon examen clinique des membres fracturés.

2° Examen clinique

Procédons par ordre.

A. — La vue.

Très souvent, il suffit de regarder, pour voir le membre raccourci et dévié (*fig. 184*).

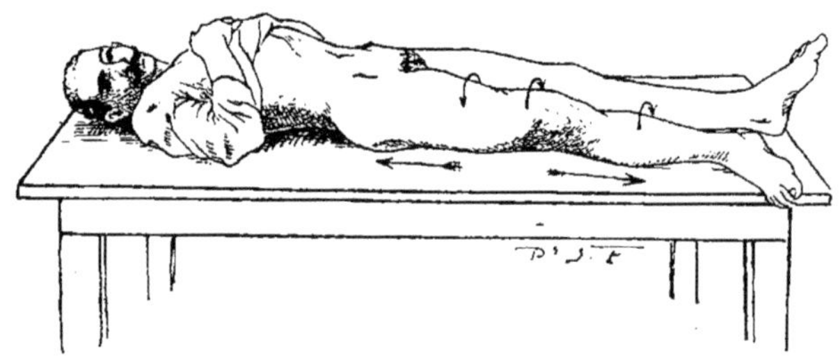

Fig. 184. — Un type de fracture du fémur avec raccourcissement et rotation externe très accusée du segment inférieur. Les flèches indiquent le sens des manœuvres à effectuer pour obtenir la correction (donc la déviation des fragments est le sens inverse des flèches.)

Nous supposons le cas d'une fracture du membre inférieur :

Pour mettre en évidence le raccourcissement, il suffit de rapprocher les deux membres. Commençons par mettre les deux épines iliaques sur la même perpendiculaire à l'axe médian du corps (cet axe est indiqué par le raphé médian de l'abdomen) et prolongeons cette ligne jusqu'aux pieds.

Puis, très doucement pour ne pas faire souffrir le malade, soutenons le membre brisé et portons-le dans le parallélisme avec cet axe médian du corps.

Puis rapprochons le genou sain du genou malade, et mettons la malléole interne saine au contact de la malléole interne du côté malade. Vous verrez aussitôt très facilement et très nettement si les deux genoux sont bien au même niveau, si les interlignes articulaires du genou répondent à une même horizontale passant par la pointe des deux rotules (voir *fig. 185*); et de même pour les deux malléoles et les deux points les plus déclives du talon (les deux pieds faisant le même angle sur la jambe).

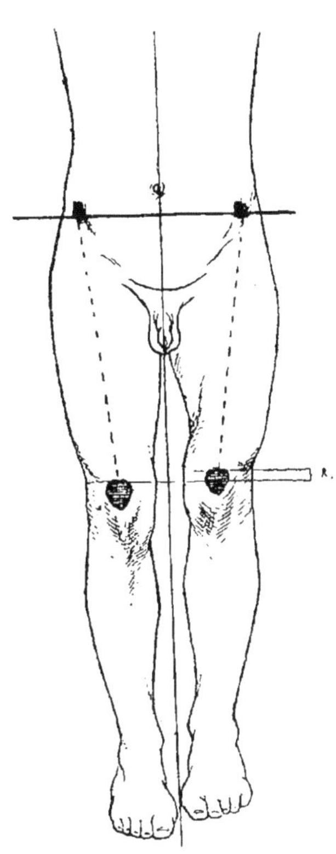

FIG. 185. — Mesure de raccourcissement : les 2 membres étant dans des positions rigoureusement symétriques, on mesure la distance qui sépare l'épine iliaque A S du milieu du bord supérieur de la rotule.

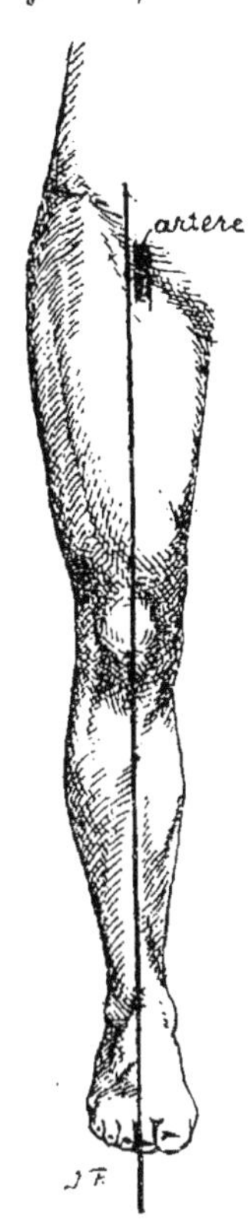

FIG. 186. — L'axe du membre inférieur est une ligne droite réunissant le centre de la tête fémorale (1 cent. en dehors de l'artère), le milieu de la rotule, le milieu du cou-de-pied et le 2e espace interdigital. Lorsqu'il n'y a ni adduction ni abduction du pied, l'axe passe plutôt par le 3e orteil que par le 2e orteil (contrairement à ce que disent la plupart des auteurs).

Voilà pour dépister le raccourcissement, c'est-à-dire le déplacement longitudinal des deux fragments.

Mais la vue nous révèle encore les déplacements de droite à gauche ou d'avant en arrière, car ils peuvent se traduire par une saillie des téguments, et elle nous révèle leur rotation qui se traduit par un changement de direction du membre (*fig. 184*).

Vous savez quelle est pour le membre inférieur la direction normale. L'axe part du milieu de la tête fémorale (voir *fig. 186*), c'est-à-dire à 1 centimètre en dehors du point où l'on sent battre l'artère fémorale, au pli de l'aine, et passe par le milieu de la rotule, puis par le milieu du cou-de-pied, et vient aboutir au 2e espace interdigital, ou plutôt au *troisième orteil* lorsque le pied est bien placé, sans adduction ni abduction, c'est-à-dire à un point situé un peu en dehors du point (2° orteil) indiqué par la plupart des auteurs.

Si donc une ficelle tirée de la tête fémorale au milieu du cou-de-pied passe en dedans ou en dehors de la rotule, c'est qu'il y a un changement de direction du membre (rotation ou déplacement des fragments).

B. — La mensuration.

1° *On néglige de mesurer* comparativement les deux membres. Ce reproche, Malgaigne l'adressait déjà à quelques-uns de ses contemporains. Que dirait-il aujourd'hui où presque tous oublient de mesurer (et la faute en est à la radiographie).

2° *On ne sait pas bien mesurer.* — Il existe plusieurs causes d'erreurs :

a) Il faudrait ne mesurer que l'os brisé et son homologue.

Exemple : dans une fracture de la diaphyse fémorale, ne mesurer que les deux fémurs, tandis qu'on a l'habitude de mesurer le membre entier, du bassin à l'extrémité du talon, ce qui multiplie les causes possibles d'erreur. Car il suffit (voir *fig. 187*) que le fémur droit soit en légère abduction et le fémur gauche en légère adduction, pour que le premier donne (à la mensuration) 1 à 2 centimètres de moins et quelquefois davantage.

b) Et de même, il suffit que l'un des pieds soit un peu plus fléchi que l'autre, pour que, de ce fait, le talon descende un peu plus bas, et cela donne, à la mensuration, des différences de 1 à 2 centimètres entre les deux côtés.

Donc, ne prenez les points de repère que sur l'os brisé (et son homologue) ou bien, si vous prenez ces points sur deux os différents, assurez-vous tout au moins que les segments homologues sont dans une position exactement symétrique par rapport au bassin, et que les deux pieds font exactement le même angle avec la jambe.

Points de repère pour mesurer le fémur :

Prenez-les en dehors; en haut, le bord supérieur du grand trochanter, et en bas, le bord inférieur du condyle externe.

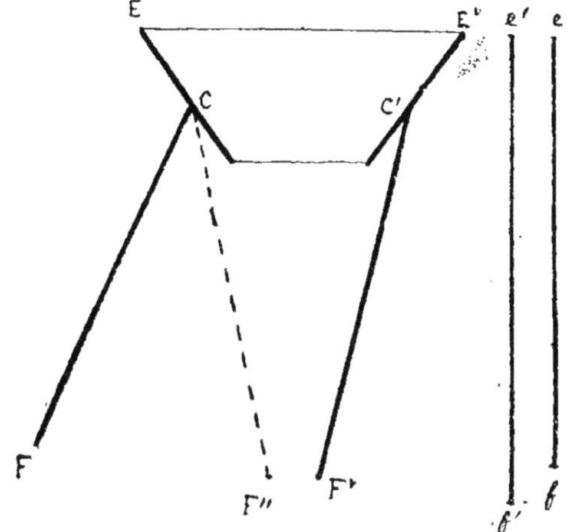

Fig. 187. — Figure schématique montrant les causes d'erreur de mensuration résultant du manque de symétrie dans les positions respectives des 2 fémurs — E, E', épines iliaques ; C C' cavités cotyloïdes ; C F, C' F', fémurs.

A gauche du lecteur, le fémur est en abduction ; à droite, en adduction : la distance séparant les points E F est plus faible que celle qui sépare les points E' F' : ces deux distances respectives sont représentées à droite de la figure par les lignes *e f e' f'* : les quelques millimètres d'écart qui existent entre elles sur ce petit schéma deviennent des centimètres s'il s'agit d'un squelette d'adulte.

Il faut donc, pour une mensuration exacte, donner aux deux fémurs des positions absolument identiques : C F'', C' F'.

a) Le point inférieur, lui, est facile à trouver et à délimiter : c'est la partie externe de l'interligne du genou, dont nous avons dit la place (voir *fig. 188*). On sent là, en dehors, une rainure, à l'union du condyle fémoral et de la tubérosité externe du tibia (*fig. 189*).

b) Par contre, le point de repère supérieur (ou bord supérieur du grand trochanter) est un peu moins facile à sentir : cependant l'on y arrive toujours, voici comment : sans bouger le blessé s'il souffre trop (*fig. 189*) et si non, en faisant soulever doucement la cuisse jusqu'à la porter dans un angle de 45° sur le bassin (voir *fig. 190*), conduisez une ficelle de l'épine iliaque antéro-supérieure au sommet de l'ischion (ces deux points osseux sont toujours faciles à trouver) : votre ficelle bien tendue répond jus-

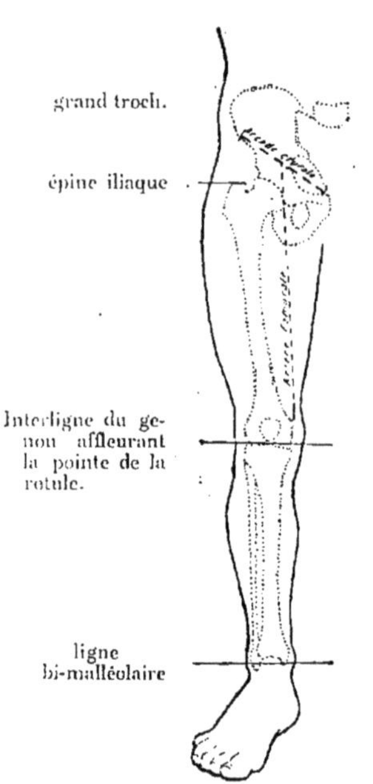

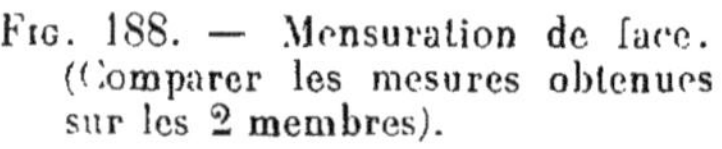

Fig. 188. — Mensuration de face. (Comparer les mesures obtenues sur les 2 membres).

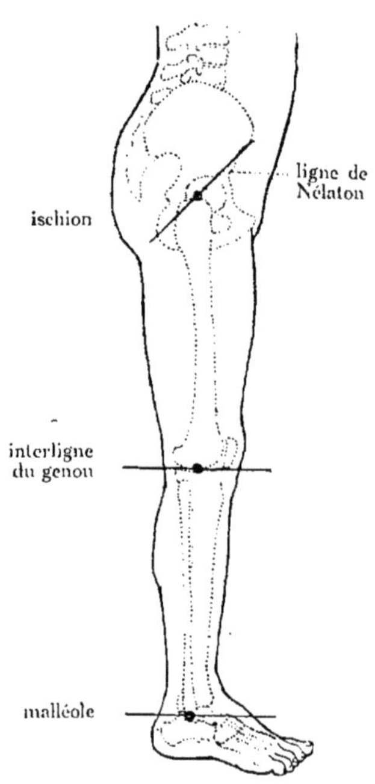

Fig. 189. — Mensuration de profil. — Prendre du milieu de la ligne de Nélaton au bord externe de l'interligne du genou.

tement au bord supérieur du grand trochanter, qui est le point de repère que vous cherchiez.

Dans le cas de fracture du tibia, vous trouverez encore plus facilement vos points de repère pour mesurer cet os. Votre point supérieur est la partie interne de l'interligne du genou (on sent en dedans la même rainure qu'en dehors) ; le point de repère inférieur est la pointe de la malléole interne.

Et pour mesurer les autres os : clavicule, cubitus, radius, les points de repère sont, de même, très faciles à trouver aux deux extrémités de ces os.

A noter cependant pour le fémur (auquel nous revenons), qu'il est un peu plus facile de trouver l'épine iliaque antéro-supérieure que le bord supérieur du trochanter et qu'en raison de cela, beaucoup préfèrent prendre leur point de repère supérieur sur cette épine iliaque, le point de repère inférieur restant l'interligne du genou en son milieu (au niveau de la pointe de la rotule) ou sur ses côtés.

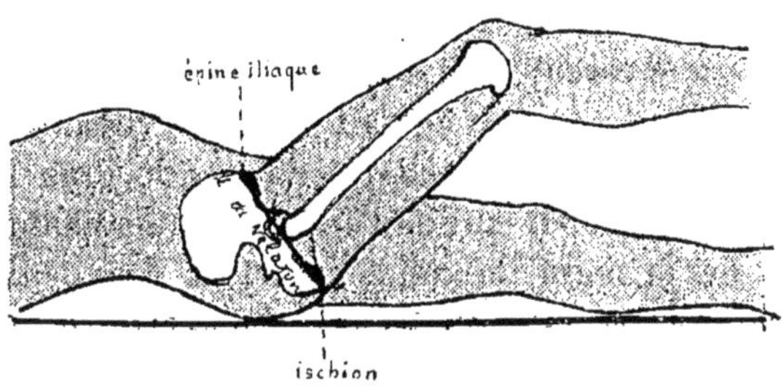

FIG. 190. — Pour déterminer la ligne de Nélaton ou ligne ischiatique, il faut fléchir la cuisse à 45° environ.

Eh bien soit (1), vous pouvez prendre votre point supérieur sur l'épine iliaque, à la condition déjà dite que les fémurs fassent bien de chaque côté le même angle avec le bassin.

Mais le mieux encore pour éviter toute erreur, ce sera de mesurer des deux façons (d'abord de l'épine iliaque au sommet de la rotule, ensuite du sommet du trochanter à la partie externe de

(1) Il est pourtant 2 cas où la mensuration de l'épine iliaque à la rotule est à préférer à l'autre, et même à adopter à *l'exclusion de l'autre* ; c'est : 1° lorsqu'on soupçonne une fracture du col du fémur ; on comprend que, dans ce cas, la mensuration, à partir du trochanter n'accusera aucune différence de longueur du fémur, tandis que la mensuration à partir de l'épine iliaque, nous révèlera un raccourcissement. Et cette remarque s'applique aussi : 2° au cas où il y a fracture de l'extrémité supérieure du fémur, avec arrachement du grand trochanter qui a pu s'écarter et remonter, et donc la mensuration faite à partir de ce point accuserait ici un allongement de l'os.

Il suffit d'être prévenu de la possibilité de cette cause d'erreur pour l'éviter dans ces 2 cas particuliers. Ajoutons qu'alors on sera édifié sur le déplacement pathologique du grand trochanter par ce signe, qu'il ne répond plus par son bord supérieur à la ligne de Nélaton exactement, comme cela est à l'état normal, mais qu'il dépasse cette ligne ilio-ischiatique par en haut, de 1 ou plusieurs centimètres.

l'interligne du genou) et de voir si les deux procédés vous donnent les mêmes différences de longueur entre les deux fémurs. Ainsi chacun des deux procédés servira de contrôle à l'autre.

Quel que soit le moyen employé, vous **recommencerez** 2. 3 et 4 fois **votre mensuration**, et même vous passerez le mètre-ruban à votre aide pour qu'il mesure à son tour, et vous comparerez ses résultats aux vôtres (1).

Avec ces précautions, vous éviterez les erreurs.

2° Vous aurez soin de toujours prendre vos points de repère sur les os et non point sur les parties molles ou sur les plis de la peau, trop sujets à variations.

3° Autre cause d'erreur, à éviter. Le membre blessé peut être plus gros que l'autre, et de ce fait le mètre-ruban peut ne pas suivre, du trochanter à l'interligne du genou, une ligne aussi directe du côté blessé. Il suffit d'égaliser momentanément, par une pression de la main, le relief extérieur des deux membres homologues, sur le passage du mètre-ruban, pour éviter l'erreur.

Je ne veux pas insister davantage; j'en ai dit assez pour qu'à l'avenir vous sachiez faire des mensurations précises.

Il ne suffit pas de mesurer avant la réduction, il faut encore mesurer pendant et après cette réduction, **avant la mise en appareil** et aussi au cours de la contention (soit par des petites fenêtres pratiquées dans l'appareil au niveau de vos points de repère primitifs, soit en prenant des points de repère sur les parties découvertes voisines, exemple sur la symphyse pubienne et sur la malléole interne).

3° La palpation

Bien faite, elle vous donnera les renseignements les plus précieux sur les déplacements des fragments de droite à gauche et d'avant en arrière, et sur les esquilles.

---

(1) C'est vous dire qu'il faut apporter à cet acte de la mensuration, qui paraît si banal, la plus grande attention, faute de quoi on commet aisément des erreurs de 1 et 2 centimètres.

Cette attention très grande est nécessaire pour bien déterminer la pointe de l'épine iliaque et le point le plus déclive de l'ischion. Il est facile, si l'on n'y prend garde, de s'égarer, en faisant glisser la peau au-dessus et au-dessous de ces 2 points.

a) *Palpation de l'os au repos.* — Supposons une fracture de la diaphyse fémorale. Vous allez palper la face externe de l'os, en partant du genou et de son interligne, où vous sentez une rainure; vous palpez centimètre par centimètre, en remontant sur la face superficielle ou sous-cutanée du condyle; vous savez que sur le condyle externe, cette face sous-cutanée a de 3 à 4 centimètres de hauteur (sur le condyle interne, elle mesure 4 à 5 cen-

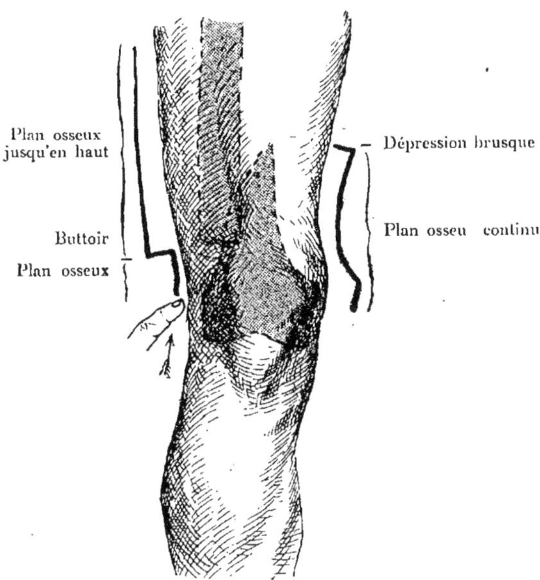

Fig. 191. — Palpation d'une fracture du fémur : le doigt, partant du condyle externe, remonte en suivant le plan osseux de ce condyle et de la face externe du fémur ; il vient brusquement se heurter à une sorte de buttoir qui est l'extrémité du fragment supérieur ; il retrouve ensuite ce fragment, qu'il peut suivre sans nouvel incident jusqu'à son extrémité supérieure, c'est-à-dire jusqu'à la face externe du grand trochanter.

Même manœuvre du côté interne ; le doigt remonte en partant de l'interligne du genou, suit une face osseuse régulière, puis, après un certain trajet, tombe dans une dépression brusque et perd le contact osseux.

timètres); au-dessus d'elle, vous sentez une dépression d'environ 1 centimètre de profondeur (tandis que cette profondeur est de 2 centimètres en dedans, au-dessus du condyle interne), et cette dépression vous conduit doucement et obliquement sur la diaphyse fémorale; diaphyse qui (à 10 centimètres au-dessus de l'interligne du genou) a un diamètre qui est le tiers environ du diamètre de l'extrémité inférieure articulaire de l'os.

Voilà ce que vous sentirez en palpant le fémur sain.

Palpez maintenant le fémur malade : suivez toujours l'os de bas en haut, jusqu'à ce que vous ayez tout à coup la sensation brusque de quelque chose d'anormal : dépression ou saillie. Si c'est une dépression, vous êtes à l'extrémité supérieure du fragment inférieur. Si c'est une saillie, vous êtes à l'extrémité inférieure du fragment supérieur (voir *fig. 191*).

Lorsque vous avez ainsi déterminé l'une des deux extrémités de l'os fracturé, cherchez l'autre en palpant le côté opposé du fémur, de bas en haut, de la manière dite pour le premier côté.

Cette *fig. 191* vous expliquera bien les sensations que vous allez chercher et trouver.

Si vous avez soin de recommencer plusieurs fois cette palpation, vous serez bientôt en mesure de dire avec précision la place des fragments et leur déplacement, soit de droite à gauche, soit d'avant en arrière.

b) *Palpation de l'os mobilisé.*

Mais pour arriver à une certitude encore plus grande, palpez maintenant l'os **pendant que l'on mobilise les deux fragments.**

Si vous faites soulever (doucement) le pied et la jambe par un aide, le fragment inférieur va bouger tandis que le fragment supérieur restera immobile : cela vous permet de vérifier quelle est la pointe ou extrémité osseuse qui répond au fragment inférieur, et celle qui répond au fragment supérieur. Il est également possible de mobiliser celui-ci, en faisant soulever la racine de la cuisse avec les deux mains, doucement.

Vérifiez que cette pointe du fragment supérieur se continue bien avec la face externe du fémur qu'on peut sentir, un peu, dans la profondeur à travers les parties molles et qu'elle va bien aboutir à la face externe du trochanter qui, elle, est facile à sentir, car elle est presque sous-cutanée.

Ainsi la palpation de l'os soit pendant le repos, soit pendant la mobilisation des 2 fragments, vous dira la direction de ceux-ci.

Il est pourtant une cause d'erreur, c'est la présence d'une esquille.

Comment savoir que cette saillie osseuse contre laquelle vous avez buté n'est pas une esquille et qu'elle fait partie intégrante de l'un des fragments ?

Si cette pointe osseuse bouge sous une petite pression du doigt, c'est une esquille libre ; si elle se déprime un peu sous une pression plus forte et n'est entraînée qu'en partie par la mobilisation des 2 fragments, c'est une esquille adhérente.

Si elle ne cède pas du tout sous la pression du doigt mais est mobilisée nettement par la mobilisation des fragments, c'est la pointe de l'un ou l'autre des fragments.

Vous devinez que la palpation exploratrice est encore plus facile ponr tous les autres os : tibia, péroné, clavicule, cubitus, etc. Mais vous voyez que même pour le fémur elle est possible et qu'elle vous donnera les renseignements les plus précieux.

Grâce à elle, on peut, dès avant la réduction, se rendre compte si les extrémités osseuses sont aisées à mouvoir et à faire rentrer dans le rang, et cela donne d'avance une idée des difficultés que l'on rencontrera. Au reste, vous userez de la palpation (comme de la mensuration) non seulement avant, mais pendant les manœuvres de réduction, pour aider à cette réduction et à la coaptation des fragments, et aussi des esquilles.

Vous en userez, même après l'appareil appliqué, pour apprécier à travers les fenêtres pratiquées aux endroits convenables, si la correction transversale se maintient, et pour la compléter, au besoin, par des pressions localisées d'ouate ou de feutre — comme nous le faisons couramment à travers les fenêtres de nos corsets plâtrés, pour assurer la correction d'une gibbosité de mal de Pott ou de scoliose. Mais nous en avons déjà parlé longuement au chapitre IV.

CHAPITRE VI

SUR LES ESQUILLES ET LEUR TRAITEMENT

Dans les fractures de guerre, la présence d'esquilles est la règle; elles sont libres ou adhérentes. Rappelons-nous les signes qui permettent de les distinguer. Les esquilles libres sont généralement petites, 1 à 4 centimètres; les esquilles adhérentes sont plus longues, 10 et 12 centimètres, et même davantage dans le cas de fracture du fémur et de la jambe, un peu moins longues au bras et à l'avant-bras (*fig. 194, 195 et 197*).

Lorsque les esquilles libres sont nombreuses, elles donnent la sensation d'un sac de noix. Les esquilles libres sont faciles à mobiliser par la pression des doigts; mais, par contre, elles ne se meuvent pas avec les 2 leviers (ou parties extrêmes) de l'os fracturé, tandis que les esquilles adhérentes sont beaucoup moins mobilisables par la pression digitale, mais se meuvent, du moins en partie, avec les leviers osseux; et c'est justement ce mélange de dépendance et de liberté des esquilles adhérentes qui les différencie des esquilles libres et des leviers osseux proprement dits. Mais rassurez-vous, pour le cas où vous n'arriveriez pas à faire nettement cette distinction, rassurez-vous, car la conduite à tenir est absolument la même dans tous ces divers cas, à savoir la conservation systématique de toutes les esquilles.

Et vous voyez sur les *fig. 196, 198, 199 et 200* pourquoi nous avons le devoir de les conserver : c'est parce que nous en avons besoin pour rétablir la continuité de l'os, si bien que les enlever serait aller fatalement à une pseudarthrose avec raccourcissement très considérable; en ces cas, la faute d'avoir cédé à la tentation d'enlever des esquilles accessibles se paierait plus tard du prix d'une amputation.

Tout au plus, avez-vous le droit de les sacrifier dans les cas où vous êtes sûr que leur ablation ne saurait nuire d'une façon sensible à la réparation de l'os, c'est-à-dire où elles sont à la fois

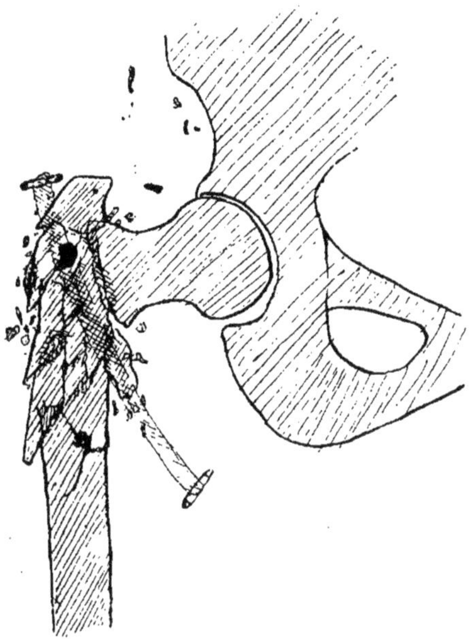

Fig. 192. — Un exemple des bienfaits de l'abstention, d'après une radio de notre collection. Ceci est un type d'éclatement osseux, avec des petits débris osseux. Si l'on voulait tenter dans un cas semblable un *nettoyage complet*, il faudrait enlever toute l'extrémité supérieure de la diaphyse fémorale : intervention longue et périlleuse. Nous nous en sommes bien gardé. Nous avons conservé toutes ces esquilles qui serviront de travées directrices pour la consolidation.

Et il faut dans des cas pareils s'abstenir de toute intervention autre qu'un simple drainage. Intervenir avec l'intention d'enlever tout ce qui paraîtra perdu, c'est non seulement faire une opération très grave, mais aller sûrement à une perte de substance telle qu'elle aboutira à la pseudarthrose ou même au sacrifice ultérieur du membre, tandis que l'abstention (avec un bon drainage) donne les plus grandes chances de conserver un membre très utile et même presque normal. Dans ce cas particulier, la température était de 39°5 et les douleurs atroces (à l'arrivée); la mise du gros drain (ici figuré) et l'application de notre grand plâtre de coxalgie ont fait tomber la fièvre et supprimé les douleurs.

Six mois plus tard, ce malade était guéri, la consolidation osseuse bien complète sans aucune opération.

très *petites* (1, 2, 3 centimètres), très *peu nombreuses* (1, 2, 3), *libres* et *facilement accessibles*.

Dans le cas contraire, vous les conserverez toujours, même en cas de fièvre; on les conserve tout au moins provisoirement, car peut-être sera-t-on obligé de les sacrifier plus tard, par exemple si l'on voit persister, malgré le drainage *très large*, une fièvre inquiétante entretenue par ces esquilles infectées et déjà nécrosées certainement, c'est-à-dire au cas où l'on ne peut plus guère en attendre de service pour la réparation de l'os et où, par contre, elles représentent un danger sérieux pour la vie du blessé. Il faut alors, mais alors seulement, se résigner à les enlever et à accepter le risque de pseudarthrose, d'autant que le risque, après tout, peut n'être que relatif, surtout si nous intervenons après

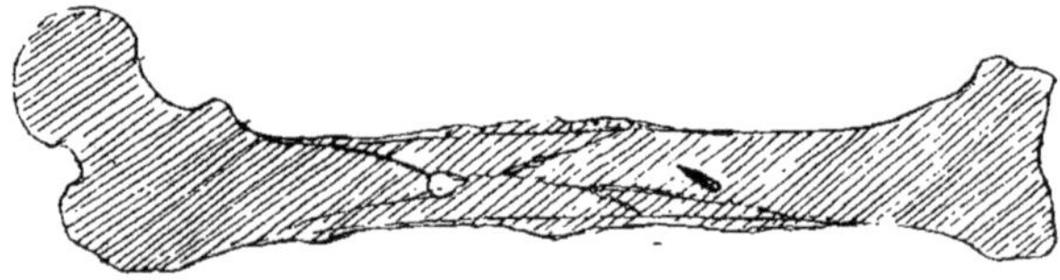

FIG. 193. — Encore un exemple des bienfaits de l'abstention. En ce cas où le blessé a une balle de fusil au niveau du tiers inférieur du fémur, dans le canal médullaire, nous nous sommes bien gardé de toucher au projectile.

Si nous avions voulu l'enlever, nous aurions, par le traumatisme opératoire, compromis gravement la vitalité des fragments osseux, et très probablement même nous aurions été conduit à enlever une partie de ces fragments : de toute façon nous aurions nui à la soudure de l'os dans de bonnes conditions de longueur, de forme et de solidité.

Tandis que sans opération, par un simple drainage et un bon appareil, nous avons obtenu le résultat magnifique indiqué par cette *radiographie prise au moment de la sortie du blessé*, 14 semaines après son arrivée. Or, la guérison fonctionnelle était aussi belle que la guérison anatomique. Il était si bien guéri, qu'après 8 jours de permission il a été capable de retourner au front.

Or, voici quelle était la gravité de son état à l'arrivée. Malgré la gouttière dans laquelle il était couché, il accusait des douleurs violentes : impossibilité de le déplacer sans le faire hurler, fièvre de 39°5. Raccourcissement de 3 centimètres.

La fracture datait de 48 heures. La radiographie n'a pas pu être prise, parce que l'hôpital où était ce blessé n'a pas d'installation de Rayons X et que les souffrances étaient si terribles à l'occasion du plus petit déplacement, que le malade n'était pas pratiquement transportable jusqu'à 1 kilomètre, où se trouve l'autre hôpital pourvu de l'appareil de radiographie.

Qu'avons-nous fait? Passé un drain et réduit immédiatement par une traction de quelques minutes, avec les deux mains simplement, ce qui a suffi, dans ce cas particulier, à corriger le raccourcissement. Après quoi application immédiate d'un de nos grands plâtres de coxalgie. La fièvre cède dès le 2ᵉ jour. Au bout de 3 semaines le blessé, s'ennuyant dans son lit, s'est levé et a marché avec des béquilles. Plâtre enlevé le 38ᵉ jour. Pas de raccourcissement. — Quelques semaines plus tard, marche sans boiterie.

seulement quelques semaines, lorsque nous avons déjà donné au périoste le temps de fournir des néoformations osseuses (comme dans le cas d'une ostéomyélite).

Au total, ne pas enlever d'emblée les esquilles, fussions-nous convaincu de la nécessité d'avoir à les enlever un peu plus tard.

Comment vont se comporter ces esquilles conservées? Si le foyer de la fracture est aseptique, elles vont vivre toutes, même les esquilles libres. Ainsi, dans les opérations aseptiques, nous pouvons enlever des fragments osseux, les garder pendant la durée de l'opération dans une compresse, puis les réadapter à leur place ou même dans une autre partie du corps. Et de même encore dans une trépanation, on peut réadapter la rondelle osseuse enlevée.

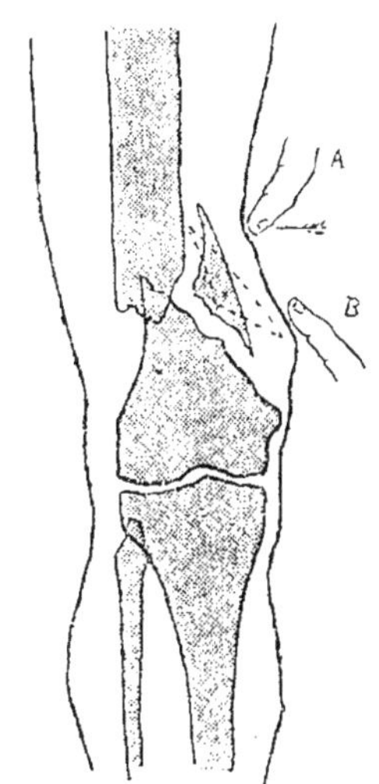

Fig. 194. — Esquille libre: le doigt A, appuyant sur une des extrémités de l'esquille, lui fait éprouver un mouvement de bascule, en touche de piano, facilement perçu par le doigt B et que représente le pointillé.

Si le foyer est septique, le fragment osseux s'éliminera d'ordinaire, mais le périoste qui le recouvre vivra et engendrera de la substance osseuse; il faut noter que le pouvoir ostéogène du périoste sera stimulé et exalté par la présence de cet os, même nécrosé, comme c'est le cas pour les séquestres d'ostéomyélite. Il y a donc très grand intérêt à ne pas enlever d'emblée ces pièces osseuses et à les garder pendant au moins quelques semaines, surtout si le périoste qui les recouvre a conservé quelques rapports de continuité avec le périoste osseux.

La réadaptation des esquilles. — Il ne suffit pas de ne pas les enlever, il y a mieux à faire, c'est de les réadapter aussi exactement que possible, ce à quoi l'on travaille par des manipulations douces et méthodiques; après avoir procédé aux manœuvres classiques de réduction de la fracture, on travaille à les faire rentrer dans le rang et à réhabiller, en quelque sorte, les extrémités des os.

Mais cette réadaptation des esquilles peut n'être pas parfaite, et il ne faudra pas vous étonner si, malgré toutes les manipulations, il reste encore au point de contact des deux fragments un anneau, un nœud, un manchon.

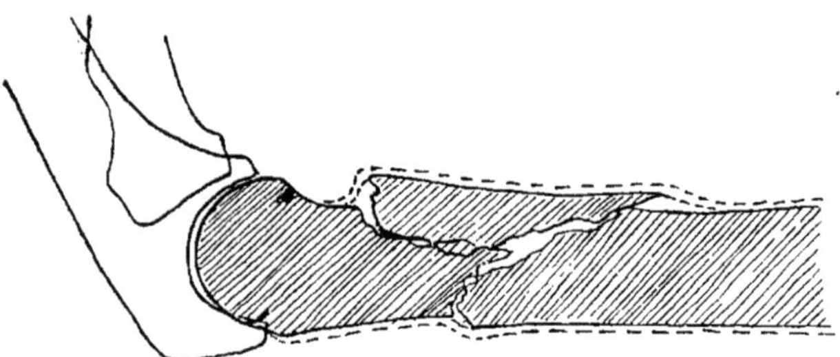

Fig. 195. — Autre cas de fracture de l'humérus par coup de feu — esquille adhérente. — L'esquille forme attelle antérieure; revêtue de son périoste, elle vivra et consolidera le cal.

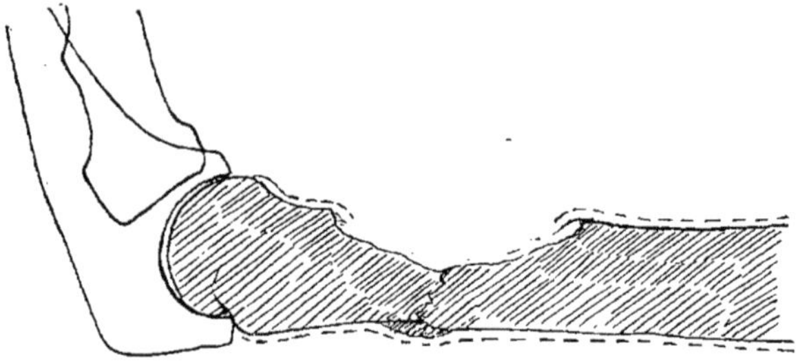

Fig. 196. — Perte de substance qui résulterait de l'ablation de l'esquille.

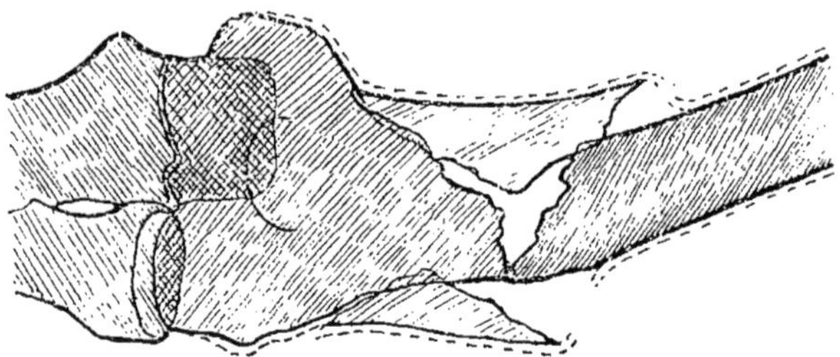

Fig. 197. — Fracture de l'humérus par coup de feu : deux esquilles, interne et externe; le périoste (pointillé) reste adhérent à la périphérie de ces esquilles.

En tout cas, ne négligez rien pour tasser et régulariser cette espèce de manchon. Après quoi, ne fût ce pas la perfection, n'en demandez pas davantage, sachant très bien que la consolidation osseuse peut se produire quand même, dans d'excellentes conditions, — et qu'on voit généralement ces gros cals s'atténuer par la suite progressivement.

Je résume d'un mot ce qui a trait aux **esquilles : leur conservation est le meilleur traitement préventif des pseudarthroses.**

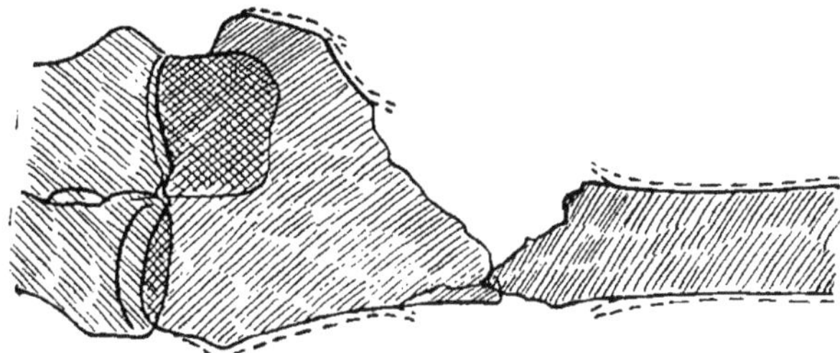

Fig. 198. — Si l'on fait l'ablation de ces esquilles, il résulte une perte de substance considérable et, fait plus grave, une interruption du périoste entre les surfaces de section ; on court à peu près fatalement au devant d'une pseudarthrose.

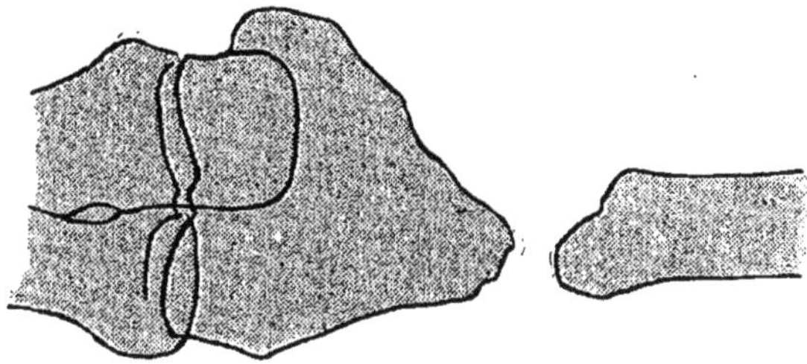

Fig. 199. — Image que donnera, quelques semaines plus tard, l'humérus représenté ci-dessus (*fig. 198*).

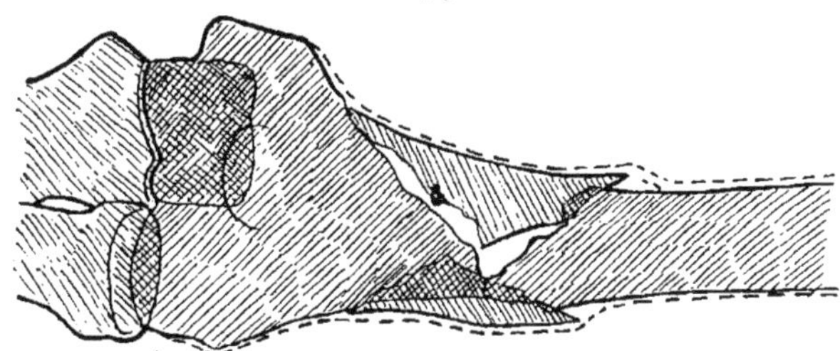

Fig. 200. — Une réduction même incomplète de la fracture, sans ablation des esquilles, laisse persister des ponts osseux et périostiques entre les extrémités des fragments principaux, condition favorable à la formation d'un cal solide.

L'enlèvement systématique **des esquilles** (comme on le pratique encore, hélas ! si souvent) équivaut pour beaucoup de ces malades à une condamnation à une **infirmité grave** ou un **sacrifice ultérieur du membre.**

CHAPITRE VII

TROP D'AMPUTÉS ET DE « DÉSOSSÉS » (1)

Je ne crains pas de dire bien haut que, à l'heure actuelle, on ampute et on « désosse » beaucoup trop!

C'est là, faut-il ajouter, une critique générale qui ne s'adresse à personne en particulier, ce qui me permet de parler en toute liberté. Vous savez tous que mon but est non pas de faire ici une critique aigre et stérile, mais de tirer un enseignement des résultats observés et des fautes que nous pouvons tous avoir commises pendant les premiers mois de guerre, pour qu'à l'avenir nous puissions bonifier ces résultats et nous garder de ces fautes.

Oui, l'on opère beaucoup trop! Et pourtant, tout le monde se dit et se croit conservateur, à commencer par ceux qui ont l'amputation si facile et qui désossent d'un cœur si léger.

Conservateurs, eux? Que feraient-ils donc, grand Dieu, s'ils ne l'étaient pas? Un vocable (et une étiquette) qui prête à des interprétations aussi larges et même opposées, a grand besoin d'être défini d'une manière très précise.

Qu'est-ce donc que la vraie doctrine conservatrice?

Le voici en deux mots. Elle consiste :

I. A ne jamais enlever d'esquilles ou de fragments d'os (2);

II. A ne jamais amputer, hors le cas de gangrène certaine.

Voilà le dogme; voilà la loi qu'observent rigoureusement les conservateurs orthodoxes;

---

(1) J'appelle « désossés » ceux à qui, par suite d'ablation d'esquilles ou de fragments osseux, manque un peu ou beaucoup de l'étoffe nécessaire à la soudure de la fracture.

(2) J'entends primitivement, c'est-à-dire dans les 15 à 20 premiers jours qui suivent la blessure.

Ceux qui violent cette loi (le plus grand nombre, hélas!) ne sont pas et n'ont pas le droit de se dire conservateurs.

Ainsi : 1° Ne sont pas conservateurs ceux qui enlèvent les esquilles, même libres (*fig. 201 à 203*);

2° Ne sont pas conservateurs ceux qui amputent pour une hémorragie, même répétée, ou pour un anévrysme ou une blessure des vaisseaux principaux (compliquant la fracture);

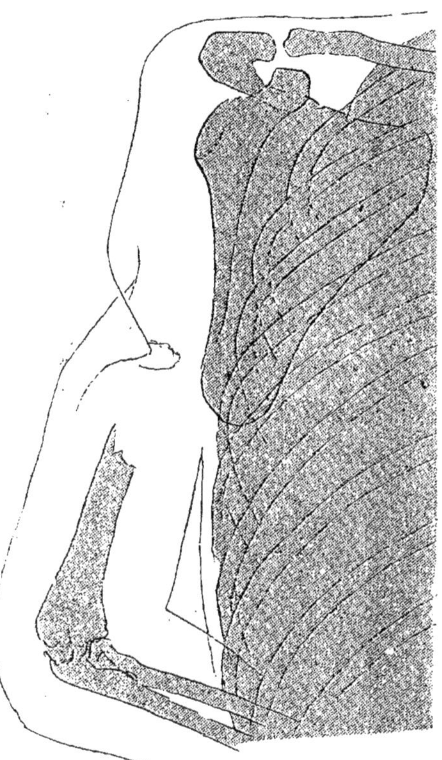

Fig. 201. — Un « désossé du bras d'après une radiographie.

Voici ce qui lui reste de son humérus après l'ablation de toutes les esquilles (plus une paralysie radiale). Ce cas et les 2 suivants (*fig. 202 et 203*) ont été traités par des chirurgiens nonco nservateurs. Comparez avec les 2 cas des *fig. 192 et 193*, traités, eux, par de vrais conservateurs.

En ce cas le vrai conservateur n'ampute pas (1), mais se contente d'enlever les hématomes et de lier le ou les vaisseaux (*fig. 208 à 211*); puis il immobilise dans une gouttière, et mieux dans un grand plâtre fenêtré;

3° Ne sont pas conservateurs ceux qui amputent pour une attrition comminutive des os « fracassés ». Le vrai conservateur n'ampute pas et même n'enlève aucun des fragments osseux : il les nettoie et les garde. Nous dirons comment faire ce nettoyage et la coaptation des fragments (*fig. 205*);

4° Ne sont pas conservateurs ceux qui amputent pour de larges déchirures des muscles, herniés et pantelants au dehors de la plaie;

(1) Pourvu, bien entendu, que grâce à la circulation collatérale, les extrémités restent chaudes et rosées; faute de quoi, ce serait une gangrène par arrêt complet de la circulation, visée dans le deuxième article de la loi indiquée plus haut.

Le vrai conservateur n'enlève même pas ces chairs souillées, et ces « haillons » musculaires, mais les nettoie soigneusement et les garde ;

5° Ne sont pas conservateurs ceux qui amputent pour des arrachements, même étendus, de la peau ;

6° Ne sont pas conservateurs ceux qui amputent (à la période

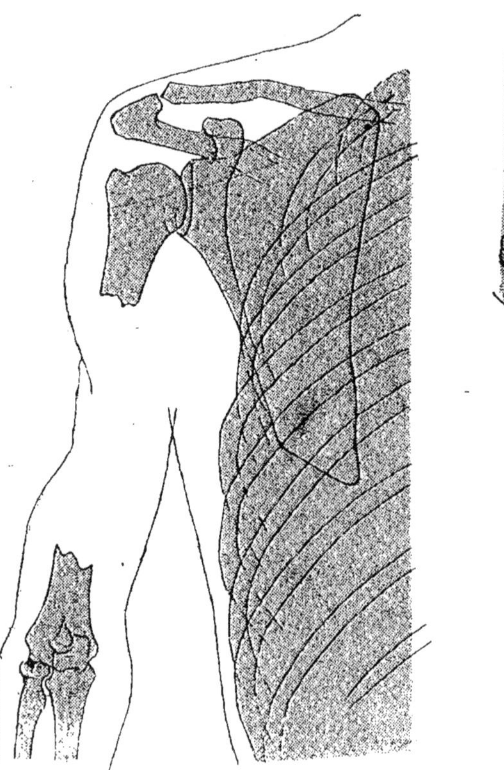

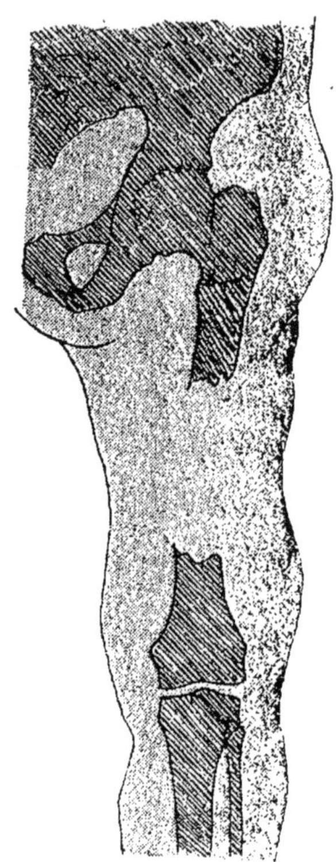

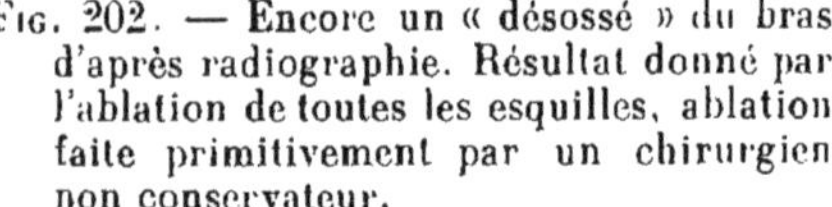

Fig. 202. — Encore un « désossé » du bras d'après radiographie. Résultat donné par l'ablation de toutes les esquilles, ablation faite primitivement par un chirurgien non conservateur.

Fig. 203. — Un désossé » de la cuisse après ablation primitive des esquilles (traité par un chirurgien non conservateur).

primitive) pour des plaies ou suppurations du genou (compliquant la fracture).

Le vrai conservateur n'ampute pas, mais il draine largement non pas seulement en avant, mais aussi en arrière et sur les côtés, de la manière que nous dirons, ou bien encore il fait une arthrotomie exploratrice et évacuatrice suivie, au besoin, de l'ablation des ménisques articulaires ou même d'une arthrectomie, après quoi il immobilise immédiatement dans un grand plâtre très précis, avec ou sans attelles de bois, et il fait de même pour toutes les autres articulations ;

7° Ne sont pas conservateurs ceux qui amputent pour cause de section des nerfs principaux du membre ;

Le vrai conservateur les suture (primitivement, ou mieux secondairement, après guérison de la plaie).

8° Ne sont pas conservateurs ceux qui amputent les jambes au 1/3 supérieur pour des pieds gelés (j'en connais).

Vous voyez maintenant les barrières qui séparent le camp des vrais conservateurs de celui de tous les faux conservateurs, qui ne sont, en réalité, que des interventionnistes honteux (1).

Mais il nous faut entrer dans quelques détails.

A. — Trop de désossés

J'ai dit qu'il faut entendre par là tous les blessés, trop nombreux déjà, qu'on a privés, par des résections diaphysaires ou par des enlèvements d'esquilles, de l'étoffe nécessaire pour la consolidation de la fracture.

J'ai dit aussi qu'il n'était qu'un moyen de ne pas enlever *trop* d'étoffe osseuse : c'est de *n'en pas enlever du tout*.

Car si vous ouvrez pour enlever ce qui paraît trop compromis, voici ce qui arrivera : vous commencerez par enlever telle esquille qui ne tient pas du tout, puis celle-ci qui tient si peu, et encore celle-là qui paraît vouloir se nécroser et pour laquelle, dites-vous, il vous faudrait intervenir plus tard ; ensuite, ces fragments télescopés et ces pointes osseuses qui font hernie ou qui pourraient, à la longue, blesser les vaisseaux ou les nerfs; ainsi vous serez entraîné beaucoup plus loin que vous ne voulez. Bref, si vous avez le malheur d'ouvrir, je vous défie de refermer avant d'avoir enlevé beaucoup trop, c'est-à-dire d'avoir compromis plus ou moins gravement la soudure ultérieure des os.

Et je ne veux rien dire du traumatisme et de la perte de sang

(1) Nous parlons toujours de la période primitive ; nous dirons en quoi consiste la conservation à la période secondaire, c'est-à-dire passé les 15 premiers jours.

que vous aurez causés par votre intervention, et qui affaiblissent le blessé.

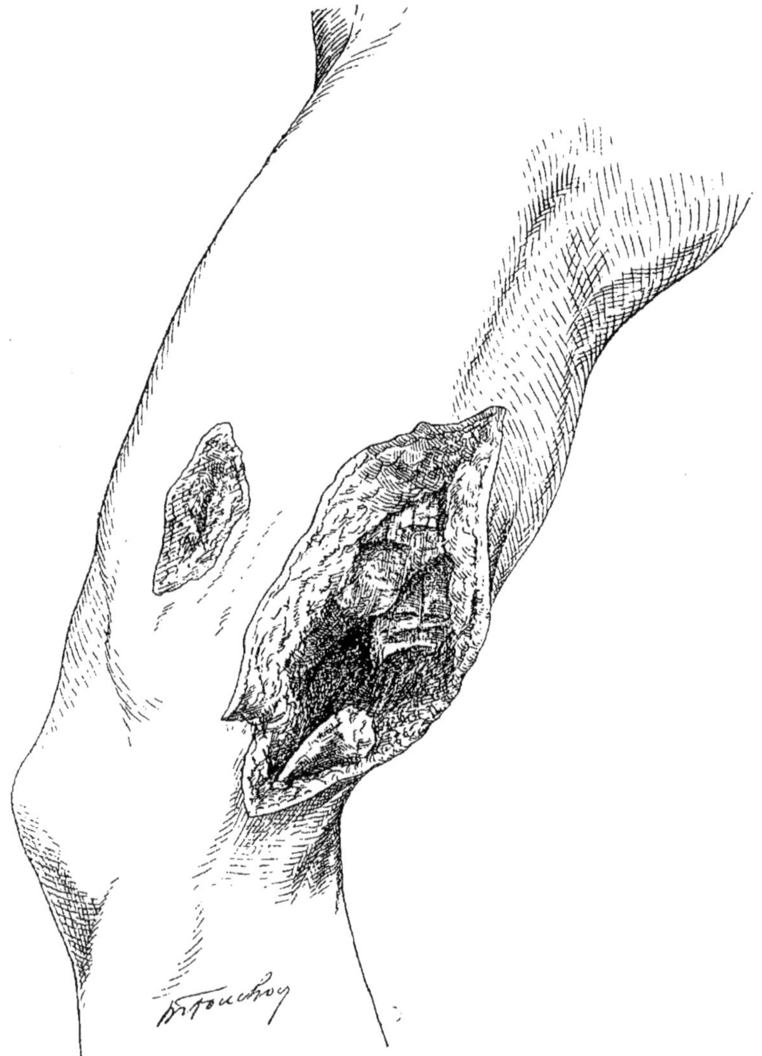

Fig. 204. — Fracture de cuisse par éclat d'obus qui a dilacéré profondément, et arraché tous les tissus sur son passage. On voit les muscles coupés. En pareil cas, un chirurgien conservateur n'amputera pas. Il fera un pansement très soigné, lavage et drainage, et un grand plâtre fenêtré.

Bien souvent, pourtant, vous croirez pouvoir vous réjouir du résultat immédiat de cette opération. Mais voici, hélas! (d'après des radiographies, *fig. 201, 202 et 203*), l'aboutissement de ces interventions soi-disant brillantes : **des désastres orthopédiques.**

Donc la formule est absolue :

Jamais d'ablation d'esquilles (primitivement). Ce n'est que 2, 3, ou 4 semaines plus tard, au cas, *bien rare*, où vous constaterez que la fièvre n'est pas tombée malgré un bon drainage et paraît entretenue par des esquilles — déjà nageant dans le pus et sûrement nécrosées — c'est alors seulement que vous aurez le droit de cueillir ces esquilles libres.

Si je vous recommande de ne pas enlever les esquilles, à plus

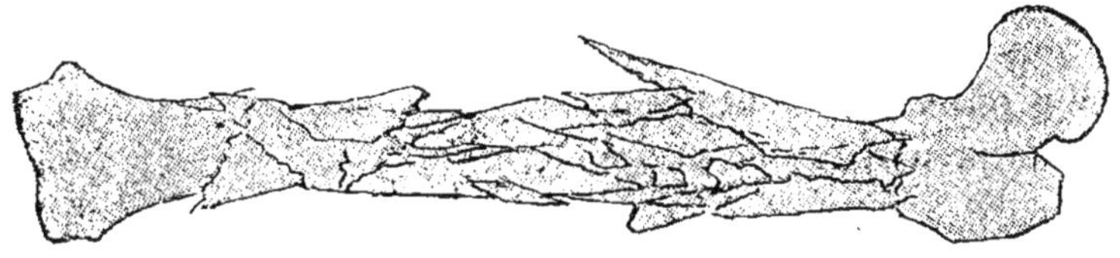

Fig. 205. — Fracture très comminutive (os « fracassé »). Même en ce cas, un chirurgien vraiment conservateur n'amputera pas, et se gardera même de toucher aux esquilles (**primitivement**).
Traitement : drainage et grand plâtre.

forte raison ne devez-vous pas enlever les extrémités des fragments diaphysaires, même au cas où ces fragments viendraient faire saillie à travers la plaie. En ce cas, après les avoir nettoyés et touchés à la teinture d'iode, vous les réduirez aussi doucement que possible (par tractions et pressions combinées) et vous arriverez toujours, ainsi, à la réduction, en vous aidant au besoin de l'anesthésie

Au total : Pas d'exception à la règle.

Beaucoup trop suivent un principe exactement opposé, et c'est ainsi qu'on a fait tant de lamentables « désossés ».

B. — Trop d'amputés

Le deuxième commandement : « Jamais d'amputation primitive » comporte lui, une exception, mais une seule : c'est le cas de gangrène.

Notez bien qu'il ne suffit pas qu'il y ait possibilité ou menace de gangrène, — il faut qu'il y ait gangrène *déclarée*.

Expliquons donc ce qu'il faut entendre par là.

Nous disons gangrène au singulier. En réalité on a distingué plus de 10 variétés de gangrène (septique, gazeuse, par inflammation, par contusion, par lésions vasculaires, par congélation (exemple les pieds gelés), par brûlures, par compression, par destruction et attrition des tissus, phlegmons gangréneux, septicémie gangréneuse, érysipèle bronzé, lymphangites gangréneuses, etc.).

Mais toutes ces variétés de gangrène peuvent être ramenées aux deux suivantes que vous distinguerez nettement et facilement par leur aspect clinique (bien plus que par leur bactériologie qui n'est pas toujours très différente (*fig. 206 et 207*).

L'une, c'est la gangrène *gazeuse* (ou *septique*); l'autre, c'est la gangrène par *interruption complète de la circulation* (ou *mécanique*) (1), bien que nous sachions qu'il existe entre les deux, des traits d'union (ou si l'on veut des formes intermédiaires).

Signes principaux de la première :

a) **Douleur** (généralement) extrêmement vive et subite. Le malade crie qu'il est trop serré, il enlève son pansement, ou réclame qu'on l'enlève, tout en redoutant l'approche du chirurgien, le moindre contact et le moindre déplacement, tant la plaie et son pourtour sont sensibles.

b) **Gonflement** (partant de la plaie) extrêmement rapide. En quelques heures le membre peut doubler ou tripler de volume; on a la même impression que si l'on avait soufflé de l'air dans le tissu cellulaire sous-cutané (à la manière des écorcheurs) et aussi dans tous les interstices celluleux de la profondeur; c'est un gonflement **gazeux, crépitant**; on sent les gaz **crépiter** sous la **main**, et même *on les entend*.

c) **Phénomènes généraux** d'intoxication profonde : pouls rapide et petit, température très élevée généralement (pas toujours); facies péritonéal avec parfois tous les signes d'un véritable empoisonnement; nous avons même observé de véritables hématémèses.

(1) La première, celle qu'on aurait en inoculant du bacillus perfringens ou du vibrion septique; la deuxième, celle qu'on aurait au pied et à la jambe en liant toutes les artères, principales et collatérales, du membre inférieur au niveau de la cuisse.

On a dit que la sensibilité était abolie dans le membre atteint; mais le fait n'est pas constant.

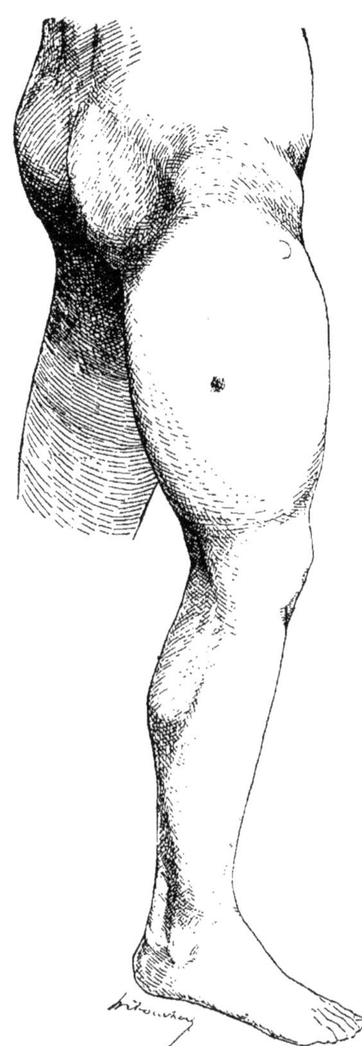

Fig. 206. — La première forme de gangrène ou **gangrène gazeuse**. — Cas typique. Plaie par balle de shrapnell. Le membre est soufflé comme une outre. A remarquer la petitesse de la plaie et son apparence bénigne.

La **couleur** de la peau diffère suivant les périodes du mal et aussi suivant les formes; la peau est tantôt d'un blanc sale, tantôt jaunâtre cuivré, tantôt bronzée, tantôt violacée.

L'autre gangrène, par interruption complète de la circulation (ou mécanique) vous la connaissez encore mieux, c'est la gangrène banale, ordinaire, qui part de l'extrémité du membre : peau noire ou violacée avec phlyctènes; peu ou pas de gonflement, douleurs (généralement) modérées ou presque nulles.

Formes intermédiaires : coloration noirâtre, ou même jaune, violette avec *un peu* de crépitation gazeuse et un peu de gonflement.

Voilà ce que c'est qu'une gangrène **déclarée**.

Que nous ayons affaire à l'une ou à l'autre de ces formes, l'amputation est non seulement légitime, mais indiquée. Elle est à pratiquer d'urgence et le plus haut possible, dans le cas de gangrène gazeuse; beaucoup moins pressante et à pratiquer à la limite du vif et du mort, dans la gangrène mécanique.

Le cas de gangrène gazeuse est le seul où il n'est plus permis au chirurgien conservateur de conserver. Il devra s'exécuter sans retard, car il faut arriver « plus vite que la gangrène ». Et pourtant, lorsqu'il s'agit du membre inférieur, comme les résultats sont lamentables, même avec l'amputation!

Je lis : Broca, 5 amputations = 5 morts.

« Et, ajoute Broca, la même série noire fut celle de Tuffier et de Mauclaire ».

Deux chirurgiens d'armées me disaient : nous avons fait 13 amputations de cuisse pour gangrène gazeuse, 13 morts.

J'ai reçu, à l'hôpital Rothschild, 2 amputés de la cuisse pour gangrène gazeuse opérés dans un hôpital d'évacuation : 2 morts (peu après leur arrivée).

Et l'on est tenté de se demander si, pour le membre inférieur tout au moins, on est bien sûr de gagner à amputer à tout coup.

Je le crois cependant : pour mon compte je connais au moins un cas de véritable et très maligne gangrène gazeuse de la cuisse guérie par une amputation, haute, faite par mon assistant, le Dr Fouchet (de Berck), dans son hôpital actuel.

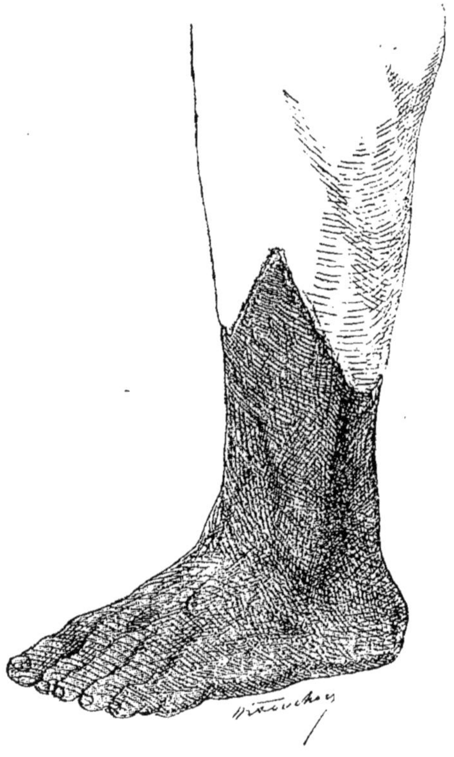

Fig. 207. — La 2e forme de gangrène — gangrène par oblitération vasculaire. Le territoire nécrosé est noir ; on voit nettement le sillon qui sépare les parties mortes des parties vivantes.

Et, d'autre part, l'on est si désarmé, si l'on n'ampute pas... Que valent les grands débridements et les injections d'eau oxygénée en couronne à la racine de la cuisse? J'en ai usé pour mes

2 malades déjà amputés trop haut pour que j'aie pu les réamputer, et les débridements et les injections ne les ont pas empêchés de succomber.

Quant au membre supérieur, c'est différent : les succès de l'amputation sont nombreux.

Personnellement, j'ai amputé un bras pour une gangrène gazeuse d'allure vraiment foudroyante (le seul cas de gangrène gazeuse que j'aie reçu avant amputation); j'ai même amputé en plein tissu gangréné, — mon amputé a guéri.

Donc, jusqu'à ce que nous ayons trouvé des injections plus efficaces que celles actuellement préconisées, nous amputerons toutes les gangrènes gazeuses, le plus vite et le plus haut possible.

Et nous amputerons aussi, bien entendu, dans les cas de gangrène mécanique. Mais il suffit alors de faire tomber le membre à la limite des parties mortes et des parties vivantes, ou à très petite distance au-dessus de cette limite, et l'opération ne se présente pas ici avec les mêmes caractères d'urgence et de gravité.

En dehors de ces cas bien nets, vous n'amputerez jamais (en principe). Sinon vous n'êtes pas un vrai conservateur.

Comparaison des résultats obtenus par la conservation et par l'amputation.

Maintenant que nous savons ce qui distingue les conservateurs des interventionnistes — déclarés ou honteux, — il nous faut chercher quelle est, des deux doctrines, celle qu'il faut adopter, c'est-à dire celle qui sauve le plus sûrement de la mort et de la mutilation. Il faut donc les confronter au double point de vue vital et orthopédique.

1° *Au point de vue vital.*

Il y a un avantage *indiscutable* à s'abstenir, à ne pas amputer (primitivement). En d'autres termes, le blessé (si fatigué, si déprimé, qui sort du champ de bataille) risquera plus de mourir (par choc), si on l'ampute, que si l'on se borne à le panser et à l'immobiliser, aussitôt, dans une bonne gouttière ou dans un bon plâtre (ce qui évite toute secousse).

Ceci me paraît l'**évidence**, même pour tous les cas **où cela ne saigne pas** (ou bien lorsque le saignement est facilement arrêté),

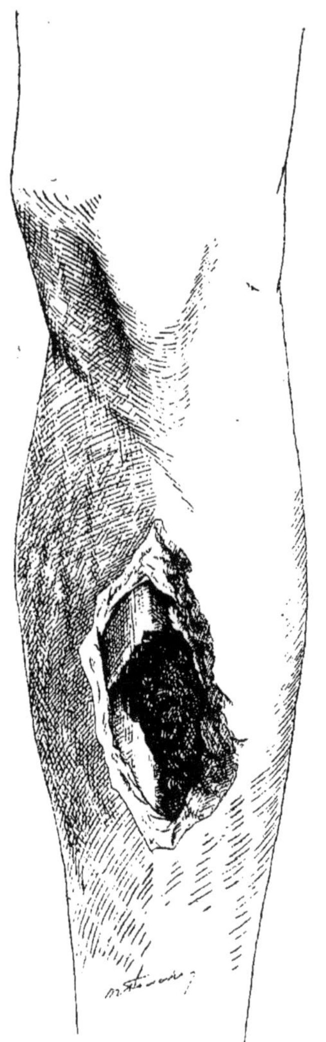

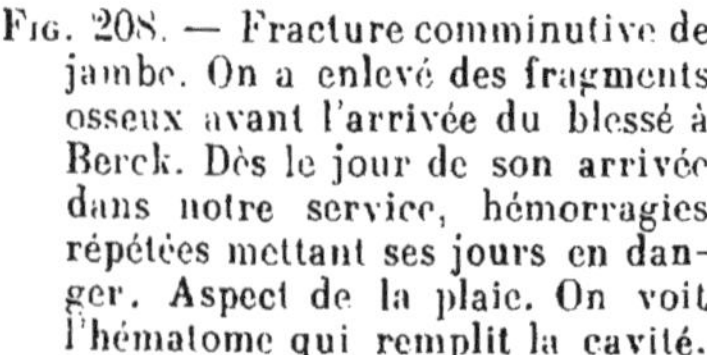

Fig. 208. — Fracture comminutive de jambe. On a enlevé des fragments osseux avant l'arrivée du blessé à Berck. Dès le jour de son arrivée dans notre service, hémorragies répétées mettant ses jours en danger. Aspect de la plaie. On voit l'hématome qui remplit la cavité.

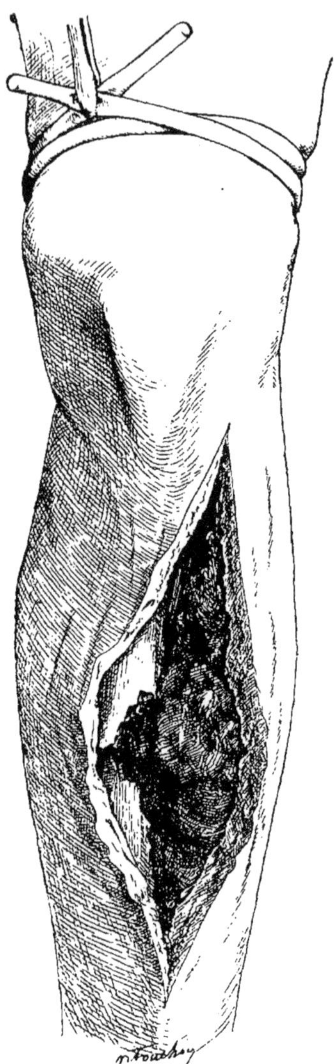

Fig. 209. — Le même blessé (*suite*). Après anesthésie et application de la bande d'Esmarch, la plaie est largement débridée en haut et en bas. On découvre ainsi une sorte de magma très étendu constitué par les caillots sanguins.

qu'il s'agisse de lésions de la peau, des muscles, des nerfs, des os, des articulations, peu importe : il est bien clair que le blessé aura moins de choc s'il garde son membre que si on l'ampute.

Il n'y a qu'un seul cas, où l'on pourrait discuter; celui d'une **hémorragie qui se répète**. Il semble *a priori* que l'amputation immédiate est alors le traitement le plus sûr et le plus bénin. Eh bien! c'est une erreur : j'ai reçu des blessés presque mourants à la suite d'hémorragies répétées (compliquant des fractures de cuisse), exsangues, livides, les pupilles dilatées, des sueurs froides couvrant la face, à peu près inconscients, avec des éblouissements et des syncopes subintrantes, — enfin des moribonds, et qui saignaient encore!

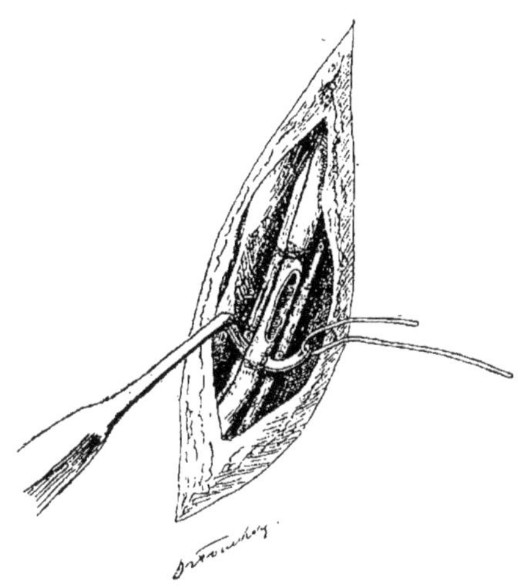

Fig. 210. — Plaie vasculaire. Les vaisseaux lésés doivent être liés au-dessus et au-dessous de la lésion.

Fallait-il les amputer ou non? Je n'ai pas hésité une minute, je n'ai pas amputé, car j'étais moralement sûr qu'ils seraient morts sur la table d'opération.

Un seul parti m'a paru raisonnable : c'est, immédiatement, d'appliquer la bande d'Esmarch (*fig. 208 et suivantes*), pour m'en aller à la recherche des hématomes, de les enlever et de voir les points qui saignaient (faisant desserrer doucement, puis resserrer de nouveau la bande d'Esmarch); et ainsi j'ai pu arrêter toutes les hémorragies, tantôt sans avoir rien à lier, par le seul enlèvement des hématomes (enlèvement absolument et toujours nécessaire pour arrêter l'hémorragie, car « le sang appelle le sang »); tantôt en liant des petits vaisseaux, ou même l'artère et les veines principales du membre. On voit parfois la déchirure de ces vaisseaux dans la plaie, sans même qu'il soit nécessaire d'enlever la bande d'Esmarch; d'autres fois, on ne l'aperçoit pas tout d'abord, mais elle se révèle par le sang qui, après le desserrement de la bande d'Esmarch, se met à gicler dans la plaie. Dans le cas d'anévrysme (1), on lie au-dessus et au dessous les vaisseaux intéressés. Et tout cela est facile (relativement), en s'aidant de la bande d'Esmarch, qu'on desserre ou resserre suivant les besoins, tantôt pour voir où ça saigne, tantôt pour arrêter ce saignement (s'il est trop important) jusqu'à ce que les vaisseaux soient pincés et les ligatures faites.

Vous pouvez y arriver aussi, à défaut de bande d'Esmarch, avec un garrot ordinaire ou même sans aucun lien, avec le secours d'un bon aide faisant la compression digitale de l'artère principale du membre. Mais cette compression prolongée est très

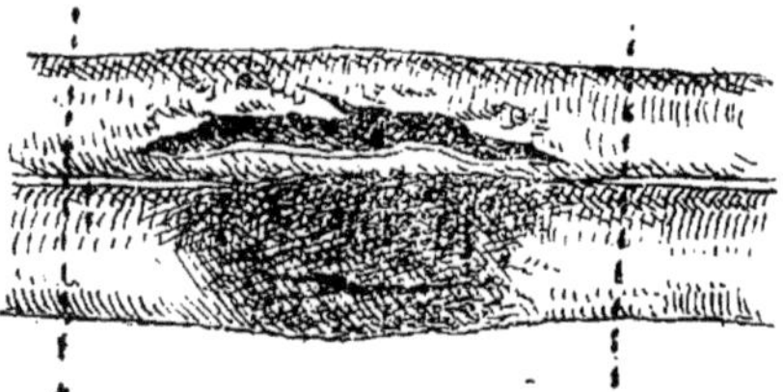

Fig. 211. — Plaies contuses des deux vaisseaux principaux du membre, artère et veine, accolés : ligature au-dessus et au dessous de la lésion.
On se conduira de même en présence d'un anévrysme (en s'aidant de la bande d'Esmarch).

fatigante pour l'aide qui bientôt bouge ou lâche inconsciemment, et je vous conseille de préférer toujours la bande élastique.

Si celle-ci est bien manœuvrée (*fig. 210*), vous pouvez arrêter toutes les hémorragies sans aucun *choc* (ou presque aucun), tandis que l'amputation en pareil cas pourrait tuer votre blessé.

Voilà, pour ce qui est du point de vue immédiat, *ou vital*, quelle est la valeur respective des deux méthodes.

Examinons maintenant leurs résultats éloignés ou résultats orthopédiques.

2° *Au point de vue orthopédique.*

A ce point de vue, semble-t-il *a priori*, point de discussion possible : il paraît évident qu'il y a tout à gagner et rien à perdre à être conservateur. Cependant, on pourrait le contester dans tel ou tel cas particulier.

(1) Nous avons opéré et guéri ainsi très aisément 4 anévrysmes volumineux.

Par exemple, dans les cas où tous les nerfs principaux du membre sont sectionnés; il n'est pas sûr, objectera-t-on, que finalement nous gagnerons toujours quelque chose à conserver ce membre, car les grandes sutures nerveuses n'ont pas beaucoup de chances de réussir.

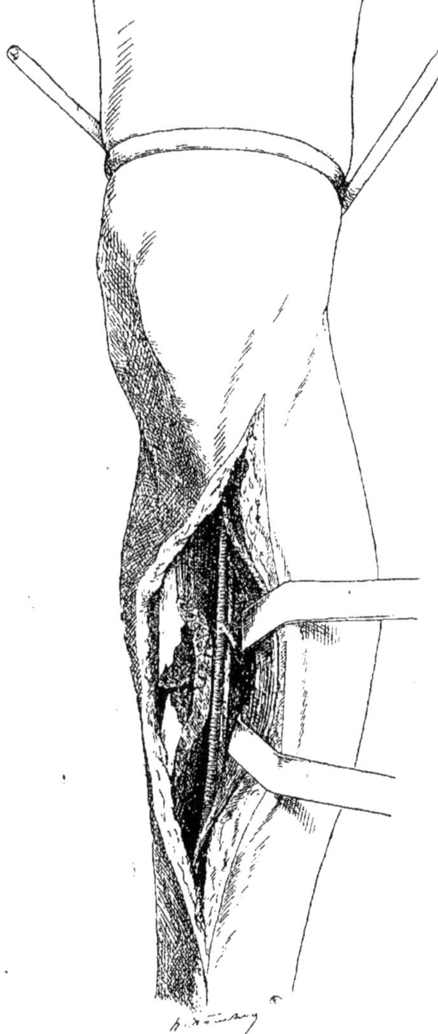

Fig. 213. — Le même blessé (*suite*). Les caillots ont été enlevés soigneusement, tous les tissus ont été essuyés avec des compresses stérilisées. On voit nettement tout l'intérieur de la plaie : os, muscles, vaisseaux et nerfs. — Un aide desserre doucement la bande d'Esmarch, mais sans l'enlever complètement — on voit aussitôt un jet de sang venu d'une artériole; partout ailleurs, c'est un simple suintement en masse.

Mais, répondrons-nous, si elles réussiront ou non, on ne le saura que plus tard, et, en attendant, nous avons le devoir d'espérer le succès. Par conséquent, même en ce cas, nous devons être conservateurs.

Voici un deuxième cas, celui où des fragments osseux importants viendraient à se nécroser par la suite, d'où, finalement, un « manque » considérable dans la longueur de l'os, un fémur, par exemple.

Mais ceci encore, on ne le saura que plus tard; rien ne nous permet d'affirmer de manière absolue que ces fragments ne vivront pas. Tentons la chance. C'est en cela, justement, que consiste la méthode conservatrice : Ne jamais rien sacrifier d'emblée, « tenir jusqu'au bout ».

En agissant ainsi, vous verrez, neuf fois sur dix, le succès récompenser votre persévérance.

Et si (une fois sur dix) vous avez un échec, même alors, la plupart du temps, vous n'aurez rien perdu pour attendre. Si finalement vous devez amputer, vous vous trouverez du moins dans des conditions meilleures qu'à la période primitive (presque toujours).

L'expérience clinique, en effet, nous enseigne que la nature répare les tissus plus économiquement que le chirurgien.

Je sais que les interventionnistes ne se tiendront pas pour battus. Par exemple, pour telle plaie d'aspect si vilain, ils vont soutenir que l'amputation immédiate est indiquée par crainte des complications et, en particulier, de la gangrène gazeuse. Je

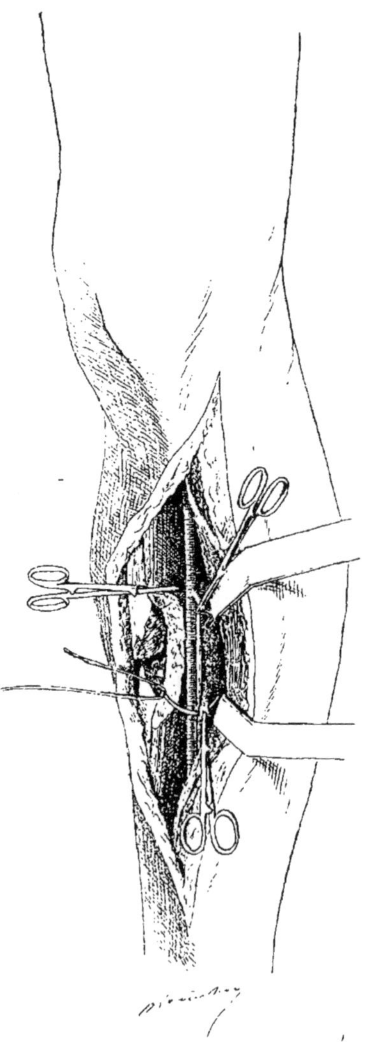

Fig. 214. — Des pinces sont placées sur tous les points saignants : la bande élastique est alors enlevée — plus rien ne saigne — il n'y a plus qu'à faire les ligatures : soit (à la rigueur et pour gagner du temps) au moyen d'un point de suture qui embrasse l'artère et les tissus voisins, comme il est figuré ici ; soit, et *beaucoup mieux*, en liant séparément l'artère et la tranche musculaire qui saigne (et qu'on voit ici serrée par la pince).

répondrai : La gangrène gazeuse, je ne l'ai vue apparaître sur aucun de mes blessés, quelque anfractueuses et déchiquetées que fussent leurs plaies à l'arrivée. Et l'on sait bien qu'elle peut venir compliquer aussi les plaies les plus petites et les plus bénignes en apparence. Mais surtout, ne sait-on pas qu'elle apparaît *principalement* chez les amputés dans le moignon, et qu'on avait même soutenu autrefois qu'elle n'apparaissait *qu'à la suite* des amputations.

Les autres objections qu'on pourrait faire contre la doctrine conservatrice ne valent pas davantage.

Mais je ne veux pas allonger démesurément cet article, d'autant que je crois en avoir assez dit pour vous édifier sur la supériorité de la méthode conservatrice.

CONCLUSION :

Nous avons tous le **devoir impérieux** d'être conservateurs.

Donnez le même nombre de malades, de gravité égale, à deux chirurgiens de valeur sensiblement égale, celui qui conserve en faisant simplement des ligatures et des plâtres (et pourvu qu'il soit propre), sauvera un nombre incomparablement plus grand de blessés, de la mort et de l'infirmité que celui qui ampute et désosse.

Et si j'ai contribué, par mes efforts et mes critiques, à diminuer le nombre des amputations et des désossements pour la durée de la guerre qu'il nous reste à parcourir, j'aurai atteint mon but, qui est de travailler, dans la mesure de mes forces, à ce que notre thérapeutique de demain soit encore plus bienfaisante et plus curative que celle d'hier.

CHAPITRE VIII

« LES CINQ COMMANDEMENTS » DU CHIRURGIEN CONSERVATEUR

On peut résumer en 5 articles (ou commandements) le traitement primitif (1) des fractures de guerre :

Le **Pentalogue** ou les **5 commandements** du chirurgien conservateur.

Les 2 premiers commandements disent ce qu'il ne faut pas faire :

I. Jamais d'ablation primitive des esquilles;

II. Jamais d'amputation, hors le cas de gangrène déclarée.

Les 3 autres commandements disent ce qu'il faut faire :

III. Drainage de toute plaie suspecte. Lavage et drainage de plaie souillée.

IV. Réduction (et coaptation) immédiate, mais douce, des fragments.

V. Grand plâtre (avec fenêtres au niveau des plaies).

Déjà, nous avons commenté les 2 premiers articles; nous allons expliquer le troisième, qui pourrait être intitulé : **Le traitement des plaies.**

Et d'abord, suppression immédiate de toutes ces **mèches** ou **tampons**, que vous découvrirez trop souvent dans les plaies.

---

(1) Primitif, c'est-à-dire les 15 premiers jours.

La mèche n'est pas un moyen de drainage (1), mais d'hémostase, et encore d'hémostase très provisoire;

On peut la comparer au garrot. On ne doit se servir de l'un et de l'autre que pour un temps très court.

Précisons :

Le garrot peut rester en place 2 à 4 heures, *pas plus*, sinon gare à la gangrène.

La mèche peut rester en place 15 à 24 heures, *pas plus*, sinon gare à l'infection de la plaie et à toutes ses conséquences.

Le garrot ne devrait être employé que pour aller du champ de bataille au poste de secours, et tout au plus et rarement du poste de secours à l'ambulance, où il sera toujours et immédiatement enlevé. La mèche (2) ne devra être employée que pour aller de l'ambulance à l'hôpital de campagne, et à la rigueur de l'hôpital d'évacuation à un hôpital de l'intérieur peu éloigné.

En ce dernier cas, la mèche ne sera placée que peu avant (pas plus d'une heure avant le départ), et elle sera toujours enlevée à l'arrivée (pas plus d'une heure après). De cette manière, en y regardant aussitôt, on supprime les inconvénients des mèches.

Ces inconvénients peuvent être graves.

Que de plaies de guerre on a infectées ou, plus exactement, empêchées de se désinfecter, avec des mèches (ou tamponnets)! Il y avait là un petit écoulement séreux ou séro-sanguin insignifiant, non virulent, ou si peu! Par l'introduction forcée des mèches, on a traumatisé les bords de la plaie, endigué cet écoulement, dont la virulence s'est dès lors exaltée; on a empêché les infimes petits débris de s'éliminer, et l'infection qui s'est ainsi produite, ou augmentée, a gagné la profondeur, c'est-à-dire, ici, le foyer de la fracture.

Conclusion : Dès l'arrivée du blessé, vous supprimerez immédiatement les mèches et tampons : on les décolle patiemment, en les humectant avec de l'eau oxygénée, sans tirer dessus, pour ne pas faire saigner. Après quoi vous aurez à instituer le traitement de la plaie.

Ce traitement dépend du cas; on peut distinguer 3 cas :

---

(1) C'est bien plutôt un agent ou une cause de rétention.

(2) Lorsqu'il ne s'agit que d'hémorragies en nappe, car pour les autres on aura fait des ligatures dès l'arrivée à l'ambulance.

1° Plaie non infectée; 2° plaie suspecte; 3° plaie sûrement infectée, ou souillée.

1° Plaie non infectée (ou ayant toutes les apparences d'une plaie non infectée) (*fig. 215*). En ce cas, abstenez-vous de tout lavage ou drainage.

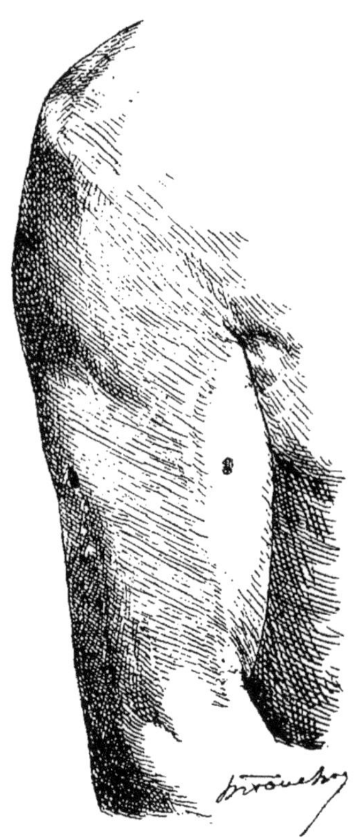

Fig. 215. — Plaie non infectée : orifices d'entrée et de sortie à bords nets ; pas ou presque pas de gonflement des tissus mous, pas de rougeur œdémateuse de la peau.

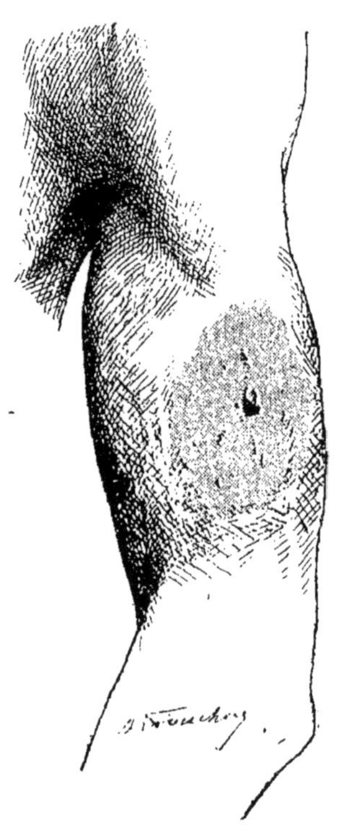

Fig. 216. — Plaie suspecte. Gonflement des tissus, œdème rouge, dur.

(Nous avons ici en vue plus particulièrement les plaies de fractures, mais le précepte s'applique aussi à toutes les autres plaies).

A quoi reconnaît-on une plaie non infectée ?

1° A ce que ce sont généralement des blessures faites par balles.

de fusil. Mais ce peut-être aussi des blessures par shrapnells ou éclats d'obus;

2° Et surtout à ce que manquent tous les signes d'infection.

Pas de signes locaux d'infection, pas de corps étrangers, pas de projectiles ou débris de vêtements demeurés dans la plaie;

A ce que les bords de celle-ci ne sont ni tendus, ni rouges, ni douloureux, à ce qu'il n'y a aucun écoulement suspect;

Pas de signes généraux d'infection, pas de fièvre.

En ce cas, au lieu de fourrager dans la plaie, ce qui ferait plus de mal que de bien, bornez-vous à un simple attouchement des bords à la teinture d'iode, et à l'application d'un carré de gaze, que vous maintiendrez avec quelques circulaires de bandes de mousseline stérilisée. La plaie ainsi pansée, faites aussitôt la réduction exacte, mais très douce (1) de la fracture, et appliquez un grand plâtre.

Une demi-heure après la prise du plâtre, fenêtrez-le au niveau de la plaie ou des plaies, pour que vous puissiez les surveiller. La fenêtre ne paraît pas indispensable en pareil cas; c'est pourtant une bonne précaution que je vous recommande de ne jamais négliger, car elle vous mettra à l'abri de toute surprise désagréable.

2° Plaie suspecte (mais non sûrement infectée) (*fig. 216*).

La plaie est suspecte :

Soit par *son origine:* vous soupçonnez qu'elle renferme des corps étrangers infectés : éclat d'obus ou débris vestimentaires;

Soit par les *signes généraux* existants : par exemple, une légère ascension thermique : de 37°,5 à 38°; à noter pourtant que cette fièvre pourrait être produite sans infection véritable, par les secousses du voyage ou par la fracture, même simple, ou par une constipation, même légère;

Soit par les *signes locaux :* les bords de la plaie sont rouges, tendus et douloureux; il y a un écoulement trouble, de nature douteuse.

En ce cas, introduisez doucement un petit drain de 4 à 5 centimètres dans chacune des plaies et pansez; ensuite, réduisez dou-

(1) A ce premier moment les manœuvres de douceur suffisent pour nous donner une bonne réduction.

cement et appliquez un grand plâtre que vous fenêtrerez au niveau des drains; ces fenêtres sont, en ce deuxième cas, tout à fait indispensables pour la surveillance de ces plaies suspectes.

Si la fièvre tombe immédiatement, soit d'elle-même, soit à la suite d'un purgatif, si la sensibilité de la plaie disparait, si l'écoulement se tarit ou devient franchement séreux et inodore, enlevez vos drains au bout d'une semaine ou deux, sinon laissez-les jusqu'à ce que la température soit *redevenue* normale (depuis

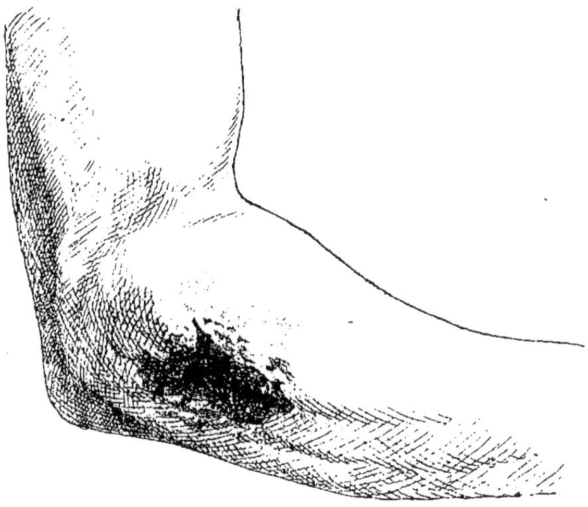

Fig. 217. — Plaie infectée, anfractueuse, déchiquetée, souillure de la peau, caillots et débris vestimentaires et osseux.

déjà plusieurs jours) et que les drains soient presque chassés par le bourgeonnement « louable » des plaies.

3° Plaies souillées sûrement et infectées (*fig. 217*).

Cette certitude nous est donnée :

Soit par des signes d'infection générale, fièvre, état saburral, inappétence, insomnie, urines rares (parfois albumineuses), etc.;

Soit par des signes locaux: plaie anfractueuse et remplie de caillots, de débris de toute espèce;

Soit parfois par la nature du suintement déjà purulent ou sanieux, ou mal odorant;

Ou bien encore parce que nous savons de manière certaine qu'il est resté dans la plaie des corps étrangers souillés.

Ici donc, pas de doute sur l'infection.

Vous allez laver et drainer (en débridant si besoin est) les bords de la plaie.

a) Grand lavage pour enlever les caillots et les impuretés. On pourrait faire la toilette de la plaie à sec, au moyen de pinces garnies de petites compresses de gaze, avec lesquelles on essuie les tissus, mais en se gardant bien de les arracher, en les raccordant ou en les réappliquant doucement sans les suturer.

Au lieu de déterger et nettoyer ainsi la plaie par frottement, il est plus simple et plus doux d'y arriver par un grand lavage fait avec de l'eau salée (7 à 8 grammes de sel par litre), très chaude, aussi chaude que le malade peut la supporter, 50 à 55°.

Servez-vous d'un grand bock, maintenu à une hauteur de 2 mètres par un aide monté sur une chaise.

Lavez d'un gros jet, jusqu'à ce que la plaie soit nette (2 litres d'eau y suffisent généralement), c'est-à-dire jusqu'à ce que soient enlevés tous les caillots, les débris de toutes sortes et toutes les bavures et pelures, et couennes suspectes.

Seuls les débris osseux (à moins pourtant que ce ne soit du sable osseux, que vous laisserez s'écouler), les débris osseux seront conservés pour être, après lavage et purification, réappliqués et coaptés afin de combler la brèche osseuse.

Je reviens sur la nécessité d'enlever tous les caillots, car les caillots oubliés vont se putréfier et infecter les plaies, et c'est même l'infection des bourgeons survenue par ce mécanisme qui est la cause ordinaire des hémorragies secondaires (*en nappe*).

Tous les corps étrangers qui se trouvaient dans la partie visible de la plaie ont été ainsi enlevés. Quant aux corps étrangers non visibles, s'ils sont bien repérés pas trop éloignés, bien accessibles, faciles à enlever, sans risque aucun ni de choc ni d'hémorragie, ni de délabrements trop grands de la région, s'ils sont assez gros (éclats d'obus ou amas vestimentaires, et non pas sable métallique ou infimes débris de vêtements) (1), enlevez-les immédiatement, sinon, attendez.

Les projectiles seront enlevés plus tard, s'il y a lieu, c'est-à-dire

(1) Il est vrai qu'on ne peut pas toujours faire cette dernière distinction, même avec le concours de la radiographie.

s'ils sont gênants ou entretiennent la suppuration, empêchant les plaies de se fermer, ce qui est loin d'être toujours le cas : combien de projectiles sont tolérés parfaitement, souvent contre toutes les prévisions, par-dessus lesquels la cicatrisation s'est faite.

Quant aux débris vestimentaires, ils peuvent fondre et se résoudre dans le pus et s'éliminer avec lui ou bien venir se présenter quelques jours après à l'orifice des plaies, où l'on n'aura que la peine de les cueillir; je l'ai vu très souvent, et c'est même ce qui arrive d'ordinaire (1).

Un mot sur les topiques et antiseptiques des plaies

Allons-nous poser ici la question tant débattue de savoir quel est le meilleur topique des plaies?? Grosse question qui est encore bien loin d'être résolue.

Au dire de certains expérimentateurs, une révision des antiseptiques s'impose. Il en est qui auraient fait faillite, même parmi les mieux établis et les plus réputés : par exemple l'eau oxygénée et le sublimé. Mais attendons, car l'accord est très loin d'être fait entre les chirurgiens, chimistes et bactériologistes dont les résultats sont discordants ou même contradictoires.

Où donc est le liquide qui tue le microbe sans tuer les cellules?? Voilà ce qu'on ne sait pas encore, il nous faut l'avouer. Et, en attendant, notre devoir est d'aider l'organisme à lutter contre l'ennemi, notre devoir est de favoriser la phagocytose.

C'est dans ce but qu'ont été vantés : 1° le sérum physiologique; 2° la solution d'hypochlorite de soude à 0,5 0/0, avec addition de 0 gr. 4 d'acide borique (de Carrel et Dakin); et 3° la solution de chlorure de magnésium à 12,1 0/0 (de Delbet), tous liquides employés en pansements et lavages et injections sous-cutanées.

Voici deux topiques que, personnellement, nous employons, depuis une vingtaine d'années, avec les meilleurs résultats :

(1) Retenez bien cela, que s'obstiner à s'en aller d'emblée, à tous coups, dans toutes les circonstances, à la recherche de tous les débris de corps étrangers serait s'exposer à faire beaucoup plus de mal que de bien. Je ne puis donc le conseiller.

Notre liquide :

Phénol camphré...............	}
Iodoforme....	} àà 5 grammes
Gaïacol...	}
Huile stérilisée	100 —

Indiqué surtout pour le traitement des plaies atones et des plaies douloureuses.

Notre poudre :

Aristol........................	40	grammes
Sous-nitrate de bismuth	100	—
Quinquina gris pulvérisé.......	300	—
Benjoin de Siam pulvérisé......	300	—
Carbonate de magnésie........	300	—
Essence d'eucalyptus...........	30	—

Quelques remarques sur le traitement des plaies :

Un double danger menace immédiatement les blessés (en dehors du choc traumatique et de l'hémorragie, dont nous n'avons pas à donner ici le traitement que chacun connaît). Ce double danger, c'est le tétanos et c'est la gangrène gazeuse.

Or, nous savons que tétanos et gangrène gazeuse sont dus à la souillure des plaies par la terre et la boue qui recouvrent la peau, et aux débris vestimentaires introduits par les projectiles et dont il nous faut débarrasser les plaies, sous les réserves faites plus haut, — et ensuite drainer largement.

Ajoutons que tétanos et gangrène sont encore favorisés par un garrot laissé trop longtemps. Il faut donc qu'on enlève celui-ci le plus tôt possible, et après trois ou quatre heures au maximum. A noter qu'en règle générale, le garrot a déjà arrêté l'hémorragie au bout d'une demi-heure ou d'une heure; il faudrait donc y regarder dès ce moment et le desserrer. Si cela saigne, on le serre de nouveau; si cela ne saigne plus, on laisse le garrot desserré, mais encore en place, afin de pouvoir parer facilement et rapidement à toutes les éventualités.

Un infirmier peut suffire à cette tâche, ou même le malade seul, pourvu qu'il ait l'usage de ses deux mains, et, par conséquent, lorsqu'il s'agit d'une blessure du membre inférieur.

Par cette suppression aussi rapide que possible du garrot, par cette toilette très soignée et ce large drainage immédiat de toutes les plaies, je suis convaincu qu'on arriverait à supprimer (presque entièrement) la gangrène gazeuse et le tétanos.

En somme, après avoir bien cherché, nous voyons que le **meilleur traitement des plaies** de guerre infectées, c'est encore de les **drainer largement en tous sens**, autant que le permet, bien entendu, l'anatomie de la région.

b) La plaie, une fois lavée, est asséchée avec des gazes, doucement, sans traumatisme.

Quand elle est nettoyée, on « l'habille » et on la « pare », et l'on fait non seulement la toilette de la plaie, des tissus mous, mais aussi celle des os.

On remet en place, bout à bout, les muscles, les tendons, etc. On fait de même pour les deux fragments principaux de l'os et l'on adapte ensuite autour d'eux, quelquefois aussi entre eux, toutes les esquilles adhérentes et même libres : on s'applique à la « réussite » de cette mosaïque souvent très délicate. On refait ensuite à ces fragments une enveloppe naturelle de débris de périoste et de tissus mous adhérents, ce qui a le double avantage d'assurer la nutrition des os et de protéger les vaisseaux et nerfs du voisinage contre la morsure possible des extrémités osseuses, qui, à l'occasion des déplacements du malade, peuvent venir déchirer ce paquet vasculaire. A ce propos, disons que moins vous aurez enlevé d'esquilles, plus vous aurez de chance de reconstituer une tige osseuse à contours réguliers, lisses ou mousses, non piquants, ni tranchants.

Il est donc important de bien matelasser les os, de bien entourer les extrémités osseuses de manchons musculaires ou fibreux.

Ajoutons que, dans ce même but d'éviter que les extrémités ne viennent, les jours suivants, accrocher les vaisseaux et nerfs, il sera très important d'appliquer tout de suite un grand plâtre très exact et très épais qui empêchera tout mouvement et tout déplacement des os, même si l'on était obligé de transborder le blessé.

Or ces déchirures traumatiques des vaisseaux sont la cause ordinaire des grandes et graves hémorrhagies secondaires. Nous disons graves, car nous avons déjà parlé des petites hémorrhagies secondaires, celles qui se produisent en nappe et viennent des bourgeons de la plaie. Un grand et bon plâtre peut seul vous donner une réelle sécurité et est bien le meilleur moyen préventif de ces hémorrhagies.

La plaie parée, il vous faut placer vos drains.

Si la plaie est large, l'œil vous guidera pour le trajet à leur faire suivre; si la plaie est petite, même dans ce cas vous placerez votre drain, sans risque de blesser aucun vaisseau ou nerf de quelque importance, pourvu que vous vous rappeliez vos notions anatomiques de la région, et que vous procédiez avec une longue pince à extrémité bien *mousse* que vous ferez pénétrer doucement dans les interstices qui séparent les muscles, ou tout au moins les interstices qui séparent les faisceaux de muscles. Vous pourriez aussi débrider la plaie pour vous donner un peu de « jour », dont vous profiteriez pour bien laver tous les recoins et vérifier la position des fragments osseux et le trajet à réserver aux drains. Mais n'abusez pas de ces débridements cutanés qui, quoi qu'on ait dit, au lieu de diminuer le risque d'infection, peuvent l'augmenter, et qui vous gêneront ensuite pour les pansements à faire à travers les fenêtres du plâtre, car plus les plaies seront petites, plus vous aurez de facilité à conserver votre plâtre bien solide et bien propre. Aussi bien, ces débridements sont rarement nécessaires pour assurer un drainage parfait.

LE DRAINAGE DES FOYERS DE FRACTURE

(Fig. 218 à 224)

Je ne dis rien des qualités (1) que doivent avoir les bons drains, — ceux qu'on vous donne dans les hôpitaux militaires sont satisfaisants.

Prenez des drains assez gros : la grosseur du petit doigt est un calibre ordinaire. En plaçant vos drains, vous devez toujours vous préoccuper de 3 choses :

1° De vous éloigner des vaisseaux et nerfs pour éviter leur blessure immédiate, et aussi leur blessure ultérieure, c'est-à-dire

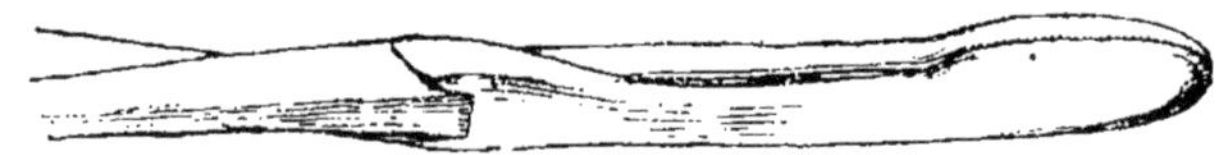

Fig. 218. — Pince mousse pour le drainage des foyers de fracture : les mors, lorsque la pince est fermée, constituent une masse arrondie qui peut s'insinuer dans les tissus sans aucun danger pour les vaisseaux ou les nerfs, qu'elle écarte sans les blesser.

l'usure de la paroi vasculaire que pourrait produire le contact continu et prolongé d'un gros drain ;

2° Faire sortir le drain autant que possible à la partie déclive du membre, de manière à bien assurer l'écoulement du pus ;

(1) Vous trouverez toutes les indications sur ce sujet et sur les pansements en général dans le livre admirable de Chavasse, 8e édition, 1915.

3° Placer les drains de manière à faciliter les pansements et à ne pas nuire à la contention de la fracture. Pour ceci ne multipliez pas inutilement les drains. En règle générale un drain suffit, passé de part en part, les deux orifices au niveau de la porte d'entrée et de sortie de la balle. S'il n'y a qu'un orifice, vous avez fait le deuxième, ou contre-ouverture, au point le plus déclive de la région.

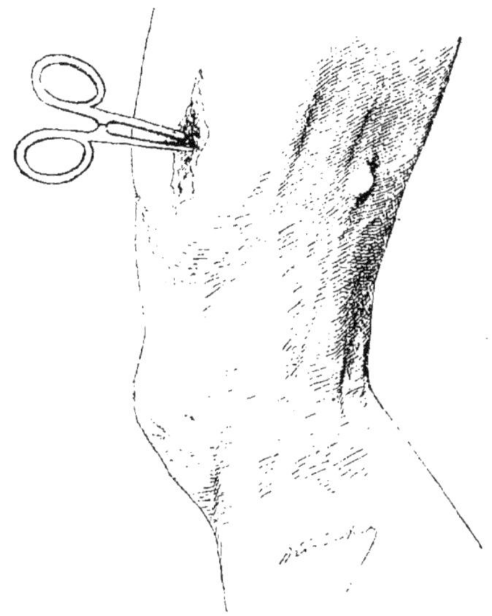

FIG. 219. — **Drainage d'un foyer de fracture du fémur par la face externe de la cuisse à la partie inférieure.** Une pince mousse à longues branches est introduite dans la plaie : elle vient raser l'os et chemine de proche en proche à travers les tissus pour venir faire saillie sous la peau, en arrière. C'est sur cette saillie que l'on va couper au bistouri pour faire la contre-ouverture du drainage.

Ces quelques figures (*222 à 234*) vous édifient sur les zones où vous pouvez introduire vos drains sans risquer de blesser aucun organe important.

Rappel des notions anatomiques capitales pour le :

Drainage dans la continuité des membres.

A. — **A la cuisse** (*fig. 222 à 224*).

La **zone de sécurité**, c'est-à-dire celle où vous pouvez sans danger introduire vos drains, comprend, comme vous voyez, plus de la moitié externe de la circonférence du membre. Cette zone s'étend de l'artère et veine fémorales en avant jusqu'au nerf scia-

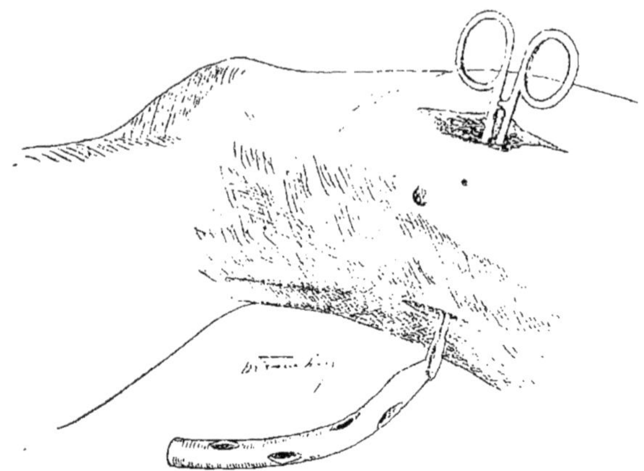

Fig. 220. — Drainage d'un foyer de fracture du fémur par la face externe de la cuisse, à la partie inférieure.

La contre-incision est faite : la pince saisit le drain qu'elle va entraîner à sa suite.

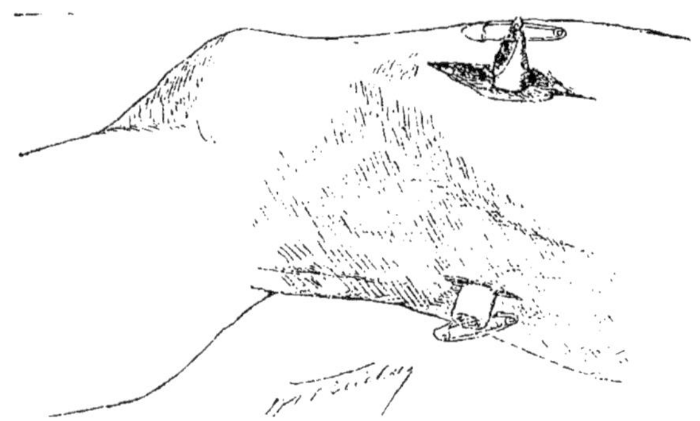

Fig. 221. — Drainage d'un foyer de fracture du fémur par la face externe de la cuisse (partie inférieure).

Le drain qui a traversé la cuisse de part en part, est fixé au moyen de 2 épingles à chacune de ses extrémités.

tique en arrière ; elle est donc bornée en avant par une ligne qui part du milieu de l'arcade crurale pour aboutir en bas, à 4 doigts au-dessus du condyle interne ; elle est bornée en arrière par une

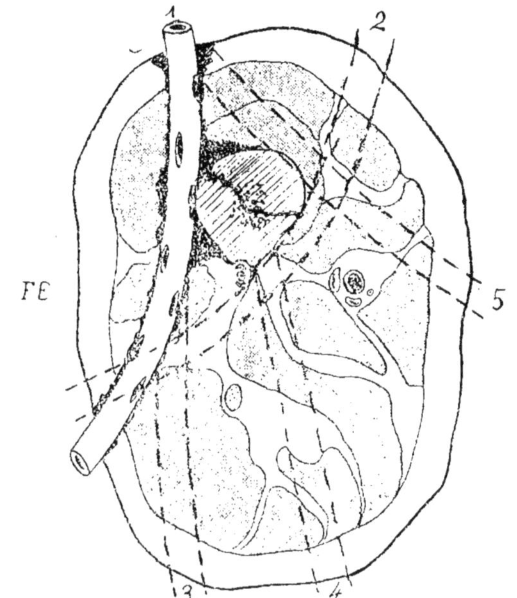

Fig. 222. — Drainage au tiers moyen de la cuisse. Variante du même.

Drainage de la cuisse (tiers moyen) : le drain 1 est celui qui est représenté dans les 3 figures 219, 220, 221. En pointillé, les trajets que l'on peut adopter dans le drainage.

1, 2 et 3 : drainage de sécurité ou d élection.

4 et 5, drainage de nécessité.

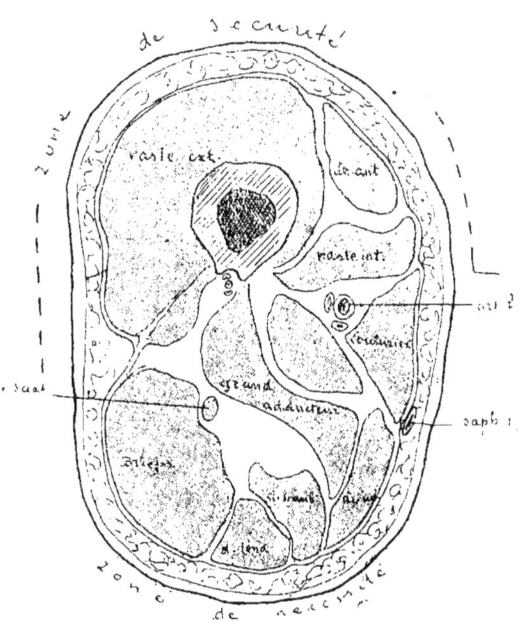

Fig. 223. — **Cuisse.** — Coupe au tiers moyen : la zone de sécurité comprend plus de la moitié antérieure de la périphérie du membre.

ligne qui, partie du milieu de l'espace séparant le trochanter de l'ischion, aboutit en bas à l'axe du creux poplité, axe auquel répond en bas le nerf sciatique.

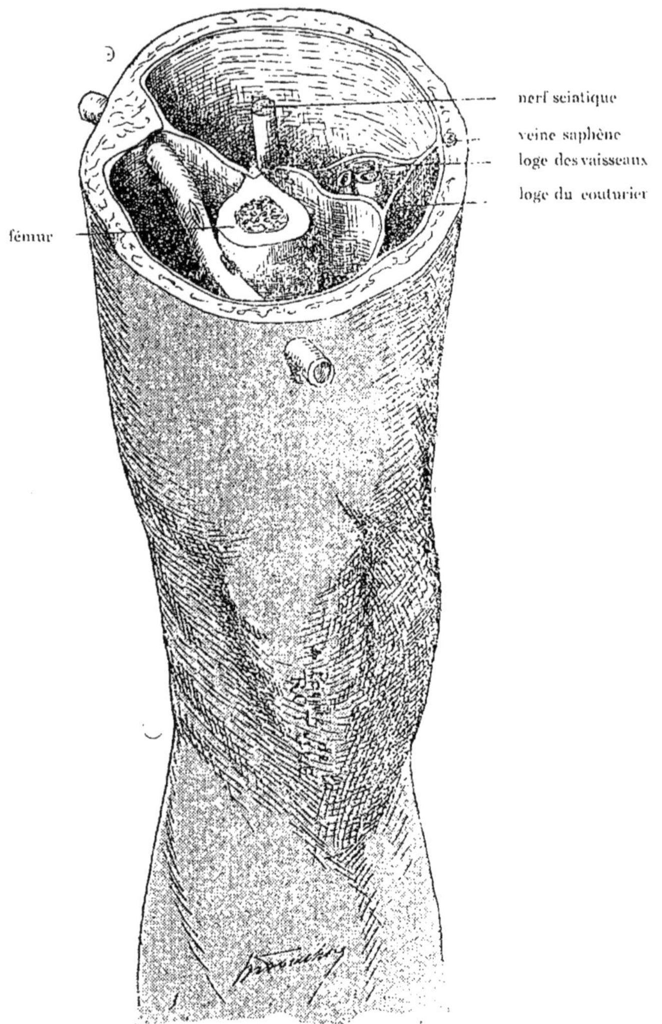

Fig. 224. — **Cuisse droite**, vue par devant. — Coupe perspective de la cuisse (union du tiers moyen et du tiers inférieur). Les loges musculaires sont figurées vides de leur contenu ; on a figuré ici un drain passant dans la loge du triceps, en rasant le fémur.

B. **A la jambe** (*fig.* 225 *à* 227).

La **zone de sécurité** comprend toute la partie interne du membre depuis le bord antérieur du tibia, jusqu'à la ligne médiane postérieure (*fig.* 226).

C. — **A la fesse** (*fig.* 228).

Vous éviterez sûrement les vaisseaux, et le nerf sciatique, pourvu que vous vous teniez à 9 centimè-

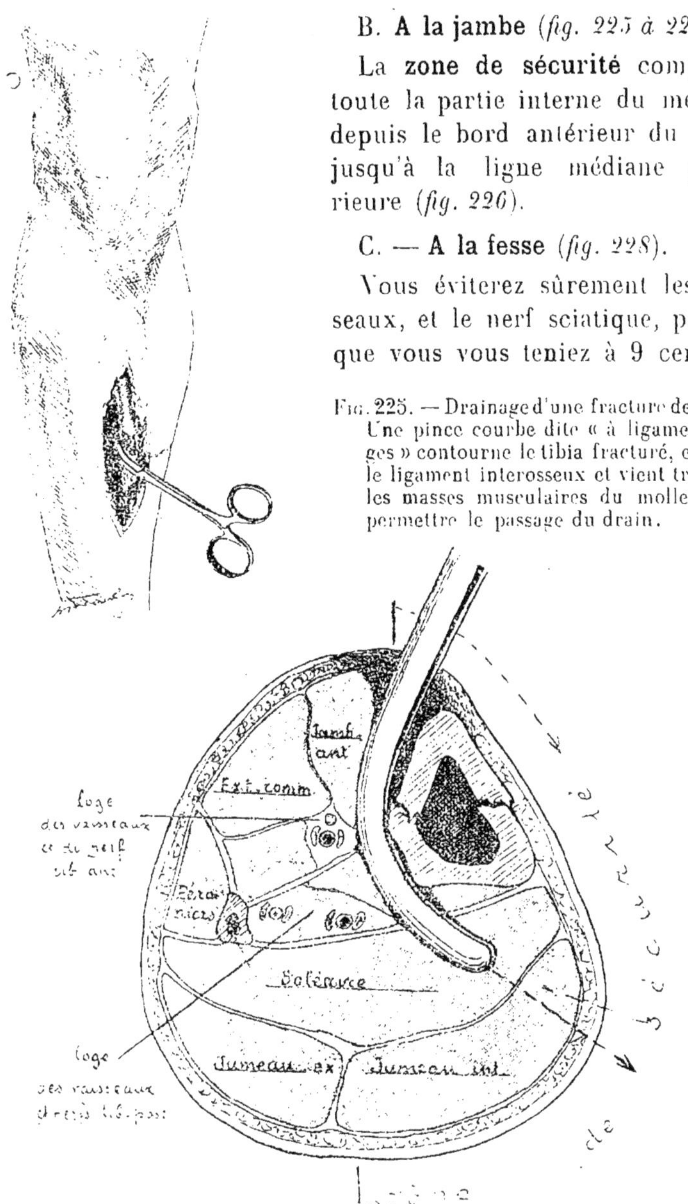

Fig. 225. — Drainage d'une fracture de jambe. Une pince courbe dite « à ligaments larges » contourne le tibia fracturé, effondre le ligament interosseux et vient traverser les masses musculaires du mollet, pour permettre le passage du drain.

Fig. 226. — Jambe. — Coupe au tiers moyen : la zone de sécurité comprend toute la moitié interne de la périphérie : on voit sur cette coupe la pince courbe qui chemine à travers les muscles postérieurs, en contournant le tibia : elle doit raser la face externe de l'os (sans jamais perdre le contact) pour éviter sûrement la blessure des vaisseaux et nerfs antérieurs.

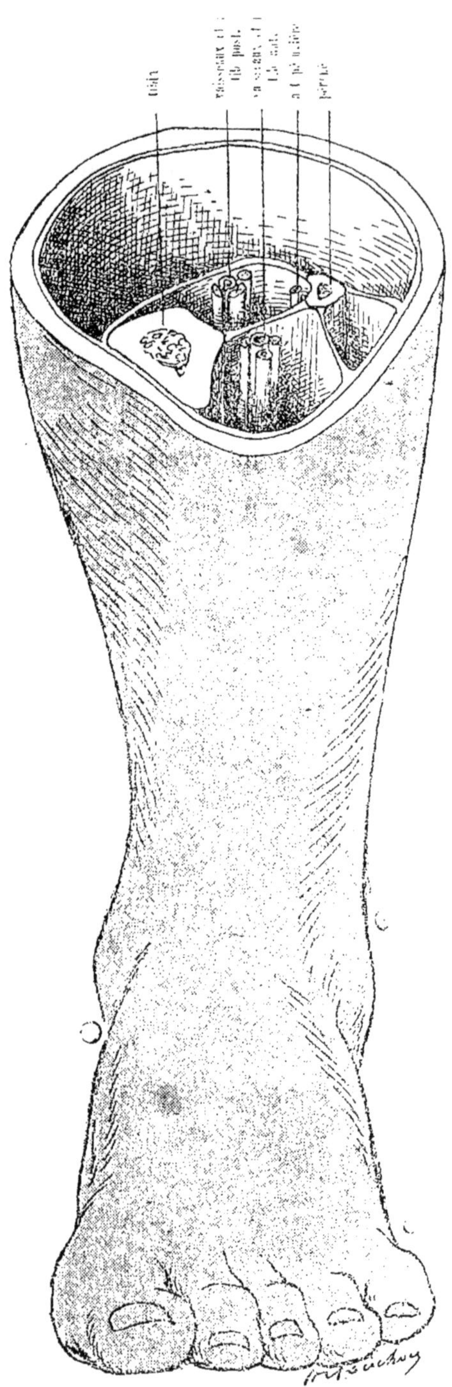

FIG. 227. — **Jambe.** — Coupe perspective de la jambe gauche (tiers moyen) montrant les loges musculaires et la place des vaisseaux et nerfs. Les loges musculaires sont figurées vides de leur contenu.

tres en dehors de la ligne médiane postérieure du corps, ou que vous ne descendiez pas à plus de 9 centimètres au-dessous de la crête iliaque.

En ne drainant que dans cette zone vous éviterez sûrement tous les nerfs et vaisseaux de quelque importance.

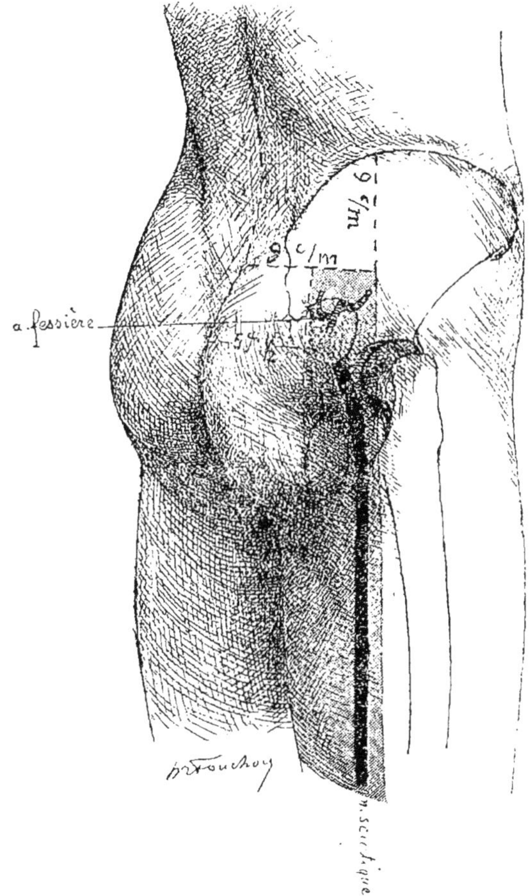

Fig. 228. — Régions fessière et coxo-fémorale, vues de trois quarts. En grisé, la zone dangereuse qu'il faut éviter lorsqu'on veut pratiquer le drainage de ces régions ; cette zone a sa limite supérieure à 9 centimètres au-dessous de la crête iliaque, sa limite antérieure à 9 centimètres de la ligne médiane et sa ligne postérieure à 5 centimètres 1/2 de la ligne médiane. A noter que le nerf sciatique passe à peu près à égale distance de l'ischion et du petit trochanter : Chavasse donne les chiffres de 2 cent. et 3 cent.)

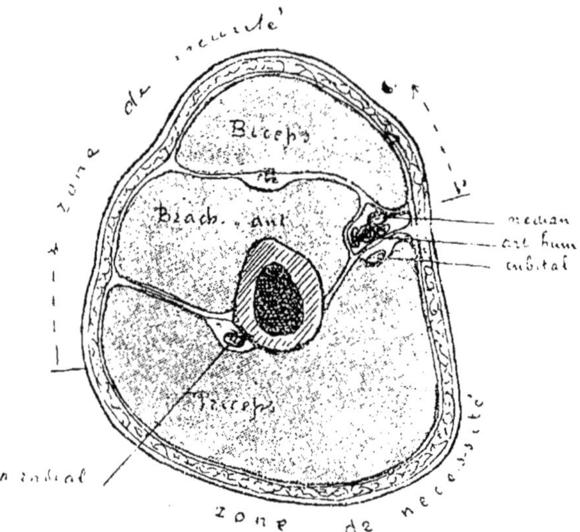

Fig. 229. — **Bras**. — Coupe au tiers moyen. La zone de sécurité s'étend sur toute la face externe, la face antérieure et le quart antérieur de la face interne.

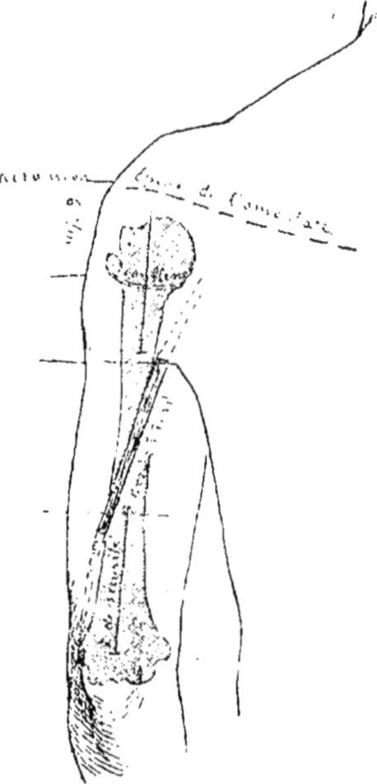

Fig. 230. — **Bras**. — Sur la face postérieure du bras, on peut inciser la ligne médiane au tiers supérieur et au tiers inférieur. Éviter le tiers moyen, qui est traversé en écharpe par le nerf radial, au niveau de la gouttière de torsion. Pour le tiers supérieur, se souvenir que le nerf et les vaisseaux circonflexes croisent l'os à 6 cent. au-dessous de l'acromion.

D. — Au bras (*fig. 229 à 231*).

La zone de sécurité, ici comme à la cuisse, comprend plus de la moitié externe de la circonférence du membre; elle est bornée en dedans du bras par la ligne de l'artère et de la veine humérales et du nerf médian, ligne qui partie du creux de l'aisselle (derrière le grand pectoral) aboutit au milieu du coude. Vous pouvez donc enfoncer votre pince à drainage sur toute la face antérieure du membre jusqu'à 6 centimètres au-dessus du coude.

En arrière du bras, si vous incisez ou enfoncez votre pince

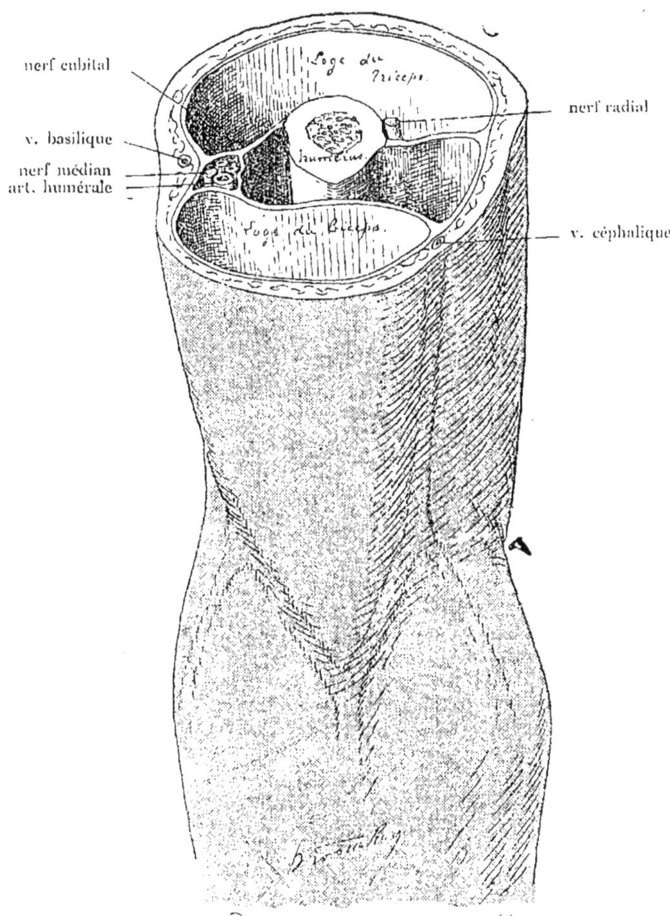

Fig. 231. — **Bras gauche**, vu par devant. — Coupe perspective du bras (tiers moyen) montrant les loges musculaires et l'emplacement des vaisseaux et nerfs. (Les loges musculaires sont figurées vides de leur contenu).

exactement sur la ligne médiane, vous n'avez rien à craindre, ni dans le tiers supérieur, ni dans le tiers inférieur (le tiers moyen étant réservé à la gouttière de torsion, c'est-à dire au nerf radial et aux vaisseaux qui l'accompagnent). Cependant pour le tiers supérieur il est une restriction nécessaire : vous ne devez jamais oublier que le nerf et les vaisseaux circonflexes passent à 6 cent. au-dessous du bord externe de l'acromion.

Mais un simple coup d'œil jeté sur les *fig. 229 et 230* vous apprendra tout cela plus facilement et plus nettement que la plus longue description.

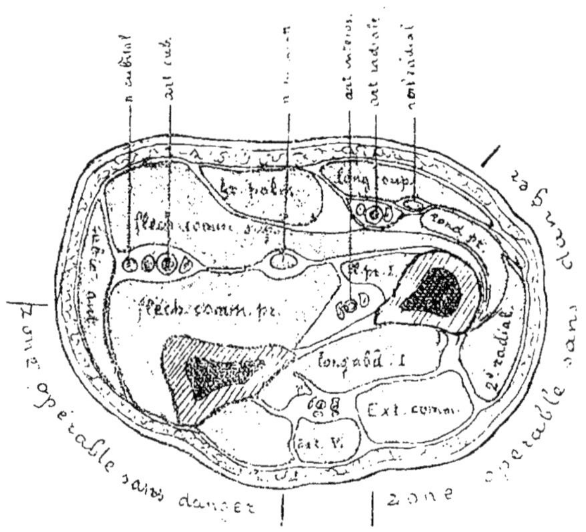

Fig. 232. — **Avant-bras.** — Coupe au tiers moyen. Les zones opérables sans danger sont constituées par : 1° toute la face externe ; 2° la moitié postérieure de la face interne ; 3° toute la face postérieure, à l'exception d'une bande médiane de 2 centimètres de large.

E. — **A l'avant-bras** (*fig. 232 et 233*).

Drainez, en arrière de la région, sans jamais empiéter sur les bords, pour être sûr d'éviter les vaisseaux et les nerfs radiaux et cubitaux. — Tenez-vous aussi à 1 centimètre en dedans ou en dehors de la ligne médiane postérieure (voir *fig. 232*).

F. — **A l'épaule** (*fig. 234*).

Drainez en arrière sur l'espace qui s'étend depuis le bord supérieur de l'omoplate en haut jusqu'à une ligne qui passe en bas à 5 cent. au-dessous du bord externe de l'acromion, pas plus bas à cause du circonflexe, à moins que vous ne vous teniez sur la

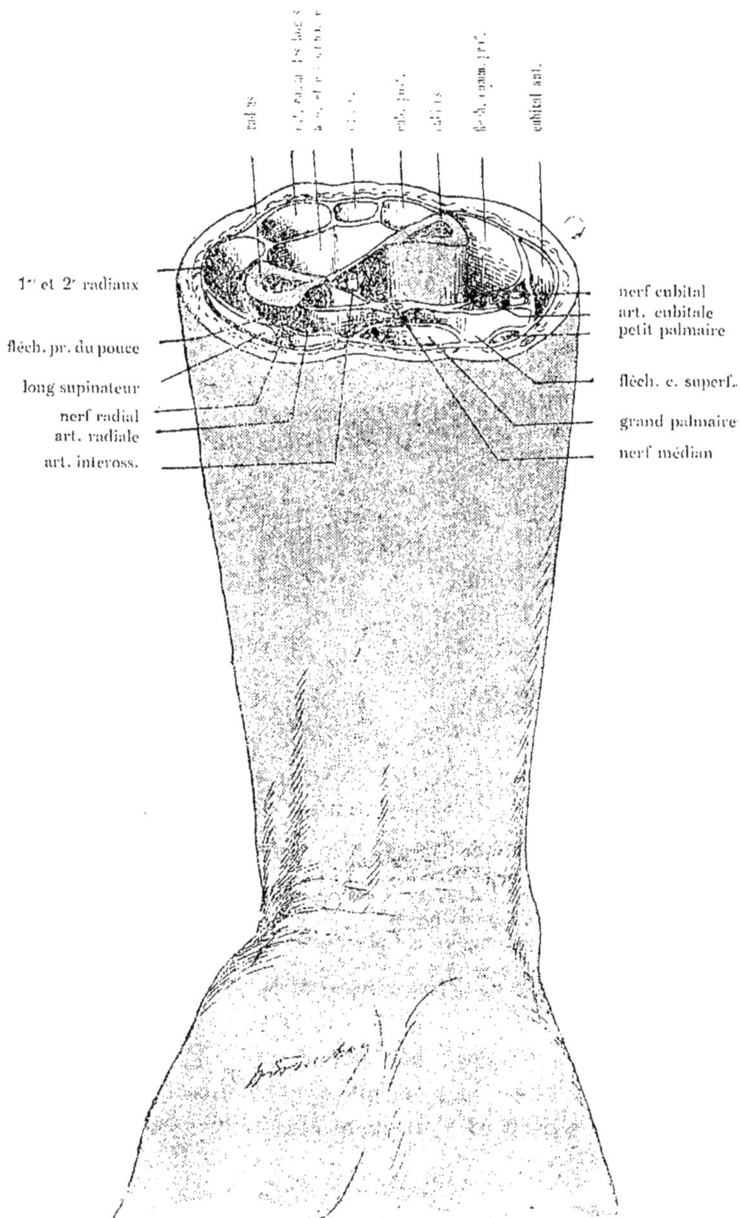

Fig. 233. — **Avant-bras droit**, vu par devant. — Coupe perspective de l'avant-bras (tiers moyen); les loges musculaires sont figurées vides de leur contenu.

partie de la région qui répond à la face postérieure de l'omoplate, — toujours en dedans de son bord externe, — auquel cas vous pouvez aller en toute sécurité car le circonflexe passe en dehors du bord externe de l'omoplate.

Mais nous reviendrons sur ce drainage de l'épaule et sur celui de la fesse, en décrivant la technique du **drainage articulaire** des

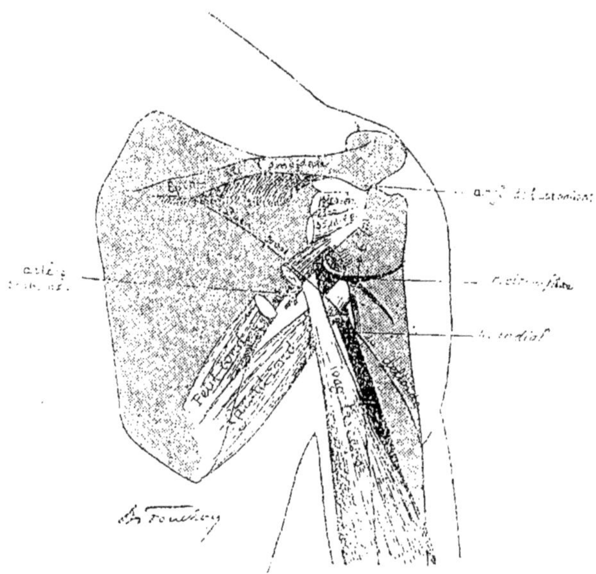

Fig. 234. — Face postérieure de l'épaule : plan profond (le deltoïde enlevé). Cette figure montre que :

1° Si l'on se tient en dedans du bord externe de l'omoplate, on peut drainer sans crainte la fosse sous-épineuse ;

2° Sous la face profonde du deltoïde, entre l'angle de l'acromion et le nerf circonflexe, il existe un espace de 6 centimètres (au moins 5) par lequel on peut aborder sans crainte la face postérieure de l'articulation de l'épaule.

grandes jointures (épaule, hanche, genou, etc.), technique si importante, que nous exposerons avec d'autant plus de soin qu'elle ne nous a paru ni clairement décrite, ni clairement figurée nulle part.

CHAPITRE X

LE DRAINAGE DES MEMBRES

Zones sûres et zones dangereuses (celles-ci seules teintées en gris)

Ces 4 grandes figures (*235 à 238*) représentent les membres supérieur et inférieur vus par leurs faces antérieure et postérieure.

Elles devront vous servir d'**aide-mémoire** dans les interventions chirurgicales à pratiquer sur ces régions.

Grâce à des points de repère **faciles à trouver à travers les tissus**, les faces des membres sont divisées en *zones sûres* (ou de sécurité) et *zones dangereuses* (ou de nécessité).

Dans les *zones de sécurité*, aucun organe vraiment important à léser : c'est le terrain de choix pour aborder le squelette, et c'est là qu'on pourra opérer sans crainte.

Les *zones de nécessité* (qui sont les seules teintées en gris) correspondent au contraire aux organes les plus importants (gros vaisseaux et nerfs); lorsqu'on agira sur ces zones, on devra être très prudent, ou plutôt les réserver aux seuls cas où l'on ne pourra faire autrement.

Je ne voudrais pas cependant exagérer le danger qu'il y a à opérer dans ces zones de nécessité. Dans tous les cas où vous aurez trouvé qu'il y aurait un intérêt considérable à aborder directement ces régions, il vous est permis d'y aller. Allez-y

DRAINAGE d

zones sûr

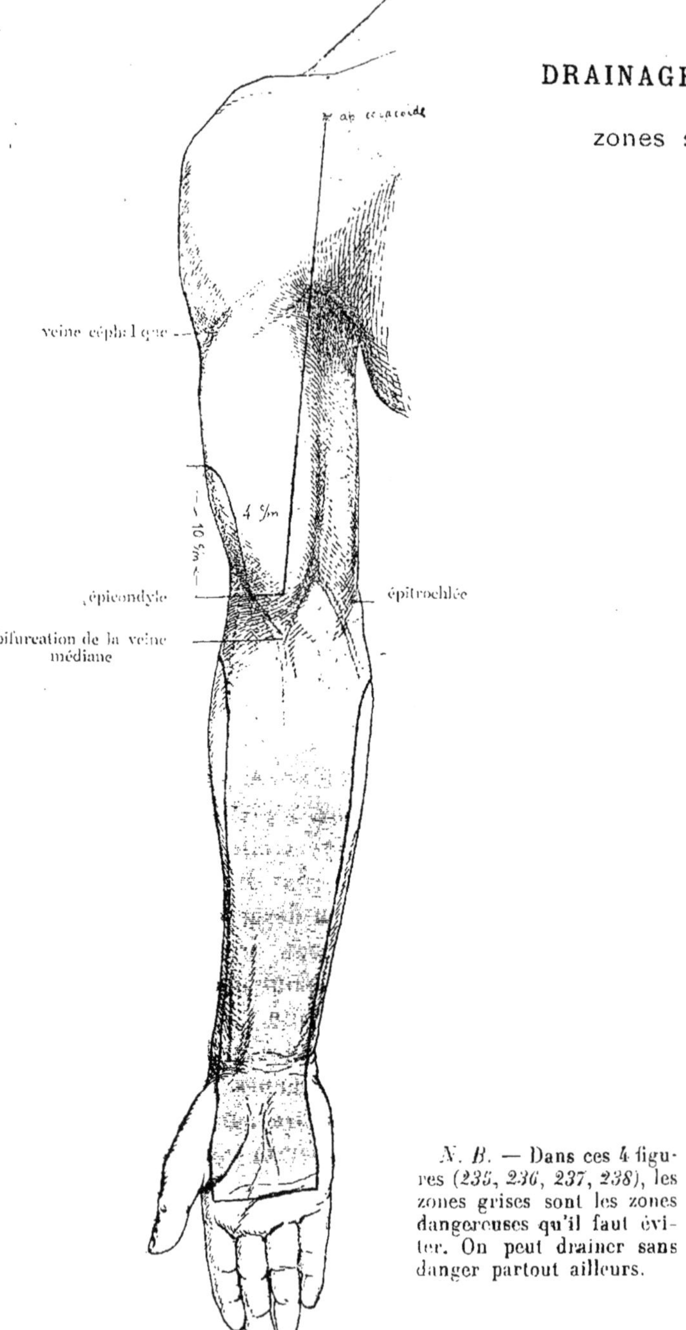

N. B. — Dans ces 4 figures (*235*, *236*, *237*, *238*), les zones grises sont les zones dangereuses qu'il faut éviter. On peut drainer sans danger partout ailleurs.

Fig. 235. — Face antérieure du membre supérieur.

EMBRES SUPÉRIEURS

t zones dangereuses

(celles-ci seules teintées en gris)

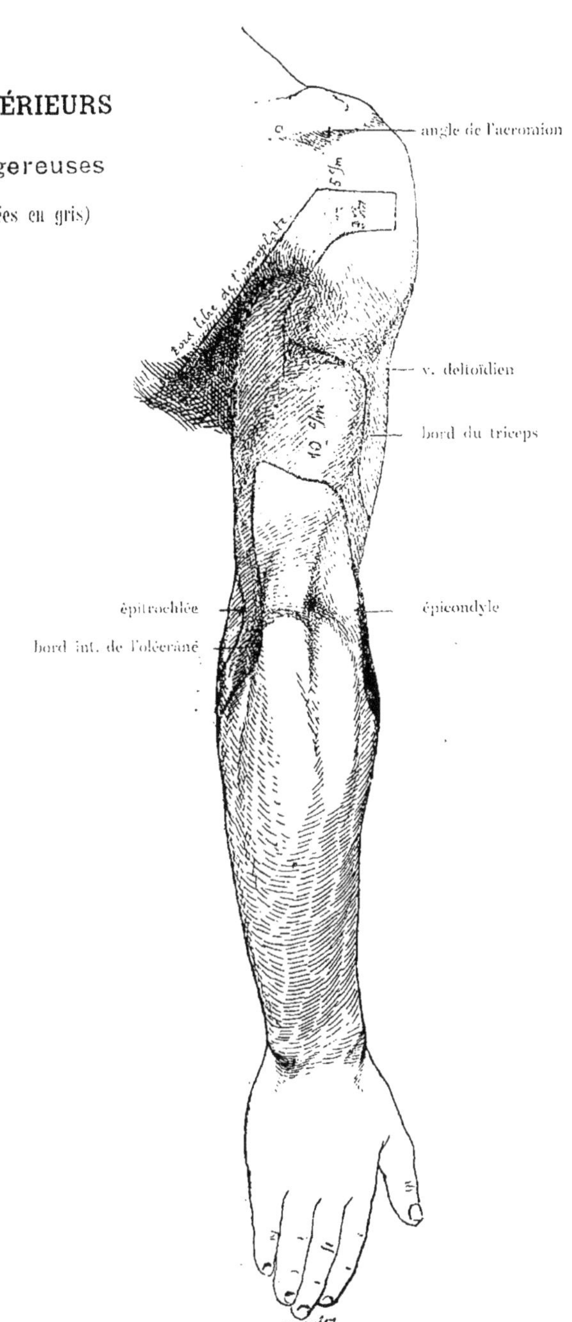

Fig. 236. — Face postérieure du membre supérieur.

DRAINAGE

zones sûr

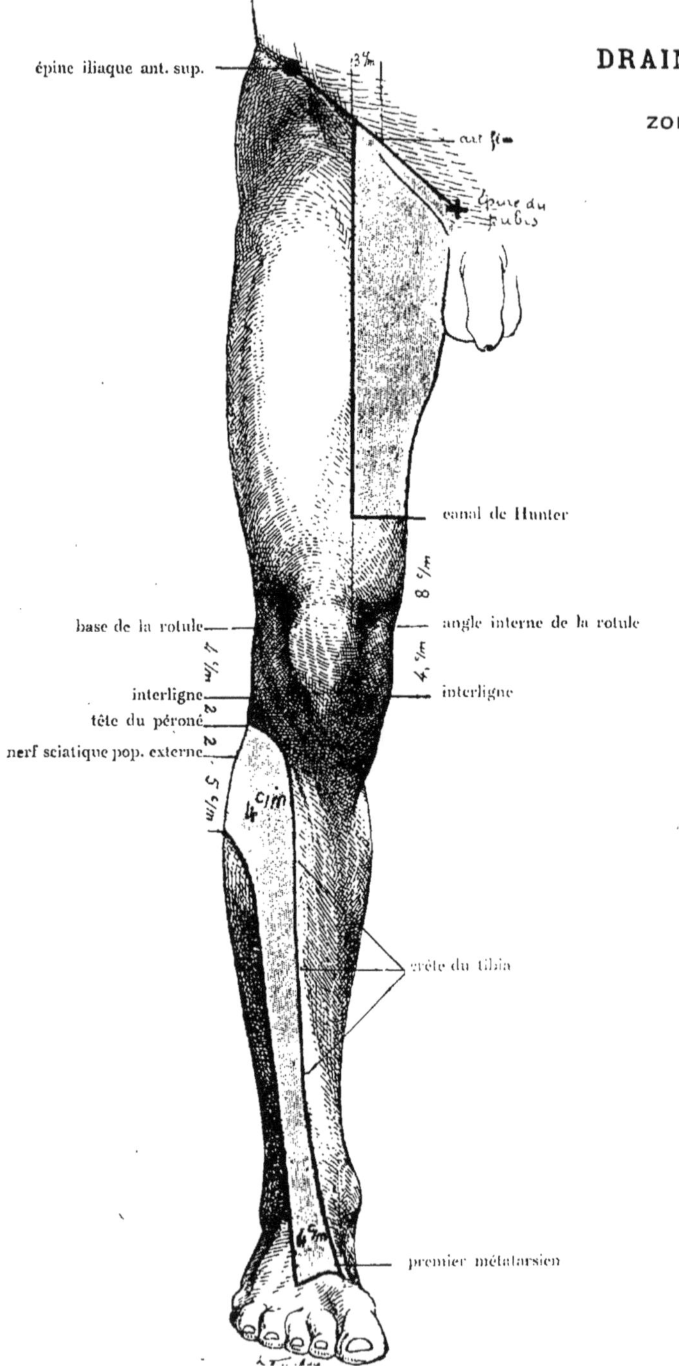

Fig. 237. — Face antérieure du membre inférieur.

EMBRES INFÉRIEURS

zones dangereuses

(celles-ci seules teintées en gris)

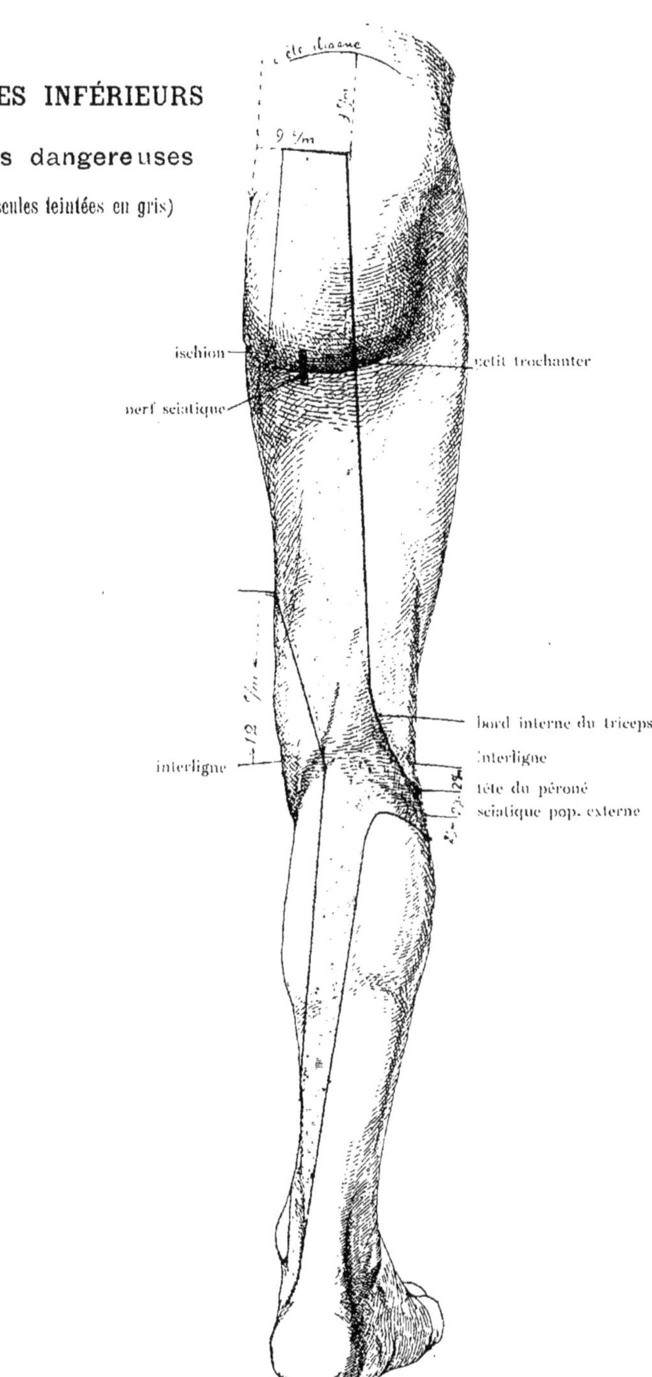

FIG. 238. — Face postérieure du membre inférieur droit.

sans crainte, car pour vous garder de toute blessure des vaisseaux et des nerfs, il vous suffira de vous rappeler très exactement leur trajet.

Ce trajet, nous l'avons déjà indiqué avec le plus grand soin dans nos figures précédentes, auxquelles il vous est facile de vous reporter. Et nous n'avons pas voulu redonner ici ces lignes des vaisseaux et nerfs, pour ne rien enlever à ces 4 grandes figures (*235 à 238*) de leur clarté et de leur utilité pratique.

Cette division de la surface des membres en zones sûres et zones dangereuses, n'avait pas encore été faite ni figurée nulle part, à notre connaissance tout au moins, et elle nous a paru pouvoir rendre de réels services.

CHAPITRE XI

SUR LES FRACTURES DE CUISSE POURQUOI ET COMMENT ASSOCIER AU PLATRE UNE EXTENSION CONTINUE

Je crois nécessaire de reprendre et d'éclaircir de mon mieux cette question (peut-être un peu délicate), car je tiens à bien dissiper toutes les obscurités dans tous les esprits (1).

Je reconnais qu'au premier abord les deux choses, plâtre et extension, semblent s'exclure; l'idée de les associer a pu étonner ou choquer un peu, elle a besoin d'être expliquée.

Deux points à élucider : **le pourquoi et le comment** de cette association.

1° **Pourquoi associer l'extension au plâtre?**

Un grand plâtre bien fait nous suffit dans toutes les fractures, m'ont dit quelques-uns qu'on pourrait appeler « **plus royalistes que le roi** ».

On sait combien je suis partisan du plâtre et combien souvent j'ai affirmé et prouvé sa supériorité sur tous les autres systèmes,

---

(1) Tout ce que je vais dire à ce propos s'applique uniquement au traitement des fractures à l'hôpital, là où l'on peut s'occuper à loisir de « parfaire » et de « fignoler » le résultat orthopédique. Pour le transport, un grand plâtre (sans extension) suffira toujours : je n'en demande pas plus (et il ne faut pas en demander plus) pour l'instant.

soit pour le transport des fracturés, soit pour le traitement définitif à l'hôpital.

Me sera-t-il permis de rappeler ici que ce grand plâtre, allant des côtes jusqu'aux orteils, c'est moi qui l'ai construit le premier, à Berck, il y a plus de vingt-cinq ans, et en voici bien vingt-quatre que j'en faisais la démonstration, sur l'invitation de Delbet, dans son service, celui de Nicaise, — et maintenant, c'est ce grand

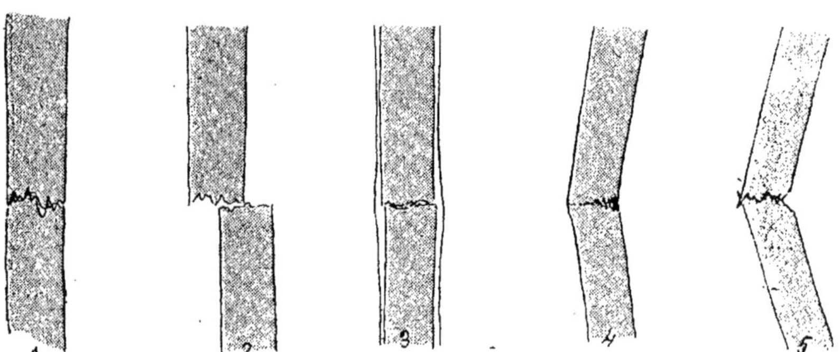

FIG 239 à 243. — Les cas de **fractures pouvant être traitées par l'appareil plâtré seul** *fig. 239 à 243*).

1. *a*) Fracture que vous avez pu réduire complètement, en ramenant les fragments **bout à bout dans toute leur surface**. (Bien rare, même avec le secours du chloroforme et d'un contrôle radiographique répété.)

b) Et par corollaire, les fractures qui vous sont venues sans déplacement, avec engrènement des fragments.

2. *a*) Les fractures que vous avez pu réduire bout à bout, non plus en totalité, mais **en partie** (un peu moins rare, mais encore rare);

b) Par corollaire les fractures qui vous sont venues avec engrènement *partiel*, sans chevauchement.

3. Les fractures sous-périostées (assez fréquentes, chez l'enfant, ainsi que les suivantes).

4. Fractures en bois vert.

5. Fractures sans chevauchement véritable avec simple angularité.

plâtre, le mien, qui est adopté presque partout, même par ceux qui « n'avouent jamais ».

Après cela, j'ai bien un peu le droit de me dire : si jamais l'on veut m'accuser de quelque prévention, ce ne peut être qu'en faveur du plâtre. O ironie! C'est le contraire qui m'arrive; et je trouve assez piquant et plaisant de m'entendre dire par des médecins qui appliquent mon grand plâtre (peut-être sans s'en douter) que cet appareil leur suffit toujours, parfaitement, dans tous les cas de fractures — et de me voir obligé, moi, de mettre une sourdine à tant d'enthousiasme et de leur répondre : N'exagérons rien, *ne quid nimis*... : ce grand plâtre est, en effet, ce qu'il y a de meilleur pour le traitement des fractures de cuisse, je l'ai dit avec vous, et même longtemps avant vous, et je reconnais qu'il suffit (à lui seul) à vous donner un résultat parfait dans bon nombre de cas (ceux représentés dans le premier tableau, *fig. 239 à 243*), mais je vous assure que je connais tel ou tel autre cas (ceux représentés

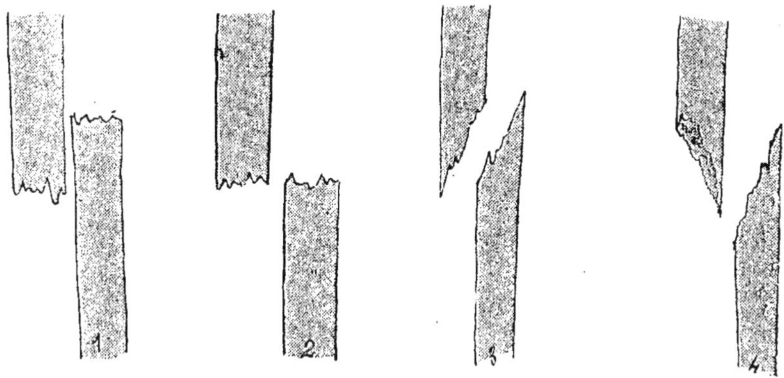

FIG. 244 à 247. — Les cas de **fractures qui nécessitent à la fois le plâtre et l'extension continue**, le plâtre ne pouvant, à lui seul, vous garantir contre tout déplacement (glissement) ultérieur (*fig. 244 à 247*).

1. Fractures où vous n'aviez pas la réduction complète du chevauchement, au moment où vous avez appliqué le plâtre.

En ce cas, avec le plâtre seul le chevauchement (glissement) peut augmenter encore (plus ou moins).

2. *a*) Fracture où vous n'avez pas pu obtenir la réduction bout à bout, mais seulement « côte à côte » :

b) Et par corollaire les fractures qui vous sont venues ainsi — sans chevauchement mais avec perte de contact des surfaces fracturées.

3. Fracture en biseau. (On y pourrait distinguer les deux mêmes catégories que ci-dessus).

4. Fracture en biseau avec torsion suivant l'axe (même remarque que ci-dessus).

dans le deuxième tableau, *fig. 244 à 247*) où ce grand plâtre (à lui tout seul) ne pourra pas vous donner une garantie absolue. Vous pouvez m'en croire, et ce que j'en dis là ce n'est que pour vous éviter de trop pénibles mécomptes et les récriminations très aigres que vous pourriez essuyer de vos malades, si vous leur aviez promis imprudemment de les guérir, dans des cas pareils, sans raccourcissement, avec le plâtre seul. Croyez-m'en, ajoutez alors au plâtre une extension continue de la manière si simple et si pratique que je vous ai dite. C'est le moyen de vous « garder à carreau »...

Une **observation qui me dispensera** de **longues explications** :

Voici, par exemple, pour appuyer ce que je viens de dire, une observation, prise entre bien d'autres. Elle a été présentée au *Congrès de Chirurgie* de Paris, en 1911, par Rocher, de Bordeaux.

Fracture de cuisse chez un sujet de 14 ans 1/2, que Rocher a soigné concurremment avec le Dr Verdelet, également chirurgien des hôpitaux de Bordeaux.

La radiographie a montré un chevauchement.

Sous chloroforme, on procède aux manœuvres de correction et l'on applique un grand plâtre allant des orteils jusqu'à la ceinture.

Cinq semaines après, on lève le plâtre, et l'on prend une nouvelle radiographie.

La **radiographie montre** que le **chevauchement** est **plus accentué qu'avant l'application du grand plâtre.**

Est-ce assez net? Le chevauchement a donc augmenté dans le plâtre et malgré lui.

Il serait présomptueux de répondre, je pense, Messieurs les opposants, que vous savez tous faire le grand plâtre mieux que ces deux chirurgiens très distingués des hôpitaux de Bordeaux.

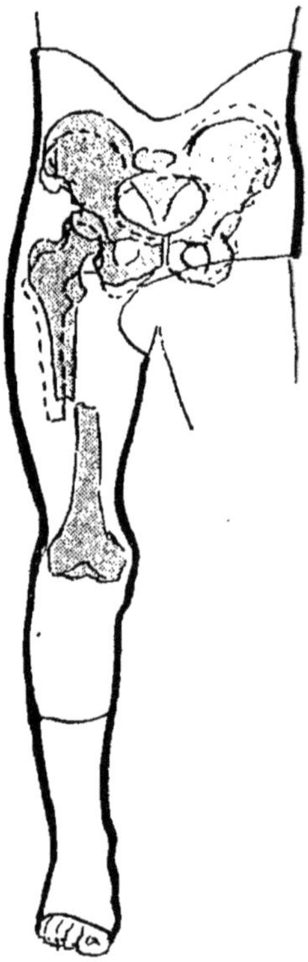

FIG. 248. — Lorsque le plâtre n'est pas très bien modelé sur la ceinture pelvienne, il peut toujours se produire un mouvement notable de bascule du bassin qui laisse s'abaisser le côté malade et, par suite, le chevauchement se reproduira.

En grisé la position de correction ; en pointillé la position défectueuse que peut prendre le bassin.

Et maintenant, jetez les yeux sur ces deux tableaux (*fig. 239 à 247*) et lisez attentivement les légendes.

Le 1er **tableau** vous représente les **cas** où **le plâtre suffit** (sans extension);

Et le 2e (*fig. 244 à 247*), les **cas où le plâtre ne suffit plus** toujours et où l'extension doit venir à son secours.

Au total, vous trouverez dans le 1er tableau les fractures où

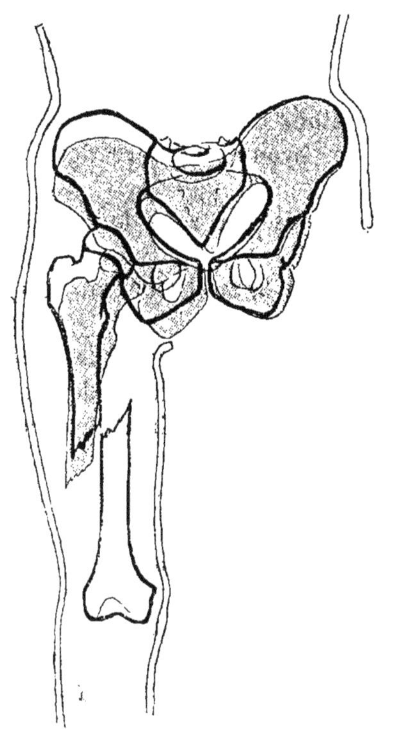

Fig. 249. — Et même avec un plâtre très bien modelé, on n'est pas certain de maintenir intégralement la correction : dans le cas figuré ici, les crêtes iliaques sont bien encastrées, mais il pourra cependant se produire un certain jeu entre le plâtre et le squelette (et rien ne viendra plus empêcher le bassin de s'incliner vers le bas du côté malade) quand les tissus mous se seront tassés, au bout de très peu de temps, mettons au bout de 8 jours, si par ailleurs il s'agit d'une fracture déjà un peu ancienne datant de plusieurs jours et surtout de plusieurs semaines que vous aviez eu du mal à réduire, car en ce cas la rétraction et réaction des tissus, à la suite de votre intervention, sont très violentes ; il pourra se reproduire alors un peu de chevauchement par le glissement progressif du fragment supérieur, glissement dont vous n'aurez même pas toujours conscience, à moins que vous ne le cherchiez systématiquement par des examens radiographiques ou cliniques répétés. (Voir, dans le texte, à l'appui de ce que nous disons, l'observation de Rocher, de Bordeaux. Mais ces faits sont d'ailleurs bien connus des chirurgiens très familiers avec le traitement des fractures de cuisse).

En traits pleins, le bassin en position correcte : en grisé la silhouette du bassin après le glissement.

vous pouvez obtenir que l'un des bouts s'appuie et bute sur l'autre (en totalité ou en partie) auquel cas le plâtre n'aura qu'à rendre impossible le déplacement transversal ultérieur des fragments : c'est ce que les autres appareils (gouttières, extension seule, etc.) ne peuvent pas vous garantir, et ce que fera sûrement un plâtre construit comme je l'ai dit (par-dessus un fourreau collant) appliqué très exactement, puis modelé autour des saillies osseuses (pied, talon, malléoles, saillies du genou, ischion, épines et crêtes iliaques).

Mais tous ces cas réunis ne représentent pas, vous le savez, moitié du chiffre total des fractures de cuisse.

Dans le 2e tableau (*fig. 244 à 247*), vous trouverez les cas où l'on ne peut pas réduire et ceux où l'on n'a pas pu obtenir la réduction « bout à bout », mais seulement la réduction « côte à côte ».

Pensez à ce que vont être, après les fortes tractions, souvent nécessaires en pareil cas, la réaction et la rétraction inflammatoire et élastique des tissus traumatisés (1). Le plâtre, alors, sera trop souvent impuissant à empêcher le retour du chevauchement, et même son augmentation, comme le prouve l'observation de Rocher.

Autant de cas où le plâtre seul ne peut plus vous donner une complète sécurité.

Or ces cas forment sensiblement plus de la moitié des fractures de cuisse prises en bloc.

On va me répliquer : « Expliquez-nous (car c'est toute la question) comment ce chevauchement peut bien se reproduire dans un plâtre qui a pour but et pour résultat de mathématiquement « figer l'extension ».

« Mathématiquement figer l'extension », dites-vous? — La formule est vraie..., en théorie.

Mais hélas! la théorie est une chose et la pratique en est une autre.

En théorie, pas de glissement possible dans le plâtre.

Dans la pratique, voici ce qui vous adviendra : pour le fragment inférieur, soit; avec de l'application vous arriverez toujours, ou presque toujours, à l'empêcher de glisser, parce que vous le tenez bien par le pied fléchi à angle droit; grâce à cette flexion du pied, votre prise, votre accrochage du fragment inférieur seront bons et sûrs.

Mais le fragment supérieur? Hélas! c'est une autre affaire; la

(1) Surtout lorsque ces chevauchements sont déjà vieux de plusieurs jours et parfois de plusieurs semaines, comme c'est la règle quand ces fracturés arrivent dans un hôpital de l'intérieur. Et même sans qu'on soit intervenu, cette rétraction progressive peut se manifester. Vous savez qu'une fracture du col fémoral, par exemple, vous arrive avec 1 cent. de raccourcissement et que, un mois après, malgré le repos au lit dans la position couchée, ce raccourcissement atteint 3 et 4 cent. et même plus.

prise et l'accrochage sont beaucoup moins bons et moins sûrs.

Vous avez pris un appui sur l'ischion et sur les crêtes iliaques, c'est vrai; mais ne vous faites pas trop d'illusions (voir *fig. 246*); sachez que trop souvent ces deux appuis sont, je ne dis pas sans valeur aucune, mais très insuffisants à supprimer tout jeu, tout glissement du bassin et, par conséquent, du fragment supérieur dans l'intérieur du plâtre (1).

Si vous avez fait, après réduction sous chloroforme, un appareil très modelé (*fig. 245*), le glissement sera à peine appréciable, mais cependant il le sera toujours, dans ces fractures rebelles : il est dû d'abord à ce fait que la précision du plâtre n'est jamais « mathématique », et ensuite à ce que, même avec un appareil parfait, un certain tassement des tissus mous se produit fatalement, tassement qu'on peut estimer à 2 centimètres chez les personnes de moyen embonpoint, un peu moins chez les maigres, et un peu plus chez les sujets très gras.

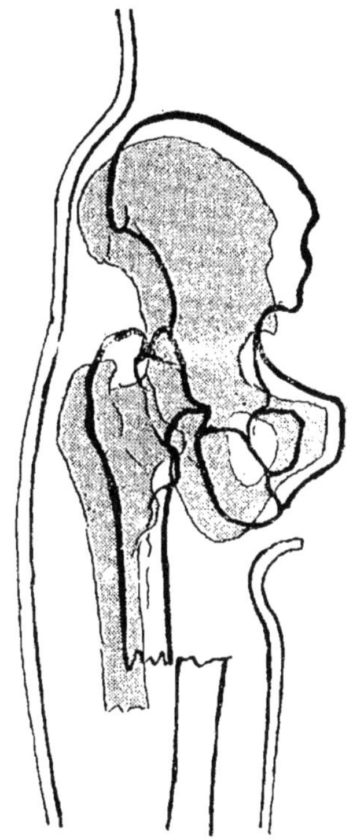

Fig. 250. — Comme quoi le modelage de l'ischion est trop souvent illusoire : d'abord, on n'a que peu de prise sur lui; il est profondément placé : en second lieu sa surface d'appui est petite : le moindre glissement latéral du corps dans l'appareil suffit pour que ce point d'appui vienne à manquer : l'appui est en **porte-à-faux.**

En traits pleins le bassin en position correcte. En grisé la silhouette du bassin après le glissement. Enfin si l'appui est bon, il donnera très souvent une eschare qui obligera à rogner le plâtre et dès lors à renoncer à cet appui ischiatique.

Quant aux cas où l'appareil n'est pas très bien modelé (*fig. 248*), vous devinez que ce glissement pourra atteindre un degré assez marqué, 3, 4 cm. et davantage.

Oh ! ce glissement n'est pas (ou guère) appréciable dans les pre-

(1) Il s'agit toujours, bien entendu, des cas de fractures rebelles avec grande tendance au chevauchement, indiquées et figurées plus haut.

mières heures, non! mais regardez-y 2 jours, 4 jours, 8 jours après et vous verrez.

Parfois cela crève les yeux.

Dans les autres cas, il suffit de le chercher pour le trouver. Il vous sera révélé :

1° Par les rayons X qui vous montreront le chevauchement des fragments.

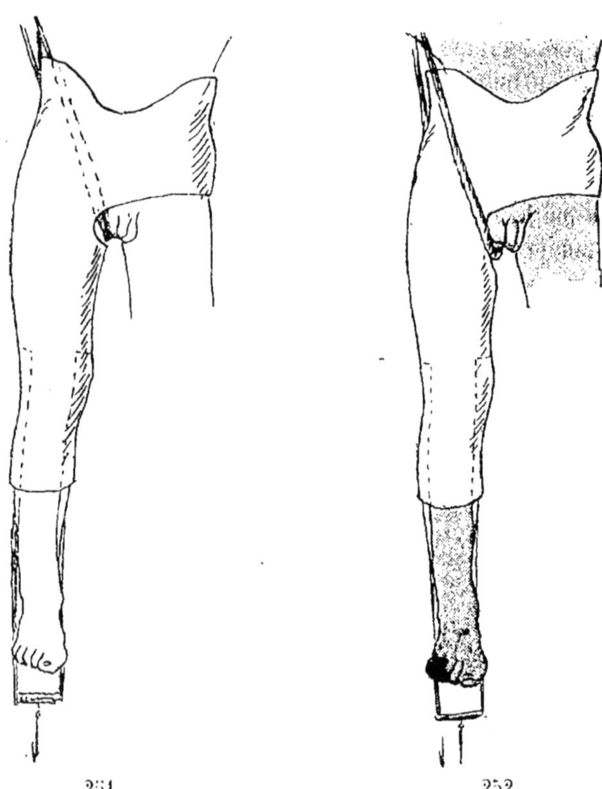

Fig. 251. — Extension et contre extension sont indépendantes du plâtre.
Première manière de combiner l'extension et le plâtre : la contre-extension s'applique sur l'ischion : l'extension faite avec des bandes agglutinatives s'applique sur la cuisse et la jambe ; l'appareil plâtré est construit par-dessus le tout.

Fig. 252. — Le plâtre fait corps avec le fragment supérieur.
Deuxième manière d'associer l'extension au plâtre : l'extension est appliquée sur la cuisse et la jambe : le plâtre est construit par-dessus : la contre-extension retient, en même temps que le plâtre, le fragment supérieur.

2° A défaut des rayons X, tout simplement par votre doigt introduit sous l'appareil entre la peau et le plâtre, et cette possibilité même d'introduire le doigt est une première preuve que le plâtre n'est pas resté collé au corps comme une tunique de Nessus. Vous sentirez nettement que l'épine et la crête ne répondent plus

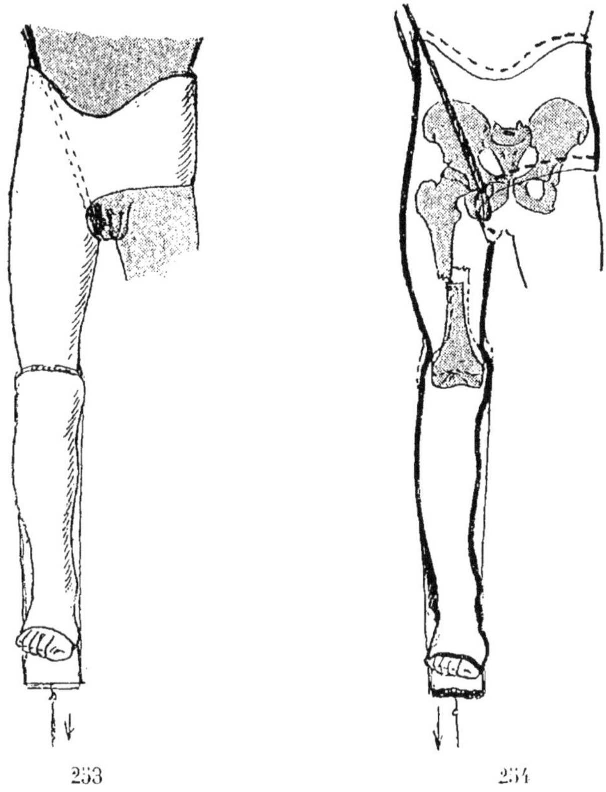

253 254

Fig. 253. — Le plâtre fait corps avec le fragment inférieur.

Troisième manière d'associer l'extension au plâtre, c'est **la plus pratique**, celle que nous vous conseillons. La contre-extension retient le fragment inférieur. Se reporter à la figure suivante (*fig. 254*) pour bien comprendre le mode d'action de cette troisième technique.

Fig. 254. — Mode d'action de cette technique. Le modelage du plâtre sur les condyles fémoraux et le dos du pied est facilement réalisable, et tel que tout l'appareil, de haut en bas, fait corps avec la partie du membre inférieure à la fracture. Retenons le bassin par la contre-extension sur l'ischion et tirons sur le plâtre, vers le bas : l'appareil entraînera avec lui le fragment inférieur du fémur tandis que le bassin, ayant du jeu dans la ceinture plâtrée, restera en place, maintenu par l'écheveau. En pointillé, les contours du plâtre et du fragment inférieur avant la traction.

au godet du plâtre que vous aviez façonné, pour elles, par votre modelage.

Vous pouvez ouvrir une petite fenêtre au niveau de ce godet du plâtre et vous verrez qu'épine et crête n'y sont plus (1), elles sont descendues.

Il suffit, au reste, de regarder les figures *249 et 250*, qui vous

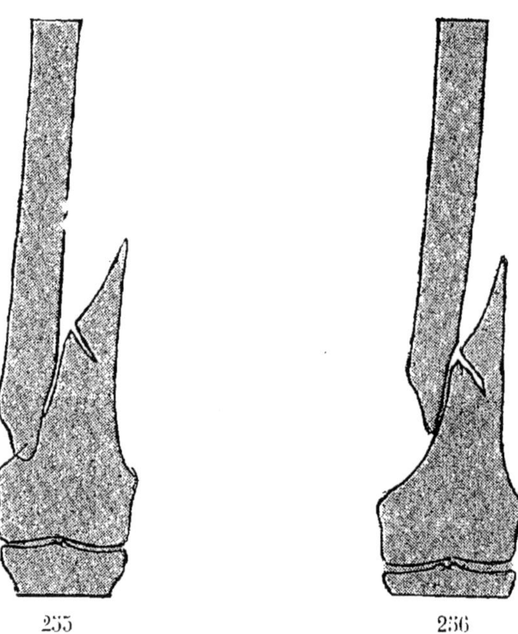

Fig. 255. — Fracture datant de 16 jours. La voici au moment de l'application du plâtre.

Fig. 256. — La même, six semaines plus tard, à l'enlèvement du plâtre auquel on avait associé une extension continue de 30 kilos. Nous avons obtenu la correction des deux tiers du raccourcissement (il reste 13 millimètres de raccourcissement au lieu de 36 millimètres).

Comparer cette observation, où l'on a *gagné*, avec celle de Rocher (voir le texte) où, avec le plâtre *seul* sans extension, on a perdu encore, c'est-à-dire où le raccourcissement était plus grand à l'enlèvement du plâtre qu'au moment de son application.

(1) A moins toutefois que le chevauchement des fragments ne se soit produit de bas en haut ; c'est-à-dire par ascension du fragment inférieur, ce qui peut arriver si vous n'avez pas bien fixé le talon dans le plâtre, et ce qu'on pourrait vérifier en ouvrant une petite fenêtre au niveau du talon.

montreront mieux que toutes les explications, le mécanisme de ce glissement des fragments.

Et maintenant le remède?

Comment compenser cette insuffisance du plâtre! Comment s donner toute garantie, même pour les cas rebelles!...

Le remède, vont dire peut-être quelques-uns, c'est bien simple : il faut tout recommencer, réduire à nouveau et replâtrer le malade.

Y pensez-vous? Allez-vous, tous les 8 jours, recommencer à endormir votre blessé, à tirer sur lui, à faire ce grand plâtre? Et pourquoi? pour, finalement, échouer encore.

Non; le seul vrai remède, c'est d'ajouter au plâtre une extension continue et, puisque la crête iliaque est descendue, de la ramener en haut, dans son godet de plâtre ou à son niveau, ou bien d'abaisser le plâtre jusqu'à elle.

Et les *figures 251, 252, 253 et 254* et leurs légendes vous expliquent très clairement par quels moyens techniques on peut atteindre ce résultat.

Comment réaliser cette association du plâtre et de l'extension.

Il y a 3 manières, que voici représentées (*fig. 251 à 254*).

De ces 3 manières, choisissez celle que vous voudrez.

Si je vous ai jadis conseillé **la troisième**, c'est parce qu'elle est de beaucoup la plus simple, la plus expéditive, la moins dérangeante pour vous, la plus confortable (1) pour le malade, celle qui permet de faire l'extension la plus forte, en un mot **la plus pratique.**

Encore un mot pour répondre à une objection possible.

Puisque l'on ne peut pas compter sur l'exactitude mathématique du plâtre, pourquoi conserver le plâtre?

---

(1) L'écheveau exerce une pression sur l'ischion et un peu sur la partie voisine de la fesse, mais il n'en exerce aucune sur les vaisseaux et sur les nerfs. La seule précaution à prendre est de se servir d'un écheveau de laine douce, ou d'une bande de toile molle, soit capitonnée avec de l'ouate et de la gaze. Ne pas se servir d'une bande de toile appliquée à même sur la peau, surtout d'une bande de toile neuve non lessivée qui est bien trop dure et brutale et pourrait entamer la peau. Vous avez d'ailleurs un moyen de diminuer à volonté la pression sur les téguments, en soulevant plus ou moins les pieds du lit. (Dr Fouchet, de Berck).

Pourquoi pas l'extension seule ?

Parce que nous avons *absolument* besoin *du plâtre* (1), surtout dans ces fractures de guerre, pour supprimer complètement les douleurs du blessé (à l'heure des pansements et des garde-robes, etc.), faciliter les pansements et servir de base d'appui pour la correction des autres déplacements (Voir, à ce sujet, les *fig. 125 à 143*, pages 125 à 131 (2).

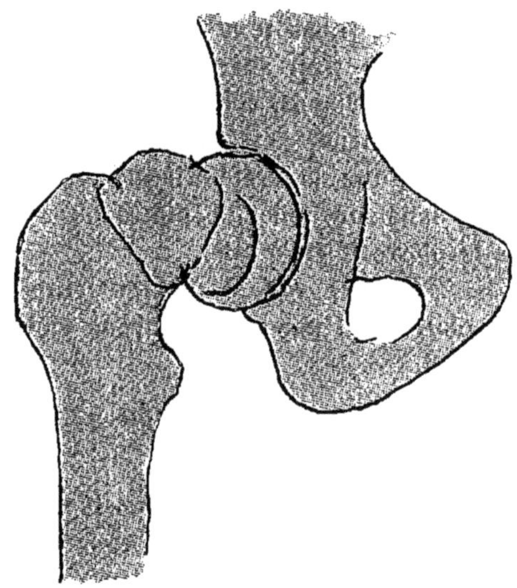

Fig. 257. — Fracture du col fémoral (avant réduction et traitement). Voir figure suivante, le résultat après réduction et traitement par le plâtre seul. Cas personnel.

Autre raison qui, à elle seule, nous dispenserait de toutes les autres : c'est que l'extension *directe* sur la *peau* ne peut pas être appliquée dans des conditions satisfaisantes tant qu'il y a une plaie (je vous l'ai déjà dit au chapitre premier), et Bardenheuer lui-même en convient et recommande, pour ces cas, l'emploi de l'appareil plâtré.

En réalité, en associant le plâtre et l'extension, on réunit les

(1) Le plâtre ne fut pas d'une précision mathématique.

(2) Et c'est pour cela aussi que nous avons besoin de prendre le bassin dans l'appareil plâtré.

avantages des 2 systèmes, et par les ressources particulières de l'un on peut combler les lacunes de l'autre.

Notez qu'avec ce système on peut non seulement « rattraper », mais encore « gagner » ; exemple ce cas (*fig. 255 et 256*). Comparez à l'observation de Rocher, où l'on n'a même pas pu « garder » avec le plâtre ce qu'on avait au moment de son application.

Et comme vous ne pouvez pas faire le diagnostic certain entre

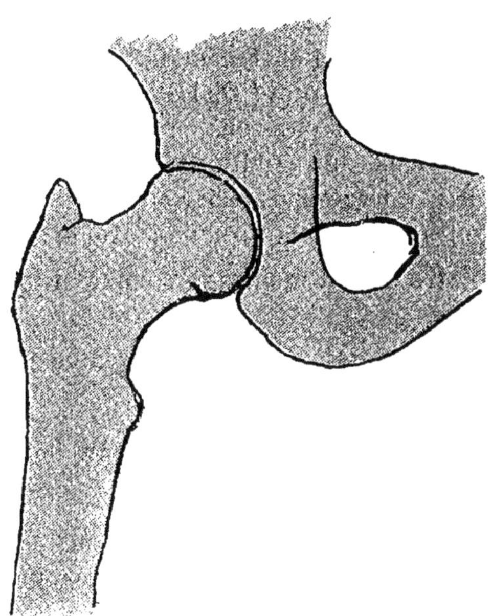

Fig. 258. — Le même cas (voir *fig.* 257) après réduction et traitement par le plâtre seul. Guérison anatomique et fonctionnelle absolument idéale. Ce qui prouve, et nous sommes le premier à le dire, qu'il est des cas où le plâtre suffit, celui où nous sommes sûrs d'avoir obtenu la réduction « bout à bout », et où les 2 surfaces osseuses peuvent s'appuyer et buter l'une sur l'autre.

Si nous avons choisi l'exemple d'une fracture du col du fémur, c'est parce qu'il en est peu d'aussi démonstratifs en faveur du plâtre. Mais je vous donne aussi dans la fin du livre, planche II, à laquelle je vous renvoie les radiographies d'un cas personnel de fracture de la diaphyse du fémur où la réduction bout à bout avait pu être obtenue. N'oublions pas cependant que ces cas sont l'exception, et non la règle.

les cas où le plâtre suffit et ceux où il ne suffit pas (vous le pourriez, à la rigueur, avec le contrôle de 2 radios, face et profil, prises à travers le plâtre après la séance de réduction), je vous conseille de recourir à cette **association** du plâtre et de l'extension **dans tous les cas**, comme le conseillent de leur côté mes très distingués collègues Julliard et Mayet, qui associent également le plâtre à l'extension.

C'est encore dans ce même esprit que Delorme a parfois associé une extension à son appareil modifié, mais cet accouplement reste inférieur à celui du plâtre et de l'extension de toute l'infériorité de la gouttière comparée au grand plâtre circulaire.

Et maintenant laissez-moi vous dire :

Etes vous de ceux qui ne cherchent la correction des fractures qu'à plusieurs centimètres près? Oh! alors, vous pouvez vous en tenir au plâtre seul! mais êtes-vous de ceux qui sont toujours à la recherche du mieux, qui ambitionnent la correction *optima* et *maxima*, en ce cas, vous devez associer au plâtre l'extension (1) et adopter pour votre pratique la formule suivante :

I. Faire le plâtre et son modelage comme si le plâtre devait suffire.

II. Y ajouter l'extension, comme si le plâtre ne pouvait pas suffire.

En appliquant cette formule, vous êtes sûr d'obtenir le maximum de succès.

Je crois vous en avoir dit assez pour vous éclairer et vous convaincre, et je finis, ne voulant pas allonger démesurément cette discussion.

Aurai-je réussi, cette fois, à entraîner **toutes** les convictions?

Un médecin, tout récemment, demandait des explications (sur cette association du plâtre et de l'extension) à l'un de mes assistants, et l'explication aussitôt donnée, s'écriait : « Mais oui, c'est parfaitement logique et rationnel, on devrait désormais le faire partout. »

Oserais-je espérer un tel succès? Oui, si la routine n'était plus, pour parler comme Montaigne, la grande « reyne et empérière du monde »...

(1) Nous parlons pour l'instant des fractures de cuisse.

CE QUE VAUT POUR LES PRATICIENS

L'APPAREIL DE DELBET (pour fractures de cuisse)

Delbet nous a déjà donné deux appareils pour fractures de cuisse.

Le *premier* était un *spica plâtré* appliqué sur la fracture réduite. Ce plâtre était bien modelé à l'ischion et au genou pour « figer l'extension » (mais Delbet avait le tort de compter beaucoup trop sur l'appui de l'ischion (voir *fig. 250*), et de se priver de l'appui si précieux du pied, en arrêtant son plâtre à mi-jambe).

Le *deuxième* est un *appareil d'extension progressive*, confectionné par le fabricant orthopédiste; il se compose essentiellement de deux pièces métalliques s'appuyant l'une sur le pubis et l'ischion et l'autre sur les condyles fémoraux, pièces qui sont écartées l'une de l'autre par des ressorts à boudin.

L'un et l'autre sont des appareils de marche.

Nous n'allons parler que du deuxième puisque Delbet paraît avoir complètement abandonné le premier (1).

Le nouveau ne date que de l'an dernier (2).

Il est certainement *très joli, très ingénieux*, et fait le plus grand honneur à son inventeur.

Mais que vaut-il au juste pour les praticiens : 1° en sa qualité d'appareil de marche; 2° en lui-même, c'est-à dire que vaudrait-il sur un malade tenu au repos?

---

(1) On conçoit pourtant que ce plâtre (malgré ses imperfections) ait pu donner quelques bons résultats ; Delbet (il y a déjà plus de 10 ans) en a publié un qui est sensiblement parfait et ce sont les 3 radiogrammes de ce très beau résultat de Delbet obtenu, avec son premier appareil, que nous nous sommes plu à reproduire à la page 44 de ce livre (fig. 45, 46, 47).

(2) Et c'est pourquoi vous ne le trouverez pas encore décrit dans nos livres classiques, comme celui de Chavasse, dont la 8e édition, qui porte la date de 1915, ne parle que du premier appareil de Delbet. Or maintenant (1916) lorsqu'on vous dit appareil Delbet tout court, sans spécifier, vous devez entendre toujours et exclusivement son dernier appareil.

C'est ce que nous allons dire aussi brièvement et nettement que possible (en nous appuyant sur autre chose encore que des arguments théoriques).

1° Comme appareil de marche.

Il mérite les reproches et les éloges adressés, depuis près de 100 ans, à tous les appareils de marche proposés pour le traitement des fractures de cuisse (appareils qui, à l'heure actuelle, il faut l'avouer, ne sont plus guère préconisés qu'en Allemagne; le type en est celui d'Hessing qui fait marcher ses fracturés de cuisse, (tout comme ses coxalgiques).

Eh bien, déclarons tout de suite que, surtout pour des sujets jeunes (comme sont nos blessés) et pour des fractures de cuisse avec plaies, comme sont les fractures de guerre, les inconvénients de ces appareils de marche sont très supérieurs à leurs avantages (1).

Sans doute, aussitôt l'appareil appliqué, mettre sur pieds et faire marcher ces fractures compliquées de cuisse, c'est là un tour de force capable dans une démonstration publique d'éblouir l'assistance; c'est peut-être aussi faire plaisir à certains malades — mais c'est encore plus sûrement compromettre un peu ou beaucoup l'évolution des plaies et de l'infection, et compromettre le résultat orthopédique.

Hennequin n'a-t-il pas dit que ces appareils d'extension ne sont plus qu'appareils de contention si les fracturés se lèvent (et marchent sans béquilles, en appuyant directement la plante du pied sur le sol, comme c'est le cas des malades de Delbet).

Et pourquoi donc, grand Dieu, faire marcher ces blessés qui, de par leur âge, ne sont point sujets aux congestions hypostatiques et qui n'ont rien à faire qu'à se soigner et à se laisser soigner le mieux possible!

Que gagne-t-on à les faire marcher?

---

(1) Ecoutez ce que disait Malgaigne il y a 70 ans: « Aux difficultés qu'oppose déjà la fracture de cuisse, ajouter les chances périlleuses de la marche, sans avoir même le moindre bénéfice à en espérer, c'est une témérité qu'il n'est pas heureusement nécessaire de combattre en France... »

Et malgré toutes les tentatives faites pour acclimater en France ces soi-disant « appareils de décharge » l'on n'y a guère réussi jusqu'à ce jour, ni pour le traitement des fractures de cuisse, ni pour celui de la coxalgie ou des tumeurs blanches du membre inférieur.

Au point de vue de la souplesse du genou? Rien, puisque le genou est pris, dans le traitement de Delbet, par un plâtre de jambe (que l'on construit séance tenante pour le raccorder à l'appareil de cuisse venu de chez le fabricant),

Y gagne-t-on comme rapidité de consolidation osseuse? — On l'a dit, mais c'est le contraire qui est vrai, l'on **y perd**, je ne dis pas toujours, mais **dans la très grande majorité des cas** (la consolidation sera plus tardive en règle générale).

Tout autant de raisons pour les praticiens de rejeter l'appareil de Delbet en tant qu'appareil de marche pour le traitement des fractures de cuisse.

2° **Mais que vaut ce même appareil pour les blessés fracturés qu'on tient au repos?**

Il a pu et pourra suffire à donner des résultats heureux dans certains cas de fractures **bénignes**, et surtout entre les mains habiles de Delbet. Cependant, il est permis de dire, si nous le jugeons d'après les résultats d'ensemble, qu'il est **peu confortable, peu pratique, peu sûr.**

Moins confortable, moins pratique et beaucoup moins sûr que notre grand plâtre avec extension que tous maintenant vous savez faire (et qui, remarquez cela, réunit les avantages des deux appareils successifs de Delbet (l'ancien en plâtre et le nouveau à extension) sans que notre appareil ait aucun de leurs inconvénients.

A) L'appareil de Delbet est **peu confortable.**

En effet il n'embrasse ni le bassin, ni le pied comme fait le nôtre — et pour cette raison il ne peut pas supprimer radicalement les douleurs des fracturés de cuisse (même couchés) pas plus que celles des coxalgiques (1).

De plus avec l'appareil de Delbet, aux douleurs de la fracture s'ajoutent les douleurs causées par l'appareil — qui pour peu qu'il fasse d'extension, pour peu que les ressorts soient tendus, vient appuyer sur la peau du pubis, du périnée et de l'ischion.

(1) Et n'est-ce pas, précisément, pour éviter, aux uns et aux autres, tous les contre-coups douloureux des ébranlements et déplacements subis par le bassin et la jambe et le pied que nous embrassons ces régions dans nos grands appareils de fractures ou de coxalgies?

Or, cette *pression continue* sur cette peau si susceptible est pénible et même trop souvent insupportable ou donnera des eschares (1). Et cela qui est vrai pour les malades au repos, est encore bien plus vrai pour ceux qui se lèvent et marchent.

B. L'appareil de Delbet est peu pratique.

1° Avec lui en effet vous êtes *tributaire du constructeur* orthopédiste. Vous n'aurez donc pas toujours l'appareil quand il faudra, sous la main;

2° Il est très *difficile* à appliquer : il faut de plus être très rompu à la technique du plâtre pour bien raccorder toutes les pièces plâtrées avec les pièces métalliques confectionnées de l'appareil.

3° Il est beaucoup *plus long à appliquer* dans son ensemble que notre plâtre, puisque pour l'appareil de Delbet, en dehors de tous les autres temps de son application, il y a deux petits plâtres *successifs* à construire et qu'on doit attendre la prise du premier avant de songer à appliquer le-deuxième (2);

4° Il est *délicat* et *difficile* à *surveiller*.

a) Parce que le collier condylien au bout de quelques jours ballotte. Il est des cas où le 1er jour, on ne pouvait pas passer un papier de soie, et où après une semaine on passait le petit doigt, entre l'appareil et la peau.

b) Parce qu'il est délicat et difficile d'établir quelle force il faut donner à la tension des ressorts (on fait trop ou pas assez);

5° Quoi qu'on fasse, l'application de la pièce ou « embrasse » supérieure, au niveau du pubis et de l'ischion ne sera ni exacte, ni précise, parce que cette pièce a été fabriquée, à la grosse, chez le constructeur, sans aucune mesure individuelle — ce ne sera jamais que de l'à peu près. — Comment la comparer à ce point de

(1) Lance, parlant du traitement à l'ambulance, dit ne pas user de l'appareil Delbet, parce que « fragile, dans bien des cas mal toléré, et donnant une eschare périnéale ». Et Cruet, parlant du traitement à l'hôpital, dit n'en pas user non plus parce que « pas applicable aux cas de fractures graves du 1/3 supérieur ou du 1/3 inférieur du fémur, car les points d'appui osseux manquent; de plus, cet appareil n'est pas toujours toléré, l'eschare ischiatique est loin d'être une rareté ».

(2) Tous les chirurgiens orthopédistes, et même tous les praticiens, un peu entraînés à faire des plâtres, peuvent tenir la gageure (qu'ils sont sûrs de gagner) d'appliquer 2 ou 3 de nos grands appareils, pendant que Delbet appliquera un seul des siens.

vue de la précision, avec un appareil dont toutes les pièces ont été, par vous, construites sur le malade et modelées sur lui?

C. L'appareil de Delbet est **peu sûr** pour donner et maintenir la réduction :

a) Parce que l'appareil *ne s'occupe pas* des *déplacements* de *droite à gauche*, d'*avant en arrière*, ni de la chute ou déplacement des esquilles et fragments libres, si communs dans ces fractures comminutives de guerre;

b) Parce que, même *contre le chevauchement* suivant la longueur, cet appareil n'est *pas très bien armé*, à moins qu'on n'ait affaire à un cas où la réduction a pu être obtenue bout à bout, auquel cas elle se maintiendra toute seule; mais ces réductions, vous le savez, sont l'infime exception, et dans tous les autres cas (qui sont la règle) l'appareil est très peu sûr, — ce qui est évident si le malade marche, mais ce qui est vrai encore si le malade ne marche pas; — parce que nous savons que dans les fractures qui datent de quelques jours (et c'est le cas le plus fréquent pour les fractures de cuisse nous arrivant à l'intérieur), il faut une extension continue de 25 kilos pour obtenir la réduction, et même on ne l'obtient pas toujours à ce prix; pour les fractures ordinaires du temps de paix, c'est-à-dire relativement récentes, il faut une extension de 9 à 12 kilos.

Eh bien, l'appareil de Delbet peut-il réaliser et faire supporter une extension de 10 à 25 kilos? Réaliser, oui! Faire supporter, du moins dans la généralité des cas, non! La peau du pubis et de l'ischion ne peut pas tolérer une pression continue de 10 à 25 kilos. Après un ou deux ou trois jours, au maximum, d'une aussi forte pression ininterrompue, ou bien le malade hurlera et demandera grâce, ou bien l'on aura une eschare : de toute façon, il faudra détendre les ressorts, c'est-à-dire renoncer à une correction complète du chevauchement longitudinal.

Pourquoi, dans les autres systèmes, de Hamilton, de Bardenheuer, ou dans le nôtre, peut-on faire supporter des extensions de 10 à 25 kilos (nous avons dit ailleurs qu'avec notre système d'extension associée au plâtre, nous avons fait tolérer (sans amener d'eschare) jusqu'à 30 et 35 kilos).

Pourquoi? — Parce que nous employons tous trois, pour la

contre-extension, en plus du lacs périnéal ou sans lui, le poids du corps avec soulèvement des pieds du lit.

Et Tillaux lui-même, bien qu'il n'emploie que des tractions de 4 à 5 kilos, a recours à l'élévation des pieds du lit, ne se fiant pas assez à la tolérance de la peau du périnée pour lui imposer cette pression relativement petite.

Avec l'appareil de Delbet, on n'arrivera donc pas, en règle générale, à faire supporter par la peau du périnée et de l'ischion, la pression continue qui serait nécessaire, même chez les malades couchés. A plus forte raison ne réussira-t-on pas chez les blessés qui marchent sans béquilles, en appuyant directement le pied sur le sol.

Mais, a-t-on dit, c'est là pourtant le point d'appui des appareils de prothèse?

Vous croyez cela? Mais que faites-vous donc de l'appui sur la surface terminale et sur les faces latérales du moignon, et de l'appui auxiliaire des béquilles? et de l'accoutumance si lente du blessé qui, les premiers jours, n'appuie sur son appareil qu'un très court instant, tandis qu'ici, dans les fractures de cuisse, l'appareil de Delbet doit, ou devrait, produire d'emblée une pression forte qui ne devrait cesser ni jour ni nuit.

Je reconnais encore une fois qu'il pourra se présenter tel cas de fractures bénignes, même de fracture datant de plusieurs jours, où une pression peu forte que l'on est arrivé, au prix de mille petits soins, à faire tolérer, suffira à donner des résultats (car tout se voit en clinique) mais ce ne sera pas la majorité des cas et cela n'arrivera guère qu'entre les mains d'un maître comme Delbet surveillant et réglant son appareil chaque jour, et presque du matin au soir, avec la sollicitude paternelle qu'excitent les inventions personnelles.

Par contre, aux autres chirurgiens ou médecins cet appareil, je le crains, donnera beaucoup plus de mécomptes que de résultats heureux, ce qui revient à dire que ce *traitement* n'est **pas pratique**.

On a dit que le pansement des plaies était très facile avec l'appareil de Delbet et *c'est vrai*; mais il l'est aussi avec notre grand plâtre fenêtré, même pour les plaies circonférentielles, grâce aux dispositifs variés qu'on peut apporter à notre appareil et que vous connaissez bien. (Voir *fig. 8 à 12* de ce livre.)

Je finis par où j'ai commencé, en vous disant que le dernier appareil de Delbet (puisqu'il n'est plus question du premier) est joli, ingénieux et fait honneur à son inventeur; qu'il est très bon pour une démonstration publique, mais est beaucoup moins bon pour les blessés et pour les médecins, parce que trop peu confortable, trop peu pratique et trop peu sûr.

Résumé et conclusions

Faire marcher d'emblée les blessés qui ont une fracture compliquée de cuisse, c'est un jeu brillant, mais un jeu dangereux, au double point de vue de l'évolution de la plaie et de l'infection, et de la correction de la fracture.

Par contre, appliqué à des fracturés tenus au repos, l'appareil de Delbet peut rendre des services. — Mais ce qui en limite beaucoup la valeur, c'est qu'il est presque impossible de faire supporter à la peau du pubis et de l'ischion la pression qui serait nécessaire.

L'application de cet appareil et sa surveillance constante sont très difficiles et délicates.

Or les praticiens peuvent arriver, à beaucoup moins de frais, à des résultats meilleurs (dans l'ensemble).

A tout prendre, le traitement de Delbet n'est pas supérieur à ceux de Hamilton et de Bardenheuer, ou de Tillaux, ou d'Hennequin.

Il est moins bon que l'appareil plâtré allant (de l'ombilic aux orteils) et bien modelé.

Et il est surtout moins bon que le traitement par le *grand plâtre, associé à l'extension continue*, que tous, maintenant, vous savez faire et avec lequel vous avez en mains le moyen d'appliquer séance tenante, n'importe où, n'importe quand, sans le secours d'aucun constructeur ou mécanicien, le meilleur appareil qui soit pour les fractures de cuisse (avec ou sans plaie).

PLANCHE I

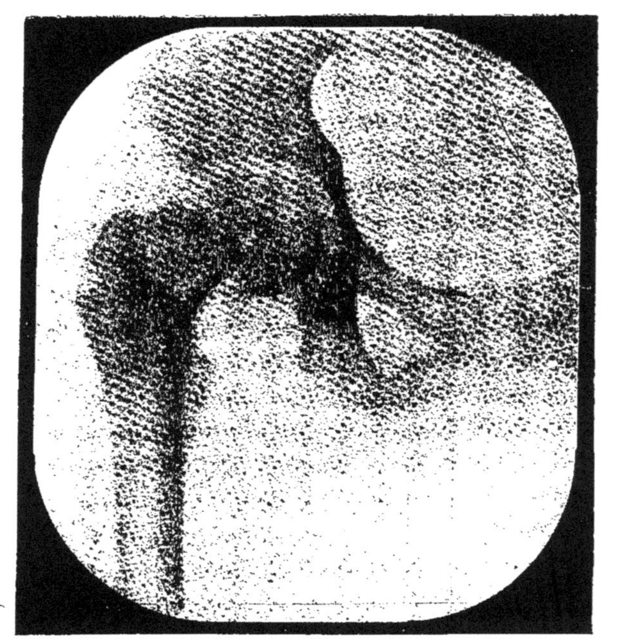

Fig. 259. — Fracture du col avant notre traitement
(Voir *fig. 43*, page 42)

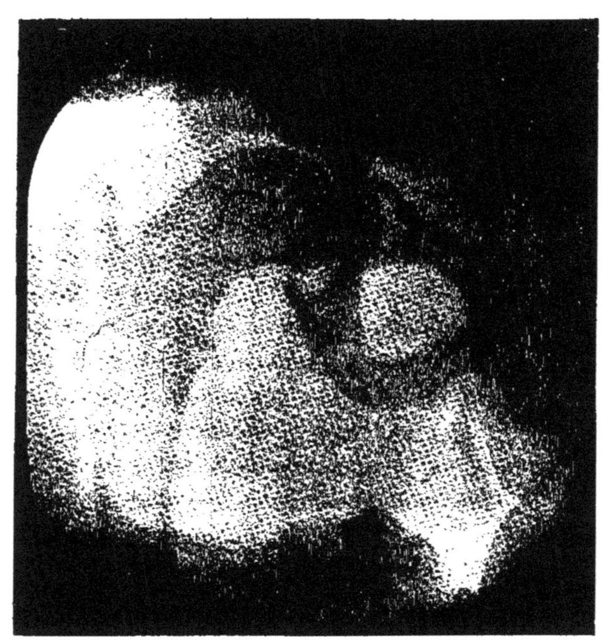

Fig. 260. — La même après notre traitement par le plâtre
(Voir *fig. 44*, page 43)

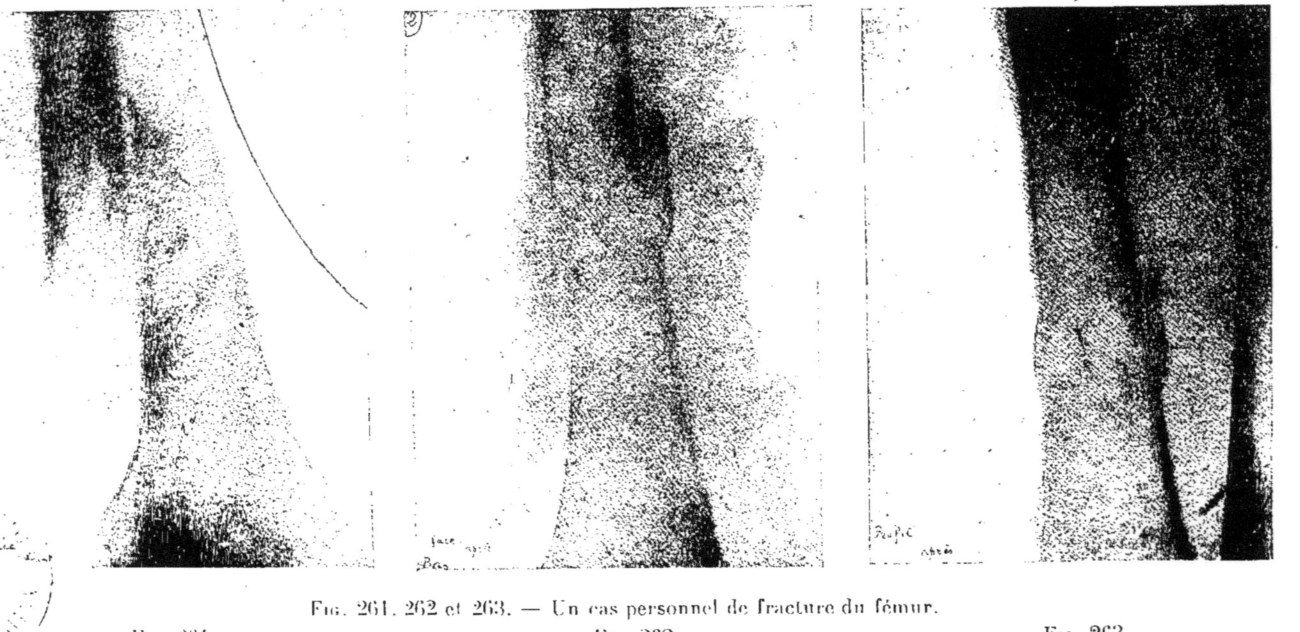

Fig. 261, 262 et 263. — Un cas personnel de fracture du fémur.

Fig. 261
De face, avant la réduction.

Fig. 262
Le même, après la réduction vue de face.

Fig. 263
Le même, après la réduction vue de profil.

Ces 2 dernières radiographies, 262 et 263, ont été prises à travers le plâtre (voir les *fig. 48, 49 et 50*, page 45)

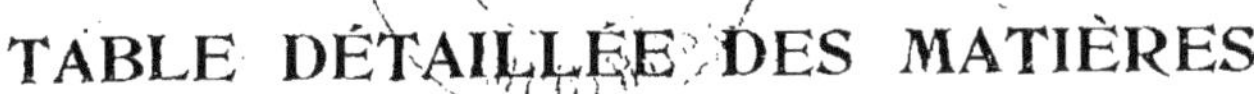

TABLE DÉTAILLÉE DES MATIÈRES

(N. B. *Cette table est un véritable résumé de ce volume*)

CHAPITRE III

CHAPITRE IV

CHAPITRE V

Chapitre VI

Chapitre VII

Chapitre VIII

Chapitre XI

Les fractures de cuisse

IMPRIMERIE A. TOURNON
257, RUE SAINT-HONORÉ
PARIS